reinhardt

WEGE DER PSYCHOTHERAPIE

Susanne Bauer

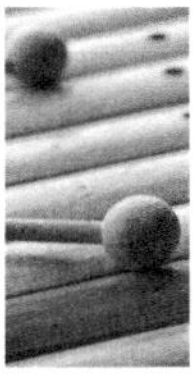

# Musiktherapie

2., überarbeitete Auflage

Ernst Reinhardt Verlag München

Prof. Dr. *Susanne Bauer* leitet den Masterstudiengang Musiktherapie an der Universität der Künste Berlin.

Bibliografische Information der Deutschen Nationalbibliothek

Die Deutsche Nationalbibliothek verzeichnet diese Publikation in der Deutschen Nationalbibliografie; detaillierte bibliografische Daten sind im Internet über <http://dnb.d-nb.de> abrufbar.
ISBN 978-3-497-03329-4 (Print)
ISBN 978-3-497-62023-4 (PDF-E-Book)
ISBN 978-3-497-62024-1 (EPUB)



Printed in EU
Reihenkonzeption Umschlag: Oliver Linke, Hohenschäftlarn
Covermotiv: © istock.com / Picture Partners
Satz: Der Buch*macher*, Arthur Lenner, Windach

Ernst Reinhardt GmbH & Co KG, Kemnatenstr. 46, D-80639 München
Net: www.reinhardt-verlag.de E-Mail: info@reinhardt-verlag.de

# Inhalt

# 1 Einführung

Gleich am Anfang ein wichtiger Hinweis: Ich habe das Angebot der Redaktion, die sprachliche Form betreffend, dankend angenommen, beide Schreibformen, die männliche und die weibliche, abwechselnd zu verwenden. Gemeint sind immer beide Geschlechter und alle Genderidentitäten.

Die Musiktherapie ist eine Behandlungsmethode, bei der Musik, wie ihr Name sagt, eine fundamentale Rolle spielt. Das Wesen dieser Musik aber ist genauso vielseitig und vielschichtig wie der Mensch selbst. In der Musiktherapie ist der Musikbegriff weit gefasst, es geht nicht um die Musik, die wir im Radio hören oder die wir täglich konsumieren. Diese kann Bestandteil der Behandlung sein, wenn sie im Dienste des therapeutischen Prozesses steht und die Verwendung therapeutisch sinnvoll erscheint, z.B., um mit Jugendlichen Kontakt aufzunehmen, um mit alten Menschen Geschichtliches und „Musikgewordenes" aufzugreifen oder um die persönliche Beziehung einer Person zur Musik zu verstehen. Gerade im therapeutischen Erstkontakt wird nach den Hör- und Musikgewohnheiten der Betroffenen gefragt, nach der Lieblingsmusik und solcher, die es nicht ist, die nicht in Frage kommt und unter „No-go" verbucht ist. Bei Menschen, die nicht mehr ansprechbar sind und von Musiktherapeutinnen palliativ begleitet werden, spielen Hörgewohnheiten und Lieblingsmusiken ebenfalls eine wichtige Rolle, bekannte Lieder können gemeinsam mit Familienangehörigen gesungen oder instrumental begleitet werden.

Ansonsten wird in der Musiktherapie vor allem musiktherapeutisch „musiziert". Die goldene Regel lautet: *Richtig und falsch gibt es nicht.* Das klingt sehr einfach und ist für uns Musiktherapeuten und Musiktherapeutinnen, vielleicht auch für Sie, liebe Leser und Leserinnen, ganz selbstverständlich und einleuchtend – ist es aber zunächst nicht unbedingt. Unsere Patientinnen haben damit ihre Schwierigkeiten, sie wünschen sich schöne Musik und sind selbstkritisch, wenn es nicht so klingt, wie sie es sich vorstellen. Wir laden sie ein, sich und ihre Klänge auszuprobieren, etwas Stimmiges zu finden und der Seele einen Spielraum zu geben. Wir betonen, dass Dissonanzen Teil des Lebens sind und sich auch zeigen dürfen, wenn man schon sein ganzes Leben lang so „nett" und angepasst und scheinbar harmonisch gelebt hat. Gleichzeitig lassen wir spüren, dass wir auf alles gefasst sind und uns „schräge Töne“ nichts ausmachen.

Manche Patienten denken, sie müssten etwas leisten und dürften die Musiktherapeutin nicht enttäuschen. Damit ist man dann gleich in einer wichtigen Szene angelangt, die es behutsam aufzulösen gilt: Leistungsdruck ist immer wieder ein Thema, insbesondere bei psychosomatischen Patienten. Wir erklären dann, dass die Seele sich so ausbreiten und ausdrücken darf, wie sie es möchte, dass alle Klänge zum Vorschein kommen und Musikinstrumente so benutzt werden dürfen, wie die Patientin es gerade braucht, auch mal auf den Kopf gestellt oder gestreichelt, statt geschlagen werden. Nur kaputt machen ist verboten. Davor müssen wir unsere Patienten übrigens genauso bewahren wie davor, zu dekompensieren oder *Flashbacks* zu erleben, wie es bei Menschen mit Traumfolgestörungen der Fall sein kann. Frühe Musik- und Klangerfahrungen sind im impliziten Gedächtnis verhaftet, sie können also jederzeit reaktiviert werden.

Musiktherapie, so wie wir sie verstehen, und damit meine ich die Mehrheit der in Deutschland praktizierenden Kollegen und Kolleginnen, lebt davon, dass Patient und Patientin in Bewegung kommen, innerlich und äußerlich, indem sie spielen. Allein das ist eine wertvolle Erfahrung: wieder spielen zu dürfen, zum ersten Mal spielen zu dürfen oder endlich ohne Vorgaben spielen zu dürfen. Oftmals beobachten wir Hilflosigkeit und Scham sowie Angst vor dem eigenen Tun. Auch Spielen muss gelernt sein, beim Spielen entfernt sich der Mensch von der Ratio, lässt sich auf Neues und Unbekanntes ein, also bedeutet Spiel auch Wagnis und Risiko. Patientinnen können das Wagnis nicht immer gleich eingehen, wehren sich mit Banalitäten und Allgemeinplätzen gegen die Einladung, ein Instrument auszuprobieren. Wie viel Unterstützung und Halt jemand braucht, um sich darauf einzulassen, muss von Musiktherapeutinnen gut eingeschätzt werden, um den anderen weder zu über- noch zu unterfordern.

Bevor wir jemanden musiktherapeutisch behandeln, sollten wir etwas über seine oder ihre musikalische Biografie erfahren, uns danach erkundigen, welchen Stellenwert Musik im Leben gespielt hat und weiterhin spielt. Nicht selten sind Musikerfahrungen aus der Vergangenheit negativ belastet und gehen mit traumatischen Erlebnissen in Musik- oder Instrumentalunterricht einher (siehe S. 45).

Musiktherapeutinnen müssen ein Gespür dafür haben, ob und wann Musiktherapie kontraindiziert ist. Musik tut nicht immer gut, gemeinsames Spielen kann Menschen überfordern, Kinder und Erwachsene gleichermaßen, Stress auslösen und ein Trigger für vergangene traumatische Erfahrungen sein. Insbesondere bei Menschen, die keine Sprache zur Verfügung haben, um ihr Unwohlsein zu signalisieren, ist Vorsicht geboten.

Musiktherapeuten müssen dann ganz besonders auf Körpersignale wie Atemfrequenz und motorische Unruhe achten; die *Macht der Musik* ist niemals zu unterschätzen, weder im positiven noch im negativen Sinne des Wortes.

Das Buch soll einen Beitrag zum Verständnis über die verschiedenen Möglichkeiten der Anwendung von Musik leisten: über die Musik als Heil- und Hilfsmittel in der medizinischen und der „Seelenbehandlung“, in verschiedenen Epochen und unter verschiedenen historisch-gesellschaftlichen Bedingungen bis zum heutigen Modell der Musiktherapie als eigenständige Disziplin und Form der Psychotherapie. Gleichzeitig möchte ich einen Einblick verschaffen in die verschiedenen und vielseitigen Anwendungsmöglichkeiten der Musiktherapie und die unterschiedlichen Vorgehensweisen von Musiktherapeutinnen, je nach theoretischem Konzept. Mit Beispielen aus der eigenen Praxis sollen musiktherapeutische Denk- und Handelsweisen aus Einzel- und Gruppentherapie verdeutlicht werden; die hier geschilderten Fälle haben in leicht abgeänderter Form so stattgefunden.

Ein besonderes Augenmerk soll auf die therapeutische Haltung und Verfassung, auf die therapeutische Beziehung und die therapeutische Musik gelegt werden. An mehreren Stellen verwende ich den Ausdruck „Musik und alles, was dazu gehört“, da es immer um viel mehr geht als um die Musik als solche. Es geht um das musikalisch-menschliche Drumherum: um Beziehung und Affekt, Nähe und Distanz, Höhen und Tiefen, Harmonie und Dissonanz, Ausdruck und Eindruck, Momentanes und prozesshafte Entwicklung und vieles mehr.

Mir ist daran gelegen zu betonen, dass der Weg zur Musiktherapeutin ein langer ist und dass sich jede, die sich für den Beruf entscheidet, auf die Suche nach dem eigenen „musischen Selbst“ begeben wird. Wer aus der Musikpädagogik kommt, wird sich von seinen pädagogischen Erwartungen verabschieden müssen. Wer Musiker oder Musikerin ist, darf nicht mehr an die Bühne denken und an die Performance, wenn er oder sie dem Patienten gegenüber sitzt, und Psychologen und Psychologinnen müssen die Dimension der nonverbalen musikalischen Kommunikation erkennen lernen. All das braucht Zeit und Auseinandersetzung mit dem Selbst, im Beisein anderer wie Studienkolleginnen, Lehrenden, Supervisorinnen, Mentorinnen und Patientinnen. Jede Art der kurzfristigen und schnellen Aneignung des Musiktherapeutenberufes kann unmöglich zu einer adäquaten und qualitativ hochwertigen Musiktherapie führen und schadet nicht nur den Patientinnen, sondern auch dem Berufsbild.

# 2 Geschichte

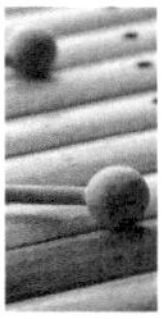

## 2.1 Krankheitsverständnis, seelische Störungen und die Behandlung mit Musik

Die Behandlung seelischer Störungen hängt vom Krankheitsverständnis und vom Krankheitserklärungsmodell einer Gesellschaft ab, vom geschichtlichen, gesellschaftlichen, kulturellen und religiösen Kontext sowie von wissenschaftlichen Erkenntnissen. Krankheitserklärungsmodelle sind vielschichtig und variabel, sodass die Antworten auf Fragen wie „Wo liegt die Ursache der Erkrankung?“, „Welche Art von Medikamenten – allopathisch oder homöopathisch – wird verabreicht und für wie lange?“, „Sind sportliche und künstlerische Betätigungen zweckmäßig?“, „Welchen Stellenwert hat die Beziehung zwischen Arzt und Patient?“, „Welche Rolle spielt die Familie in der Behandlung?“ und viele mehr, dem medizinischen „Zeitgeist“ unterliegen. Selbiges gilt für die Anwendung von Musik in der Behandlung seelischer Störungen. Auch hier liegen kultur- und epochenbedingte unterschiedliche Verstehens- und Behandlungsmodelle sowie Musikbegriffe vor.

**Krankheit als Ausdruck von Besessenheit: die magische Kraft der Musik.** Nach dem naturalistischen Erklärungsmodell der Naturvölker entstehen Krankheiten körperlicher und seelischer Art dann, wenn Menschen den Fluch böser Geister und überirdischer Kräfte auf sich gezogen haben. Weil sie sich einzelnen Mitgliedern oder der Gemeinschaft gegenüber schlecht verhalten haben, sind beseelte Wesen in ihre Körper eingedrungen, treiben dort ihr Unheil und haben die Seele des schuldhaft Gewordenen besessen. Einzig die Medizinmänner können Kranke und Besessene von ihrem Leid befreien, indem sie die Dämonen vertreiben. Dafür müssen sie in geheimnisvollen schamanischen Zeremonien durch den Körper des Besessenen hindurch mit den Dämonen in Kontakt treten. Mit eigens dafür bestimmten Rhythmen und Melodien, mit Trommeln, Rasseln, Glöckchen, Tanz und Sprechgesängen, die nur der Schamane kennt, kommuniziert er mal auf freundliche, mal auf bedrohliche Weise. Familienangehörige und

Stammesmitglieder beteiligen sich am Ritual, das solange dauert, bis das Böse besiegt und aus dem Körper vertrieben ist. Der Kranke liefert sich dem Heilungsritual aus, indem er die Kraft der Trommeln und der Gesänge in seinen Körper eindringen lässt. Reumütig und ängstlich lässt er oder sie mit sich geschehen, in der Hoffnung auf Heilung und Wiedereingliederung in die Gemeinschaft. Heilungszeremonien können sich über mehrere Tage und Nächte hinziehen, sie sind emotionsgeladen und verausgabend, führen zu Bewusstseinsveränderungen und Ekstase. Heiler werden als machtvolle Wesen und als einschüchternd erlebt. Statt unter den Stammesmitgliedern leben sie im Abseits, haben bizarre Eigenschaften oder ein besonderes Aussehen. Den Auftrag zum Heilen erhalten sie auf magische Weise, in Träumen oder nach überirdischen Erfahrungen (Möller 1974, 56f.).

**Krankheit als Ausdruck seelisch-körperlichen Ungleichgewichts: die ordnende Kraft der Musik.** In der Antike, so auch im alten Griechenland, war das Denken durch die Annahme von Gesetzmäßigkeiten und die „Vorstellung eines geordneten Kosmos" geprägt (Möller 1974, 64). Zahlen spielten eine besonders wichtige Rolle, Proportionen und Verhältnisse bestimmten demnach das kosmische und das menschliche Leben, die Entstehung und Behandlung von Krankheiten ebenso wie die Musik. Pythagoras hatte die Gesetzmäßigkeiten der Musik am Monochord entdeckt. Durch systematische Saitenteilungen wurden die Intervalle und die Naturtonleitern entdeckt. Musik wurde als Ausdruck und „Symbol der Weltgesetzlichkeit" verstanden, als ein Zusammenspiel von Zahl und Harmonie, statt als unheimliche Macht (Möller 1974, 69). Krankheiten lagen Disharmonien zugrunde, sie konnten Ausdruck einer Störung des Gleichgewichts der Körpersäfte sein, die durch fehlenden Schlaf ebenso wie durch falsche Ernährung entstanden sein konnten. Daher wurde der Prävention von Krankheiten Sorge getragen mit Sport und Ernährung, aber auch mit Musik. Apollo war der Gott der Medizin und der Musik und Ärzte waren nicht nur Gelehrte der Medizin, sondern auch der Musik, der Philosophie und der Mathematik. Sie behandelten ihre Patienten und Patientinnen mit medizinischen und musikalischen Mitteln und „verabreichten" neben Medikamenten auch ausgewählte Melodien und Rhythmen, die sie auf Harfe, Flöte oder Trommel vorspielten, um Seele und Körper ins Gleichgewicht zu bringen. Musik konnte die Menschen aktivieren und die Körpersäfte neu verteilen und wieder ins Gleichgewicht bringen, sie konnte aber auch verworrene Gedanken ordnen, starre Ideen auflockern oder die Seele beruhigen. Musik wurde psychohygienisch oder als Therapeutikum bei Kindern und Erwachsenen eingesetzt und je nach Alter und Schweregrad einer Störung unterschiedlich dosiert.

Platon und Aristoteles entwickelten zwei unterschiedliche Ideen in Bezug auf die heilende Kraft von Musik. Platon, der zweihundert Jahre nach Pythagoras lebte, vertrat die Ansicht, dass man nach dem sogenannten *Iso-Prinzip* vorgehen sollte. Der Musiker-Arzt sollte sich auf den Affekt des Patienten einstellen, diesen musikalisch spiegeln und verstärken. Ein erregter Patient wurde mit schneller und stimulierender Musik bespielt, ein apathischer mit langsamen und ruhigen Klängen. Nach emotionaler Sättigung und Katharsis würde sich der gegenteilige Affekt einstellen und das verlorene Gleichgewicht wiederhergestellt. Nach Platon waren „jede musikalische Äußerungen [...] Nachahmung seelischer Grundstimmungen", andererseits beeinflusse Musik den Menschen (Möller 1974, 82). Platon lehnte bestimmte Modi, Rhythmen und Instrumente ab, bewertet einige als positiv, andere als negativ.

Aristoteles, der Schüler Platons war, nahm keine Wertung innerhalb der Musik vor, er hielt jede Art der Musik für berechtigt und schlug eine zweckgemäße Anwendung vor (Möller 1974, 87). Aristoteles vertrat die Ansicht, dass seelische Zustände und Affekte mit gegenteiliger, *antagonistischer* Musik behandelt werden müssten. Bei erregten Zuständen wurden beruhigende Rhythmen und Melodien vorgespielt, bei trauriger und lethargischer Stimmung sollten stimulierende Klänge den Patienten aufmuntern. Auch Sokrates und Äskulap verschrieben nach Aristoteles weiterhin Musik, wobei Sokrates so weit ging, dass er an eine „vergiftende Wirkung" bestimmter Harmonien glaubte. Musik hatte keine magischen Eigenschaften, sie konnte, ganz im Gegenteil, rational erklärt, gelehrt und erlernt werden. Auch musste und durfte der Kranke nach diesem Behandlungsmodell nicht selbst musizieren, sondern wurde vom Musiker-Arzt bespielt. Der Arzt war um den Patienten und seine Gesundung bemüht und bezeugte sein Interesse durch empathischen Kontakt (Alvin 1983).

**Krankheit als Strafe Gottes: die spirituelle Kraft der Musik.** Im Mittelalter existierte die sogenannte Sündenstrafentheorie, was bedeutete, dass Krankheit als Strafe Gottes verstanden wurde. Eine Person erkrankte, weil sie gesündigt, Unerlaubtes gedacht oder getan und damit wider den Willen Gottes gehandelt hatte. Kinder seien Opfer der Sünden ihrer Eltern. (Auch heute noch erklären sich streng gläubige Menschen die Entstehung von Krankheiten auf ähnliche Weise). Laut unseren christlichen Vorfahren setze Genesung Buße, Reue und Gebet voraus. Musik spielte dabei eine wichtige, aber ganz andere Rolle als im vorigen Erklärungsmodell. Sie wurde in Form von religiösen Gesängen verwendet, denen man eine heilende Wirkung zusprach. Die Gesänge verstärkten den Effekt der Gebete und hatten eine beschwichtigende Wirkung auf die höheren, strafenden

Mächte. Musik sollte aber auch die erregten Gemütszustände des Menschen harmonisieren und dessen religiöse Gefühle und „geordneten religiösen Beziehungen“ wiederherstellen (Möller 1974, S. 120). Priester waren es, die die passenden Hymnen kannten und diese der Gemeinde beibrachten. Sie vermittelten zwischen Gemeinde und Gott oder zwischen Gemeindemitgliedern und Heiligen. Im gemeinsamen Singen während der Gottesdienste schöpften die Einzelnen neue Kraft und erfuhren Zusammenhalt. Von den Heiligen wusste man, dass sie Lieblingsinstrumente und Lieblingsgesänge hatten. Wollte man sie anbeten und anflehen, sollte man diese kennen. Ein besonders schönes Spiel auf einem auserwählten Instrument stand für Ehrerbietung und Selbstdemütigung und kam der Heilung zugute. Betroffene konnten also den Kontakt zur strafenden „Höheren Gewalt“ in einer Art emotional-spirituellen (therapeutischen) Beziehung, die von Demut, Unterwerfung, Hochachtung und Respekt geprägt war, selbst herstellen. Im Unterschied zu den vorigen Erklärungsmodellen kann der Erkrankte durch das Singen von heilsamen Hymnen oder Spielen auf Instrumenten selbst eine aktive Rolle ergreifen.

**Krankheit auf der Grundlage des biopsychosozialen Erklärungsmodells: die beziehungsstiftende Kraft der Musik.** Nach dem Erklärungsmodell der biopsychosozialen Medizin werden Krankheit und Gesundheit heute unter der Prämisse selbstregulierender, gleichzeitig verlaufender psychophysiologischer Prozesse im Organismus verstanden. Neben den biologischen, spielen psychologische und soziale Gegebenheiten sowie deren gegenseitige Auswirkungen aufeinander eine entscheidende Rolle im Entstehungs- und Aufrechterhaltungsprozess von Krankheit und Gesundheit. Verfügt ein Mensch über ein ausreichend gut funktionierendes biologisches und psychisches Selbstregulierungssystem und ist er von einem „guten“ und begünstigenden sozialen Umfeld umgeben, kann er Krankheit bereits im Vorfeld abwenden, bzw. auf die Wiederherstellung des gesunden Zustands mehr und besser Einfluss nehmen, als wenn dies nicht der Fall ist. Bei fehlender biopsychosozialer Selbstregulierung ist die Person zur Wiederherstellung des Gleichgewichtes stärker auf die Hilfe von Dritten angewiesen.

Nach dem gleichen Grundverständnis müssen für Diagnose und Behandlung die Zusammenhänge zwischen Symptom, psychischer Befindlichkeit und sozialem Umfeld in der Vergangenheit und heute erkannt und verstanden werden. Einseitige lineare Ursache-Effekt-Herleitungen müssen zugunsten eines ganzheitlichen Verständnisses verlassen werden. Physiologische, psychologische und lebensweltbezogene Bereiche werden gleichwertig erfasst und therapeutische Maßnahmen entsprechend der primär krankmachenden Anteile eingeleitet. Die Patientin soll außerdem erfahren und verstehen, dass sie sich am Gesundungsprozess aktiv beteiligen kann. Neue Sichtweisen und Perspektiven helfen ihr dabei, sich zunehmend weniger ausgeliefert zu fühlen und die selbstschädigende Position zugunsten einer selbstwirksamen zu verlassen. Therapeuten und Therapeutinnen, die ihre Patienten beraten und den Therapieprozess intensiv begleiten, begünstigen mit ihrer offenen und vertrauensfördernden Haltung die *Compliance* (Strauß et al. 1991).

Der heilende Einsatz von Musik und Musiktherapie auf der Grundlage eines biopsychosozialen Grundverständnisses von Krankheitsentstehung und -behandlung wird von Möller (1974, 160) folgendermaßen zusammengefasst:

> „Gemäß der Vorstellung einer multifaktoriellen Ätiologie psychischer Krankheiten, die neben somatischen auch psychologische und soziologische Faktoren akzeptiert, betrachtet man dabei die Musik im Sinne der Tiefenpsychologie als Aktivator des Unbewussten, im Sinne der Psychosomatik als vegetatives Umstimmungsmittel und im Sinne der Sozialpsychologie als nicht-verbales Kommunikationsmittel mit gemeinschaftsfördernder Potenz".

Während Möller sich auf die unterschiedlichen Funktionen der Musik bezieht, möchte ich das Augenmerk einerseits auf die Rolle des Patienten und dessen aktive Beteiligung am Heilungsprozess und Selbstwirksamkeit richten, andererseits auf die (gute) Beziehung zwischen Patient und Behandler – Musiktherapeut oder Musiktherapeutin. Nicht von Subjekt und Objekt ist mehr die Rede, sondern von zwei (gleichwertigen) Subjekten mit unterschiedlichen Rollen, Kenntnissen und Anliegen, wenngleich in einer asymmetrischen Beziehung. Eine *gute therapeutische Beziehung* ist an bestimmte Bedingungen geknüpft, an eine bewusst gestaltete Haltung des Therapeuten und den motivationalen Einsatz von Patient und Patientin.

Zur professionellen Haltung aller Therapeutinnen gehört das Entgegenbringen von Respekt, Wertschätzung und Vertrauen, ein authentisches Interesse an der Person und deren ganz individueller Krankheitsgeschichte, an ihrem Leid und subjektiven Krankheitserleben.

Im Falle einer musiktherapeutischen Behandlung beinhaltet die Haltung von Musiktherapeuten ein zusätzliches und spezifisches Interesse an der musikalischen Vergangenheit. Viele Menschen, dazu gehören auch unsere Patienten, haben in der Vergangenheit schlechte Erfahrungen mit Musik gemacht, mit Musiklehrerinnen im Schul- oder Instrumentalunterricht, beim Chorsingen oder auch beim Musizieren in der Familie oder mit Freunden. Schlechte Musikerfahrungen sind an Situationen und Menschen gebunden und können von beschämenden Vorspiel- oder Vorsingsituationen in der Schule, frustrierendem stundenlangem Üben-statt-mit-Freunden-Spielen in der Kindheit, Konkurrenzgefühlen unter Geschwistern bis hin zu traumatischen Erlebnissen, wie Missbrauchssituationen im Einzelunterricht, gehen. Solche und ähnliche Erfahrungen können Angst, Wut und Beschämung hervorgerufen haben, die bis in die Gegenwart andauern und die bisweilen Mitverursacher von Körpersymptomen, Selbstwertproblematiken und psychischen Erkrankungen sind. Im musiktherapeutischen Erstkontakt und Setting können die gleichen belastenden Gefühle beim Betreten des Musiktherapieraums, beim Anblick der Musikinstrumente oder im musikalisch-verbalen Kontakt zum Musiktherapeuten reaktiviert werden. Unwohlsein stellt sich ein, Erinnerungen tauchen auf und Assoziationen und negative Übertragungsgefühle behindern einen guten Einstieg. Dem ist sowohl bei der Indikation und der Frage danach, ob eine musiktherapeutische Behandlung überhaupt infrage kommt, Rechnung zu tragen, als auch bei der Wahl der Methode, ob aktiv oder rezeptiv, und bei der Auswahl von Instrumenten und der Verwendung der Stimme. Musiktherapeutinnen müssen (sich) fragen, ob es traumatisch besetzte Instrumente oder negative Erfahrungen mit Musikstücken, mit der eigenen (der Patientin) oder einer fremden weiblichen oder männlichen Stimme im Umkreis der Patientin gibt.

Eine Patientin, die als Kind von ihrem Flötenlehrer sexuell missbraucht worden war und seitdem alles, was mit Flöten, klassischer Musik und Partituren in Verbindung stand, mied, wollte ihre eigentlich gute Beziehung zur Musik wiederherstellen. Nachdem sie feststellte, dass sie keine Flöten im Musiktherapieraum aushalten konnte, weil diese das Trauma reaktivierten – sie begann, von um sie herum kreisenden Flöten zu träumen, die sie verwirrten und sie gefangen hielten – wurden die Flöten aus dem Sichtfeld entfernt. Flötenmusik und flötenähnliche Klänge durften nicht erklingen. Der Zugang zum positiven Erleben von Musik konnte sich dann in einer intensiven einzeltherapeutischen Behandlung entwickeln. Das Klavier spielte eine besonders wichtige Rolle, mit ihm konnte sie sich zunehmend identifizieren und ihre Ängste kompensieren und zusammen mit der Therapeutin ohne Noten darauf spielen. Später nahm sie Klavierunterricht, die Annäherung an die Flöte aber geschah sehr langsam und bedurfte einer vertrauensvollen langjährigen therapeutischen Beziehung und traumatherapeutischen Behandlung.

Musiktherapeuten bekunden ihr Interesse am Gegenüber des Weiteren dadurch, dass sie sich danach erkundigen, welchen Stellenwert Musik im

Leben der Person spielt und wie stark Musik zur Selbstregulierung und Selbstbehandlung im Alltag verwendet wird. Dabei müssen sie in einer wertefreien Haltung jeder Art von Musik gegenüber Offenheit zeigen, statt vom eigenen Musikgeschmack auszugehen. Viele Menschen benutzen Musik zur Steuerung von Spannungsprozessen, zum Spannungsabbau und -aufbau, beruhigen oder motivieren sich beim Anhören bestimmter Melodien oder Rhythmen und haben *Playlists* für Gemütszustände. Musik tröstet und stimuliert, hilft zur Überwindung von Lebenskrisen und ist identitätsstiftend (Tüpker 2006, 341). Jede Musik ist dafür geeignet. Häufig wird Musik in Momenten der Selbstregulierung im Alleingang gehört oder gespielt. In öffentlichen Verkehrsmitteln dienen heute Kopfhörer der Abschirmung und Abgrenzung, um andere nicht wahrnehmen zu müssen und um soziale Ängste zu kompensieren.

Den Patientinnen sollte vermittelt werden, dass es in der Musiktherapie darum geht, Musik gemeinsam zu erleben. Im Gegensatz zur Selbstregulierung geht es in der Behandlung immer um Gemeinsames und Geteiltes, um das Verstehen von Affekten in der Zweier- oder Gruppensituation. Musiktherapeuten spielen mit ihren Patienten zusammen oder hören ein Stück gemeinsam an. Es findet weder eine „Bespielung" durch die Therapeutin statt, noch sollte die Patientin in einen regressiven Zustand des musikalischen Rückzugs geraten. Ihre Rolle ist „aktiv spielend" oder „aktiv hörend", dazu gehört die Auswahl des zu spielenden Instrumentes ebenso wie die der gemeinsam zu hörenden Musik. Patientinnen probieren sich auf den Instrumenten aus, finden Töne und Klänge, die gefallen, und solche, die es nicht tun, und lassen erste Melodien und Rhythmen entstehen. Manches entgleitet und entsteht wie von alleine, anderes wird bewusst gesteuert und in den gemeinsamen Spielraum gesetzt. Intentionales Spielen und bewusstes Gestalten ist ebenso wichtig wie intuitives Spielen-lassen. Patientinnen versuchen sich im Umgang mit den Instrumenten, wissen um deren Eigenschaften und lernen, die Verantwortung dafür zu übernehmen, was sie mit dem Instrument machen werden: ob sie darauf laut oder leise, schnell oder langsam spielen werden oder ob sie es zart oder hart behandeln wollen. Patientinnen lernen, sich klanglich in Beziehung zu setzen und darüber zu bestimmen, wie viel Nähe (z.B. durch gegenseitiges Imitieren) und wie viel Abgrenzung (z.B. durch Aufhören oder Rhythmuswechsel) sie brauchen, um den eigenen Bedürfnissen, und nicht denen anderer, gerecht zu werden. Wenn jemand ein Musikstück in die Sitzung mitbringt, um es gemeinsam mit der Therapeutin oder den Mitpatientinnen im Einzel- oder Gruppensetting anzuhören, hat er oder sie auch darüber die Entscheidung selbst getroffen. Patienten und Patientinnen lernen, die eigenen Bedürfnisse wahrzunehmen und so damit umzugehen und zu handeln, dass es nicht selbst- oder fremdschädigend, nicht krankmachend, sondern gesundheitsbringend ist.

Musiktherapie ist nicht für jeden Menschen zu jedem Zeitpunkt seines Lebens *die* Methode der Wahl. Eine professionelle Indikationsstellung für Musiktherapie ist nur dann möglich, wenn beim Musiktherapeuten genügend Kenntnisse zu den organischen, den musikalisch-emotionalen und den sozio-kulturell-religiösen Hintergründen und individuellen Vorerfahrungen mit Musik vorliegen. Diese können durch eine musiktherapeutische Anamnese in Erfahrung gebracht werden. Die Fragen gehen von den frühen und mittleren Lebenserfahrungen mit Klängen, Geräuschen, Stimme und Musik – in Verbindung mit Personen, Situationen und Beziehungen – bis hin zu Fragen nach den aktuellen Musikgewohnheiten, Vorlieben und Abneigungen. Ebenso wichtig sind die Vorerfahrungen in und mit Musiktherapie, ob sie gut oder schlecht waren, aktiv oder rezeptiv, im Einzel- oder im Gruppensetting. Durch Fragen zur Musikerfahrung kommen oftmals bereits in der ersten Sitzung aufschlussreiche biografische Informationen zum Vorschein.

Eine sehr beeindruckende Szene schilderte eine Patientin, die über ihre Mutter sprach, die sich zum Klavierspielen einschloss und sie als kleines Mädchen vor der Tür sitzen ließ, trotz bitten und betteln. Als sie sich einige Jahre später selbst das Klavierspielen beibrachte, habe sich die Mutter in keinster Weise dafür interessiert, was die Patientin sehr traurig gemacht und dazu geführt habe, dass sie zuerst immer wieder spielte, wenn die Mutter in der Nähe war, danach aber nie wieder. Die Patientin erzählte diese Erinnerung unter Tränen, nachdem die Musiktherapeutin ihr – ohne Vorkenntnisse über ihre Geschichte – Musik auf dem Xylophon vorgespielt hatte. Die Patientin selbst wollte in der ersten Sitzung weder etwas ausprobieren noch anfassen. Das Zuhören gelang, brachte aber die traumatisch besetzte Erinnerung und die musikbezogene Beziehungsepisode unmittelbar ins Gedächtnis. Damit hatte die Musiktherapeutin bereits während der ersten Begegnung einen reichen Schatz an Informationen erhalten, der von da an für die weitere Behandlung, einschließlich dem Beziehungsgeschehen, zur Verfügung stand.

## 2.2 Entstehungsgeschichte der Musiktherapie in Deutschland

Die Entstehungsgeschichte der westlichen, mitteleuropäischen sowie der angloamerikanischen Musiktherapie geht zum einen auf die gesundheitspolitischen Geschehnisse der späten 1940er Jahre in den Vereinigten Staaten zurück, zum anderen auf die „Musikszene“ der 1920er bis 1930er Jahre in Großbritannien, Österreich und Deutschland.

In den Vereinigten Staaten von Amerika wurde Musik während und nach dem 2. Weltkrieg zur Unterhaltung und Ablenkung, dann zur Heilung von Körper und Seele kriegstraumatisierter, verwundeter Soldaten in U.S.-Krankenhäusern und Lazaretten eingesetzt. Musiker spielten für die Soldatenpatienten, um Abwechslung in den Krankenhausalltag zu bringen. Musik sollte dazu beitragen, die Erlebnisse des Kriegsgeschehens vergessen zu machen und die Erinnerungen an Krieg und Tod zu verdrängen. Das Pflegepersonal begrüßte die Initiative, denn das Musikhören trug auch zu deren eigener emotionalen Entlastung bei. Man gründete krankenhauseigene Laienchöre und Orchester kriegsversehrter Musiker, die zeigten, dass sich das eigene Tun, mehr noch als das Zuhören alleine, positiv auf die körperlichen und seelischen Heilungsprozesse auswirkte. Eine Besserung des allgemeinen Gesundheitszustandes, so das Fazit, trat zuerst bei denjenigen ein, die selbst Musik machten und aktiv sangen (Rorke 2008). Ärzte und Psychologen untersuchten die Wirkung von Musik, veröffentlichten ihre Ergebnisse und führten alsbald den Begriff *Musiktherapie* ein. Sie verstanden die Musiktherapie als eine wissenschaftlich begründete Disziplin und Methode zur (Mit-)Behandlung traumatischer Belastungsstörungen, psychosomatischer, geistiger und körperlicher Erkrankungen. Im Jahr 1950 gründeten die ersten Musiktherapeuten und Musiktherapeutinnen die *National Association for Music Therapy* (NAMT) und veranstalteten seit 1951 jährliche Fachkongresse. Die Referate wurden im *Book of Proceedings* publiziert, welches somit zu einer der ersten Fachzeitschriften für Musiktherapie in den Vereinigten Staaten wurde. Schließlich wurde Musiktherapie als Studienfach an die Universitäten gebracht. Auch der Herausgeber und Mitautor des ersten amerikanischen Lehrbuches *Music in Therapy* aus dem Jahr 1968, E. Thayer Gaston, war Professor für Musikpädagogik und Professor für Musiktherapie an der Fakultät für Musikpädagogik der Universität Kansas, die zu diesem Zeitpunkt eine der aktivsten Universitäten für Musiktherapie war. In dem Lehrbuch wurden unter anderem die Vorträge von elf Referentinnen einer Musiktherapietagung aus dem Jahr 1964 veröffentlicht. Beeindruckend ist das Spektrum an musiktherapeutischen Anwendungsbereichen zu diesem Zeitpunkt: vom Kind mit geistiger

Behinderung, Kindern mit neurologischen Einschränkungen und Verhaltensauffälligkeiten bis hin zu Erwachsenen mit Verhaltensstörungen und psychiatrischen Erkrankungen sowie geriatrischen Patientinnen. Des Weiteren wird die Arbeit in der Tagesklinik beschrieben, in der *Community* und in der Schule und schließlich die Tanztherapie und die quantitativen Forschungsmethoden.

In den späten 1950er und frühen 1960er Jahren hatte sich eine sozialpsychoanalytisch orientierte amerikanische Musiktherapie gefestigt (Simon 1974). Fast parallel zur amerikanischen Entwicklung, um einige Jahre versetzt, startet im Jahr 1959 in Österreich der erste Sonderlehrgang zur Musikheilkunde, gefolgt von den Niederlanden im Jahr 1965 und Großbritannien, wo im Jahr 1968 die *British Music Therapy Society* gegründet und ein einjähriges Studium eingerichtet wird (http://www.emtc-eu.com/history-of-music-therapy-in-europe/; 06.05.2018). Die vollständige Geschichte der europäischen Musiktherapieentwicklung kann in der Diplomarbeit von Johanna Schmid (2014) nachgelesen werden.

Musiktherapeutische Ansätze in Theorie und Praxis gab es bereits seit den 1920er und 1930er Jahren, sowohl im anglosächsischen als auch im deutschsprachigen Raum. Rudolf Steiner hatte in der Schweiz seine Theorie für eine anthroposophische Musiktherapie in der Medizin und Heilpädagogik entwickelt (Bissegger 2001) und Paul Friedrich Scherber, auf der Grundlage psychoanalytischen Denkens, in Deutschland die sogenannte *Eigenton-Therapie*. Scherber hatte das Verfahren in frühen Jahren in Einzel- und Gruppensitzungen angewandt und bereits im Jahr 1935 einen Vortrag mit dem Titel „Musik als Therapie und Psychagogik" gehalten (Streich 1986). In der Eigenton-Therapie soll die Person den für sie stimmigen Ton finden, der den Zustand des inneren seelischen Gleichgewichtes widerspiegelt. Der Therapeut schlägt Übungen vor, in denen durch Pendel- und Kreisbewegungen in Verbindung mit Atmung und Summen das Ankommen auf dem Eigenton ermöglicht wird. Scherber hält eine „temporäre Ent-Ichung" für erforderlich.

Weitere wichtige Denkansätze und praktische Beiträge lieferten Pontvik und die Musikpädagogen und -pädagoginnen Emile Dalcroze, Heinrich Jacoby, Mimi Scheiblauer, Gertrud Orff, Lilli Friedemann u. a.m., die sich auf unterschiedliche Weise mit Musik, Rhythmus, Ausdruck, Improvisation, musikalischem Spiel in Verbindung mit seelischem Wohlergehen befassten, ohne ihre Vorgehensweisen schon als „Musiktherapie" zu bezeichnen. Des Weiteren beeinflusste und förderte das Schaffen zeitgenössischer Komponisten wie Vinko Globokar, Hans Werner Henze und Karlheinz Stockhausen die Entwicklung der Musiktherapie, dank einer neuen musikalischen Ästhetik und avantgardistischen Musikauffassung (Harrer 1975), die dem musiktherapeutischen Improvisieren sehr entgegen kam. Historisch wertvoll sind das im Jahr 1958 von dem österreichischen Arzt Dr. Hildebrand Richard Teirich herausgegebene Buch „Musik in der Medizin. Beiträge zur Musiktherapie" (Teirich 1958) und die zwei Jahre später veröffentlichte Zeitschrift „Die Heilkunst – Zeitschrift für praktische Medizin und die Synthese aller Heilverfahren", Heft 5, in dem ebenfalls das Thema „Die Musik in der Medizin" behandelt wird (Teirich 1960). Die meisten Beiträge sind von Ärzten verfasst, sie bilden die Vorträge des im Jahr 1959 in Velden am Wörthersee stattgefundenen „Musiktages" ab.

Sich auf den „Musiktag" von 1959 beziehend, schrieb der Arzt Dr. Karl Friedrich Blanke (Blanke 1964, 300) in der medizinischen Zeitschrift „Materia Medica Nordmark": „Die Zahl der Ärzte, die Musiktherapie in Klinik, Sanatorium und eigener Praxis ausüben, wächst, und sogar auf Ärztekongressen wurde das aktuelle Gebiet behandelt".

> „Es gibt nach unserer Meinung nur eine Gewähr für die Bewahrung des mühevoll Erreichten und die Erzielung von Fortschritten in Deutschland: eine Zusammenarbeit zwischen Ärzten, Physiologen, Musikwissenschaftlern, Komponisten, Musikpädagogen, Psychologen und Heilpädagogen, und zwar in einer ‚Arbeitsgemeinschaft zur Förderung der Musikheilkunde' mit dem Ziel, den medizinischen Hilfsberuf, Musiktherapeut(in)' auch bei uns einzuführen" (Blanke 1964, 300).

Blanke spricht sich einerseits wertschätzend der Musiktherapie gegenüber aus, versteht sie aber als eine „medizinische Hilfsmaßnahme" statt als eine eigenständige Disziplin. Seine Vision ist zu diesem Zeitpunkt, wenn man so möchte, noch weit entfernt von der seiner amerikanischen Kollegen und Kolleginnen.

Die Anfänge der klinischen und heilpädagogischen Musiktherapie im deutschsprachigen Raum verbinden wir u. a. mit den Namen Gertrud Katja Loos, Gertrud Orff, Harm Willms, Christoph Schwabe, Maria Schüppel, Theodor Eschen in Deutschland und Editha Koffer-Ulrich, Alfred Schmölz, Stella Mayr und Albertine Wesetzky in Österreich. Sie alle haben durch praktische Arbeit, Lehrtätigkeit und Veröffentlichungen – vom Artikel bis zum Lehrbuch – entscheidend zur Entwicklung der Musiktherapie beigetragen. In Großbritannien waren es die Cellistin Juliette Alvin, die Geigerin Mary Priestley, der Pianist und Komponist Paul Nordoff und der Sonderpädagoge Clive Robbins, in Frankreich die Psychoanalytikerin und Musikerin Edith Lecourt, die musiktherapeutisch arbeiteten, ihre Erfahrungen lehrten und systematisch aufschrieben. Musikerinnen, Ärzte, Sonder- und Heilpädagogen, die ihre musikalischen, medizinischen oder psychologischen Kenntnisse, aber auch ihre persönlichen Erfahrungen aus psychoanalytischen Therapien nutzten, um der Musiktherapie als Methode der Wahl zur Behandlung psychisch erkrankter Menschen den Weg zu bereiten. Sie sind die Pioniere und Gründer der bis heute gültigen angewandten Musiktherapie (Schmidt / Kächele 2009; Tüpker 2005). Ihnen ist zu verdanken, dass auch andere Musiker, Ärztinnen und Musikpädagoginnen sich seit den 1960er / 1970er Jahren bis heute zu Musiktherapeuten und Musiktherapeutinnen ausbilden lassen können.

Die ersten deutschsprachigen Kurse und Studiengänge wurden 1959 in Wien an der Akademie für Musik und darstellende Kunst und 1967 in Leipzig an der Universität eingerichtet. In Berlin etablierte sich im Jahr 1963 eine private anthroposophische Ausbildung unter der Leitung von Maria Schüppel. Die ersten hauptamtlichen Musiktherapiestellen wurden in Westdeutschland im Jahr 1971 in der anthroposophischen Filder-Klinik bei Stuttgart geschaffen (Bruhn 2000).

Das änderte sich in den 1970er Jahren. Musiktherapie konnte man im deutschsprachigen Raum bald nicht mehr nur an der Hochschule für Musik und Darstellende Kunst in Wien bei Alfred Schmölz oder in der Musiktherapeutischen Arbeitsstätte bei Maria Schüppel in Berlin studieren, sondern auch an der Hochschule für Musik und Darstellende Kunst (heute Theater) in Hamburg. Dort hatte der Organist Theodor Eschen, der zuvor die psychoanalytische Musiktherapieausbildung bei Mary Priestley in London absolviert hatte, die erste ordentliche Professur für Musiktherapie bekommen und somit den ersten Lehrstuhl für Musiktherapie. Anfang der 1970er Jahre wurde er damit beauftragt, den ersten Studiengang für Musiktherapie in Westdeutschland zu begründen, was sehr bald erfolgte. Eschen leitete den „Zusatzstudiengang Musiktherapie für Studierende des Lehramts Musik an Sonderschulen", später dann auch den Hamburger „Diplomstudiengang Musiktherapie" (Decker-Voigt 2013). 1980 folgte die Fachhochschule Heidelberg mit einem Grundstudium der Musiktherapie unter der Leitung von Volker Bohlay. Im Jahr 1984 startete an der damaligen Hochschule für Musik in Berlin (heute Universität der Künste) der Pilotstudiengang Musiktherapie unter der Leitung von Karin Schumacher, der im Jahr 1988 als Diplomstudiengang fest in der Fakultät Musik verankert wurde. Später kamen noch weitere Ausbildungsmöglichkeiten dazu, u. a. in der Fachhochschule Frankfurt, der Universität Münster, der Universität Witten-Herdecke, der Universität Schweinfurth-Würzburg und der Fachhochschule Magdeburg (Kapitel 6.2: Berufliche Situation).

Dank der beruflichen Entwicklung wurden Musiktherapeutinnen zunehmend in psychiatrischen Krankenhäusern und psychosomatischen Kliniken eingestellt. Musiktherapieräume wurden eingerichtet und passende Instrumente gekauft. Das war neu. Während die frühe Musiktherapie noch ohne viele Instrumente für Patienten auskam, weil Musik entweder vorgespielt oder weil gesungen und getanzt wurde, setzte man nun immer stärker auf die aktiven Methoden, die das Improvisieren und Spielen auf Instrumenten vorsah. Dazu benutzte man die sogenannten „Orff-Instrumente", benannt nach ihrem Erfinder, dem Komponisten und Musikpädagogen Carl Orff, der jedem Kind, egal welcher Herkunft, das Instrumentalspiel ermöglichen wollte. Zum Orff-Schulwerk gehören die Stabspiele wie Xylophon, Metallophon und Glockenspiel, sowie die kleine Perkussion, bestehend aus Handtrommeln, Klanghölzern, Schellenringen und Triangeln. Das Klavier gehörte von Anfang an und wie selbstverständlich zum Repertoire von Musiktherapeutinnen, das mag u. a. an den beiden damals gelehrten Hauptmethoden, der Schöpferischen und der Analytischen Musiktherapie gelegen haben, die beide das Klavier als das Instrument der Wahl für die Musiktherapeutin vorsahen. Erst etwas später kamen auch Instrumente aus außereuropäischen Kulturen hinzu, sodass heute chinesische Gongs und tibetanische Klangschalen, afrikanische Ballophone, Schlitztrommeln und Kalimbas, japanische Tempelblocks, aber auch Kanteles und Streichpsalter zum festen Bestandteil des modernen Musiktherapieinstrumentariums gehören.

Zu den Instrumenten später mehr, an dieser Stelle nur so viel, dass sie leicht spielbar sein sollen, sodass auch Menschen ohne musikalische Erfahrungen mit ihnen zurechtkommen, problemlos darauf spielen und sie zum Erklingen bringen können. Musikinstrumenten kommen, je nach Anwendungsgebiet und Zielsetzung, funktionale oder symbolische Bedeutungen zu. Instrumente und Instrumentalspiel können in der Musiktherapie auf Körperfunktionen und Bewegungsabläufe, Wahrnehmungs- und Kommunikationsphänomene ausgerichtet sein oder, wie in der psychodynamischen Musiktherapie, auf Assoziation und Imagination, die unbewusste Inhalte – verdrängte Wünsche, Befürchtungen, Ängste und Vorurteile – in Erscheinung treten lassen. Instrumente „stehen für etwas": So wecken Instrumente aus fremden Kulturen eher Neugier oder Misstrauen und dienen möglicherweise der Behandlung des Umgangs mit „Fremden"; Instrumente aus der eigenen Kultur wecken Erinnerungen an Personen oder können mit frühen eigenen Erfahrungen verknüpft werden. Sie bescheren längst vergessene Familienthemen oder Erinnerungen an instrumentengebundene Beziehungsepisoden, Situationen und Emotionen.

**Zwei kleine Beispiele aus der Praxis**

1. […] da sah ich, wie mein Vater und mein großer Bruder das Klavier aus dem Fenster warfen […] meine Mutter schaute hilflos zu, ich hatte auf dem Klavier gespielt, es war ihnen zu laut, nun lagen die Trümmer im Hof verteilt.
2. […] meine Mutter spielte das Klavier, sie ließ uns Kinder nicht in den Raum, ich saß stundenlang vor der verschlossenen Tür und hörte ihr zu. Ich bettelte und weinte, sie ließ mich trotzdem nie rein.

Welche Instrumente wie zum Einsatz kommen, hängt auch von der Methode ab und wird weiter hinten in diesem Buch (Kapitel 6.1: Anwendungsbereiche: Musiktherapieschulen) behandelt und mit weiteren Fallbeispielen veranschaulicht.

**Aktueller Entwicklungsstand.** Was die Entwicklung der Musiktherapie in Deutschland und den aktuellen *State of the Art* betrifft, gibt es zwei gegensätzliche Strömungen bezüglich des Berufsniveaus, das wissenschaftlich fundierte und das nicht wissenschaftliche. Wir haben praktizierende Musiktherapeuten und Musiktherapeutinnen, die ein mehrsemestriges vollständiges Master- oder Bachelorstudium, bzw. eine mehrjährige privatrechtliche Ausbildung durchlaufen haben und die zur Professionalisierung beitragen, auf der anderen Seite Musiktherapiepraktizierende, die eine einjährige Weiterbildung, einen ein- oder mehrwöchigen Intensivkurs in Musiktherapie absolviert haben, die ein Zertifikat erhalten, auf dem das Wort „Musiktherapeut“ oder „Musiktherapie“ steht. Bis heute fehlt das Berufsgesetz, das den Titel „Musiktherapeut/Musiktherapeutin“ schützt und Mindestvoraussetzungen zur Erlangung dieses Berufes vorschreibt. Die *Bundesarbeitsgemeinschaft für Musiktherapie* (BAG-MT) arbeitet derzeit am „Berufsbild Musiktherapie“, um dem Dilemma baldigst ein Ende zu setzen (Kapitel 6.2: Berufliche Situation).

Nach dem Studium an Universitäten oder Ausbildungen an anerkannten Ausbildungsinstituten können praktizierende Musiktherapeuten heute Vertiefungsseminare, Spezialisierungen und Zusatzkurse wahrnehmen. Musiktherapeuten und Musiktherapeutinnen sind gefordert, sich theoretisch und praktisch weiterzuentwickeln, weil es eben nicht die Methode oder das Verfahren für alle Anwendungsbereiche gibt. Um neuen Feldern und Herausforderungen professionell gerecht zu werden, bedarf es einer Aktualisierung (Kapitel 6.1: Zukünftige Entwicklungen). Wer sich neu mit dem Thema Demenz befasst und sich musiktherapeutisch dahin gehend betätigen möchte, muss damit beginnen, sein Liederrepertoire zu erweitern, sich mit Musik aus anderen Jahrhunderten zu beschäftigen oder interkulturelle Lieder zu lernen. Wer sich für die Arbeit mit Jugendlichen entscheidet und in das *Songwriting* einsteigt, sollte sich zudem gut mit Elektronik, Aufnahmetechnik und neuen Medien auskennen. Wer mit traumatisierten Menschen arbeiten möchte, sollte eine Zusatzausbildung zum Traumatherapeuten absolvieren etc. Aber auch die theoretischen Kenntnisse müssen aktualisiert und in die Arbeit integriert werden. Aus Psychotherapie und Psychosomatik erreichen uns immer neue Erkenntnisse, verbunden mit Behandlungskonzepten, sei es, dass es sich um interkulturelle oder Genderaspekte handelt oder um Konzepte wie *Achtsamkeit* oder *Mentalisierung*. Um diese zu verstehen und in die musiktherapeutische Behandlung zu integrieren, bedarf es eines regelmäßigen *Updates*. Der kann im Austausch mit Kolleginnen, auf Weiterbildungen, Fachtagungen oder durch Durchforsten und Aneignen von Fachliteratur geschehen. In deutscher Sprache liefern die peer reviewte Zeitschrift „Musiktherapeutische Umschau“, „Musik und Gesundsein“ (ehemals: „Musik und Kommunikation“) oder „Wiener Beiträge zur Musiktherapie“ wichtiges und stets aktuelles Material. In regelmäßigen Abständen kommen Themenhefte heraus. So widmete sich das inzwischen eingestellte „Jahrbuch Musiktherapie“ in der Ausgabe 2012 dem Thema „Das Hören des Therapeuten“, 2014 dem Thema „Mentalisierung und Symbolbildung“ und 2016 dem Thema „Supervision und Intervision“. Die vierteljährlich erscheinende „Musiktherapeutische Umschau“ hat in ihren jährlichen Themenheften Akzente gesetzt, u. a. auf „Das Lied in der therapeutischen Arbeit“ (2016), „Fehlerkultur“ (2019) oder „Identitäten“ (2021).

In englischer Sprache steht Musiktherapeutinnen weiterführende Fachliteratur u. a. mit den ein Peer Review durchlaufenden Zeitschriften „*The Arts in Psychotherapy*“, „*Nordic Journal of Music Therapy*“ oder „*VOICES*“ (eine online Zeitschrift), zur Verfügung, um nur eine kleine Auswahl zu nennen.

Fazit: Es gibt nicht die eine für alle Menschen gültige und anwendbare Musiktherapie, sondern eine Vielzahl von Verfahren. Musiktherapeutinnen passen sich an die Bedürfnisse ihrer Patientinnen an und orientieren sich hierfür an den aktuellsten Behandlungskonzepten (siehe auch Kap. 4.4 und Kap. 6.1).

# 3 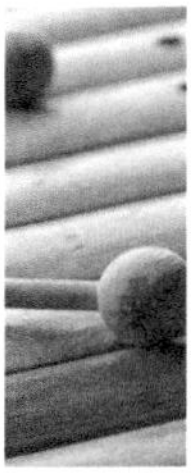 Theorie: Wissenschaftliche Grundlagen zum Zusammenspiel von Musik und Mensch

Musik bewegt. Sie beeinflusst den Menschen und bewirkt Veränderungen auf physiologischer, sozio-emotionaler und mental-kognitiver Ebene: Physiologische Einwirkungen haben Tonhöhe (hoch bis tief), Rhythmus (regelmäßig bis unregelmäßig), Dynamik (leise bis laut) und Tempo (langsam bis schnell), sie können vegetative, endokrine und hormonelle Veränderungen hervorrufen. Affektive Erregungszustände werden durch rhythmisch-akustische Reize „nach oben“ oder „nach unten“ hin reguliert, wirken beruhigend oder erregend. Darüber hinaus können Töne oder Melodien den Menschen auch so bewegen und berühren, dass tiefe Gefühle wie Trauer, Freude, Wut oder Zuneigung spürbar werden. Und schließlich bewegen uns Musikstücke auf eine Weise, dass Gedanken ausgelöst, Assoziationen hervorgerufen und Erinnerungen geweckt werden. Musik wirkt ganzheitlich, sie versetzt Körper, Seele und Geist in Schwingung, löst Resonanzen aus und beeinflusst die Befindlichkeit eines Menschen. Klänge, Geräusche, Melodien und Musikstücke werden vom intrauterinen Stadium und der präverbalen Zeit an „leibhaftig“ wahrgenommen und im impliziten Körpergedächtnis abgespeichert. Diese frühen Klangeindrücke aus der intrauterinen Zeit bis einschließlich zum zweiten Lebensjahr, werden zwar nicht bewusst erinnert, gehen aber auch nicht verloren. Sie können ein Leben lang im Unbewussten vor sich her schlummern und im impliziten Gedächtnis verweilen. Sie können aber auch egal, in welchem Alter, plötzlich und unverhofft ins Bewusstsein gelangen. Bei älteren Menschen kann es durch das Vorspielen und Singen von Liedern aus der frühen Kindheit zu emotionaler Rührung kommen, selbst bei an Demenz erkrankten Personen. Musik kann starke Emotionen auslösen und Erinnerungen wecken, über die eine Person dann sprechen möchte; sie kann aber auch bei denen Emotionen auslösen, die nicht mehr über Sprache und Sprachverständnis verfügen (Muthesius 2010). Musik und Mensch scheinen zusammenzugehören. Was sie miteinander zu tun haben und wozu der Mensch sich der Musik bedient, habe ich in den nächsten Kapiteln versucht, darzustellen. Denn auch Musiktherapeuten bedienen sich ihrer, um sie in den unterschiedlichsten Anwendungsbereichen zum Einsatz zu bringen. Das Zusammenspiel von Mensch und Musik ist ein einmaliges, das nicht mit einer einzigen Theorie verstanden werden kann.

## 3.1 Anthropologie

Gehört Musik zur Natur des Menschen oder ist sie ein künstlich erzeugtes, überflüssiges Zusatzprodukt, das niemand vermissen würde, wenn es sie nicht gäbe? Wenn Menschen von sich behaupten, sie könnten ohne Musik nicht leben oder Musik habe ihnen das Leben gerettet, handelt es sich dabei um außergewöhnliche Schicksale und Alleingänge oder steht etwas Tieferes, Allgemeingültigeres dahinter? Wieso erschaffen Menschen Musikinstrumente, warum singen, komponieren und spielen sie Musik, seit jeher und immer weiter, überall auf der Welt? Diesen Fragen kann hier nur bruchstückhaft nachgegangen werden, Musikethnologen, -anthropologen, -wissenschaftler, und -psychologen bemühen sich um Antworten und füllen ganze Bücher damit, das Phänomen Musik und ihre Wirkung und Bedeutung auf den Menschen zu verstehen.

Dafür, dass es eine Notwendigkeit und eine Lust gibt, sich musikalisch auszudrücken, wie der gleichnamige Titel des Buches von Friedrich Klausmeier (1978) besagt, sprechen die archäologischen Funde von Musikinstrumenten. Sie sprechen sogar für eine „Ur-Lust" auf Musik, denn das Bedürfnis scheint so alt zu sein wie der Mensch selbst. Wir werden leider nie erfahren, wie die Musik der Neandertaler geklungen hat, da wir weder grafische noch akustische Aufzeichnungen besitzen (während wir ihre Wandzeichnungen bis heute betrachten können), was wir aber wissen ist, dass die von ihnen gespielten Melodien aus mindestens drei Tönen bestanden. Die im Jahr 1973 von Tübinger Forschern in einer Höhle bei Blaubeuren gefundene Knochenflöte hatte genau drei Grifflöcher. Sie wurde aus den Flügelknochen des Singschwans gebaut und ist geschätzte 35.000 Jahre alt. Zur rhythmischen Begleitung konnten keine Hinweise gefunden werden. Eine bei Ausgrabungen in Slowenien entdeckte Flöte ist aus Oberschenkelknochen eines Bären; sie hat ebenfalls drei Löcher und ist ca. 43.000 Jahre alt. Es dürfte sich bei den beiden um die ältesten bisher gefundenen Instrumente der Menschheit handeln. Was, wie und warum gespielt wurde, steht nirgends geschrieben. Dass es bei den beiden Flöten drei Töne waren, die sich zu Melodien verbanden und „in Beziehung" traten, ist insofern interessant, als dass die Dreierkonstellation an das Grundprinzip menschlicher Beziehungsgestaltung erinnert und die „Drei" im Sinne der *Triangulierung* eine der Voraussetzungen für eine psychologische Differenzierung ist. Auf alle weiteren symbolhaften Bedeutungen der Zahl Drei soll hier nicht eingegangen werden.

Ging es den frühen Menschen darum, sich emotional mitzuteilen oder darum, einem ästhetischen Bedürfnis nachzugehen und Kulturgut zu entwickeln? Ging es um Kommunikation und um Verständigung als Mittel zum Zweck im Sinne von Signalen oder trug Musik weitgehend zum Überleben bei, indem man mit Tönen und Rhythmen vor Feinden und Angriffen warnen konnte? Waren die Töne der oben genannten Flöten dafür laut genug? Oder ging es um den Gemeinschaftssinn, darum, dass Gruppen, die gemeinsam musizierten, ein ausgeprägtes Zugehörigkeitsgefühl entwickelten und ihre Mitglieder ein sicheres Bindungsverhalten? Erhöhte das die Überlebenschancen? Ist Musik sozusagen (über)lebensnotwendig?

Hajime Fukui, ein japanischer Evolutionsforscher, untersuchte die Bedeutung des gemeinsamen Singens zur Minderung von Angst und Spannung. Er fand heraus, dass das gemeinsame Musizieren identitätsbildend und solidaritätsfördernd ist und für soziale Bindung sorgt. Beim gemeinsamen Singen wird das Bindungshormon *Oxytocin* vermehrt produziert, dasselbe, das die frühe Mutter-Kind-Bindung stärkt. Sein Fazit: Gemeinsames Musizieren „schweißt zusammen" und gibt Halt, phylogenetisch könnte es ein wichtiges Mittel zum Überleben gewesen sein. Der englische Forscher und Professor für Musikwissenschaften Ian Cross von der Universität Cambridge vermutet, dass Musik dazu beigetragen hat, dass das menschliche Gehirn sich immer weiter entwickeln und zu seiner heutigen Reifung gelangen konnte. Insbesondere die kreativen Anteile des Musizierens, das Zulassen und Entwickeln musikalischer Gedanken und Fantasien, seien für die Reifung und Entwicklung geistlicher Beweglichkeit ausschlaggebend gewesen. Des Weiteren spiele Musik eine wichtige Rolle im Hinblick auf zielgerichtetes Handeln und zur Regulierung sozialer Interaktionen (Cross 2009). Forscher scheinen sich einig zu sein, dass Musik sowohl individuelle persönlichkeitsstiftende als auch sozial-kommunikative Bedürfnisse abdeckt. Die Ergebnisse lassen sich bestätigen, wenn wir verstehen, welchen Stellenwert das Musizieren im Leben eines Menschen einnehmen kann, der mit körperlichen Einschränkungen zur Welt gekommen ist oder diese im Laufe seines Lebens erlitten hat. Musik scheint keine Grenzen zu kennen. Beispiele gibt es viele, eines sei der in frühen Jahren erblindete spanische Komponist und Pianist Joaquin Rodriguez, ein anderes der deutsche Hornist Felix Kieser, der ohne Arme zur Welt kam und der das Instrument mit den Fußzehen statt mit den Fingern spielt. Es scheint, als würde sich die Frage nach dem Sinn von Musik und dem Bau von Musikinstrumenten erübrigen, danach, welchen Sinn es macht, Klänge zu erzeugen, die, kaum sind sie erklungen, schon wieder verschwunden sind. Die körperliche Nähe von Mensch zu Instrument ist auch daran ersichtlich, dass der Mensch zur Klangerzeugung alle ihm zur Verfügung stehenden Gliedmaßen und Körperorgane benutzt, so können wir blasen, zupfen, streichen, schlagen, drücken und vieles mehr. Musik ist menschlich, anders können wir uns ihre Anziehungskraft auf Menschen nicht erklären.

Dennoch, und dem ersten Anschein nach entgegen dieser Annahme, gibt es auch Personen, die von sich sagen, dass Musik sie nicht berühre oder sie gleichgültig lasse. Ich bin solchen Personen in meiner musiktherapeutischen Praxis in Ausnahmefällen begegnet und habe verstanden, dass das scheinbare Desinteresse oder die fehlende Sensibilität Musik gegenüber häufig eine Schutz- oder Abwehrreaktion ist, deren Ursprung in traumatischen Ereignissen in Bezug auf Musik im weitesten Sinne des Wortes zu suchen ist. Traumatische Szenarien, die zur Ablehnung von Musik im Allgemeinen führen, können sein:

a. ein stimmungs- und stimmenloses Umfeld, verbunden mit emotionaler Vernachlässigung bis hin zum „stummen Missbrauch“ und affektloser Ansprache, oder
b. ein unberechenbares stimmungsgeladenes Umfeld, verbunden mit emotionaler Vernachlässigung und grenzüberschreitenden Verhaltensweisen, auch in Bezug auf Stimme, bis hin zum Missbrauch.

Musiktherapeuten, die mit Kindern arbeiten, die Missbrauchserfahrungen gemacht haben, berichten, dass die Kinder zu Beginn der Behandlung von den Klängen der Instrumente und der Musik im Allgemeinen überfordert und gestresst sind und dass sie es vermeiden, Instrumente in die Hand zu nehmen. In diesen Fällen muss abgewogen werden, ob Musiktherapie hilfreich und indiziert oder schädigend und kontraindiziert ist.

## 3.2 Physik und Physiologie

Töne sind in Schwingung versetze Luftmoleküle, Schallwellen, die unser Ohr erreichen und dort in elektrische Impulse umgewandelt werden. Je nachdem, ob es sich um höhere oder tiefere Frequenzen handelt, werden die Töne in der Hörschnecke oder dem Innenohr in Nervenimpulse umgewandelt und gelangen als solche in unser Gehirn. Regelmäßige periodische Schwingungen produzieren „richtige Töne“, unregelmäßige und willkürliche Bewegungen der Luftteilchen „Rauschen“. Die unterschiedlichen Klangfarben von Instrumenten entstehen durch Addierung von Sinustönen und hängen u.a. von den Obertönen des Grundtons ab. Rauschend klingende Instrumente sind dadurch gekennzeichnet, dass ihre Membranen unregelmäßig schwingen, wie es z.B. bei Rasseln der Fall ist (Spitzer 2002, 35ff.).

Pythagoras (530 a.C.) interessierte sich für die physikalische Berechnung von Schwingungen und für die mathematischen und physikalischen

Gesetzmäßigkeiten im Zusammenhang mit der Erzeugung von Klängen. Am Monochord entdeckte er durch die progressive Halbierung der Saiten die bereits erwähnten Obertöne, d. h., die in der Natur vorkommenden Töne und Intervalle. Pythagoras konstruierte Tonleitern, suchte das harmonische Zusammenspiel der Töne und stellte bald Verbindungen zwischen diesen rein physikalischen Konstrukten und den Affekten her. Platon (370 a. C.) verfolgte den Gedanken der Wirkung von bestimmten Tonarten auf das Gemüt und auf die Tugenden weiter. Die dorische Tonleiter wurde mit der Tapferkeit, die phrygische mit dem Frieden verbunden, um nur zwei Beispiele zu nennen. Den meisten Kulturen ist das Prinzip der Grundtöne und der Melodien vertraut, den wenigsten aber das System der Harmonien, d. h., der gleichzeitig erklingenden unterschiedlichen Töne. Das habe sich dank und seit Pythagoras so nur in der abendländischen Musik entwickelt, ebenso das System der zwölf Halbtöne mit all seinen dissonanten und konsonanten Intervallen (Spitzer 2002, 89), was im 16. Jahrhundert zu dem uns allen vertrauten Dur-Moll-System führte und die Hörgewohnheiten der westlichen christlichen Kulturen bis heute prägt. Musik ist ein kulturspezifisches Ausdrucksmittel, weshalb uns die Klänge der eigenen Kultur vertrauter sind als die anderer Kulturen.

> „Die Wurzeln von Melodie und Harmonie liegen in der Neurobiologie des Gehörs des Menschen, die sich wiederum in Anpassung an physikalische Gesetzmäßigkeiten der Schallausbreitung entwickelte. Die Tonsysteme und die auf ihnen basierenden Harmoniesysteme sind kulturelle Ausgestaltungen in diesem (recht begrenzten) biologischen Rahmen [...]. Wie eine Person einen Zusammenklang von Tönen erlebt, ist nicht zuletzt auch abhängig von ihrer Vorerfahrung im Bereich der Musik einer bestimmten Kultur" (Spitzer 2002, 113).

Physikalische Gesetzmäßigkeiten, Affekt, Kultur und Identität stehen in enger Verbindung zueinander.

Die physiologischen Grundvoraussetzungen des Hörens einschließlich ihrer kulturellen Ausgestaltungen alleine reichen aber immer noch nicht aus, um die subjektive Wirkung von Klängen und Musikstücken zu erklären. Mit Ausnahme der Oktave, die, nach Spitzer, dem Menschen von Natur aus angenehm sei, weil sie dort vorkomme, weil alle harmonisch schwingenden Körper sie produzierten und weil sie uns deshalb vertraut sei (Spitzer 2002, 82). Aber wie sieht es mit den anderen Tönen und Klängen aus? Warum – wie oder wo – berühren uns Klänge, Harmonien, Dur- oder Mollakkorde manchmal mehr und manchmal weniger? Die Wahrnehmung von Schall und Klang ist ganzkörperlich, sie geht nicht allein über das Ohr, andernfalls könnte man nicht verstehen, wie Menschen, deren Gehörsinn stark beeinträchtigt ist, Musik wahrnehmen, auch singen und tanzen. Weich- und Hartteile werden gleichermaßen in Schwingung versetzt, ob wir wollen oder nicht. Melodien und Harmonien scheinen uns so zu erfassen, dass sie durch den Körper hindurch in tiefere Schichten eintauchen und dass bestimmte Klänge, Intervalle, Rhythmen und Melodien mal zu positiven, mal zu negativen emotionalen Resonanzen führen. Sie stimmen uns freudig oder traurig, machen betroffen oder ziehen neutral an uns vorbei. Emotionale Resonanz kann nicht alleine physikalisch erklärt werden, sie entsteht aufgrund von Erinnerungen, durch innere Bilder aus der eigenen Geschichte, aus Kindheit oder Jugend. Ein andermal fühlen wir uns bewegt und berührt, auch ohne zu wissen, warum. Das 6. Symposion der *Deutschen Gesellschaft für Psychoanalyse und Musik* (DGPM) im November 2014, war dem Thema „Rührung“ gewidmet: „Zum Phänomen der Rührung in Psychoanalyse und Musik“. U. a. hielt der Neurowissenschaftler Prof. Eckhard Altenmüller einen Vortrag mit dem Titel: „Schauer und Tränen beim Musikhören. Woher kommen sie, wozu führen sie?“ (https://www.psychoanalyse-und-musik.de/index.php/Historie.html; 06.05.2018).

Manchmal bedarf es einer intensiven Beschäftigung mit uns selbst, um unbekannten eigenen Phänomenen auf den Grund zu kommen. Das kann auch innerhalb musiktherapeutischer Selbsterfahrung oder Behandlung geschehen.

## 3.3 Neurowissenschaften

Musik – und alles, was dazu gehört – interessiert zunehmend auch Neurowissenschaftler und Neurobiologen, insbesondere die musikaffinen unter ihnen. Sie beschäftigen sich mit Messungen zur Wirkung von Musik auf Hirnareale, neuronale Verknüpfungen und Synapsenbildungen. Wissenschaftliche Untersuchungen mit bildgebenden Verfahren wie f-NMR, SPECT oder PET zeigen, dass verschiedene Hirnareale für unterschiedliche Aktivitäten zuständig sind: „Limbische Regionen, wenn Emotionen geweckt werden, die Amygdala (Mandelkern), wenn Angst empfunden wird, der Frontallappen, wenn Handlungen geplant werden, usw.“ (Hüther 2004, 19), so dann vielleicht auch während des Spielens und Hörens von Musik. Vorerfahrung, Erwartungshaltung und Motivation spielten eine wichtige Rolle in Bezug auf die Festigung und Stärkung neuronaler Aktivierungsmuster, neue Erfahrungen könnten diese aber auch verändern. Hüther betont, dass die subjektive Bewertung einer Situation ausschlaggebend für die Qualität des psychophysiologischen Effektes und der Veränderung sei: Kardiovaskuläre, neuroendokrine, vegetative oder immunologische Veränderungen könnten, je nachdem, entweder gesundheitserhaltend oder krankmachend sein. Nach Hüther beeinflussen positive oder negative Erfahrungshaltungen die Wirkung von Interventionen, egal welcher Art. U. a. könne auch der Placeboeffekt damit erklärt werden, dass alleine die positive Einstellung zur medikamentösen Behandlung zum Behandlungserfolg führe (Hüther 2004, 17). Nach dem gleichen Muster führt musikalische Stimulierung zu unterschiedlichen Aktivierungsmustern und Reaktionen des Gehirns, je nachdem, ob es sich um Musiker oder Nichtmusiker handelt, ob jemand sich an Musik erfreut oder nicht. Des Weiteren konnte gezeigt werden, dass durch Musikspielen oder –hören oder auch durch Singen bestimmte Erregungsmuster reaktiviert werden konnten, die mit einem Gefühl der Erleichterung oder der Wiederbelebung einhergingen. Alle Aktivitäten führten zu vermehrten neuronalen Verschaltungen und Synapsenbildungen. Die Aktivierung emotionaler Zentren sei für die Reorganisation der Verschaltungsmuster von Fühlen, Denken und Handeln ausschlaggebend, außerdem seien die mit der Aktivierung emotionaler Zentren einhergehenden Bahnungsprozesse besonders tiefgreifend und nachhaltig. Musik wirke sich positiv auf diese Prozesse aus, alldieweil sie zur vermehrten Ausschüttung von Botenstoffen beitrüge, die zur Stärkung und Festigung jener Nervenzellverschaltungen notwendig sei (Hüther 2004, 22).

Hirnforscher fanden heraus, dass unser Gehirn ihm bekannte Strukturen bevorzugt, weil Abfolgen antizipiert und Wirkungen „vorausgeahnt“ werden können. Antizipation wirkt sich im Leben, so auch in der Musikwahrnehmung, generell beruhigend aus. Hüther hält die Vertrautheit (bekannte Struktur), den Rhythmus und die Ordnung für die Faktoren „per excellence“, die Spannungszustände reduzieren und Resonanz produzieren (Hüther 2004, 23ff.). Unbekanntes muss mehrfach gehört werden, damit neuronale Verknüpfungen hergestellt und ein genügend großer Gewohnheitsgrad erreicht wird, der Genuss und Entspannung erzeugt. Weil Musik nachweislich auch bei Menschen mit geistiger Behinderung oder mit Demenz emotionale Reaktionen hervorruft, vermutet der Neurowissenschaftler und Musikermediziner Prof. Eckhard Altenmüller (2018), dass Musik eine uralte wichtige Funktion für den Menschen besitzt, nämlich die der Gefühlsansprache und der Gefühlsauslösung. Positive Gefühle könnten durch Musik verstärkt und negative vermindert werden.

Wie bereits erwähnt, konnte nachgewiesen werden, dass gemeinsames Singen dazu führt, dass das Bindungshormon Oxytocin vermehrt produziert wird. Als hätte er das gewusst, entwickelte der Heidelberger Musiktherapeut Wolfgang Bossinger in den 1990er Jahren die Methode des *Heilsamen Singens* (Bossinger 2005). Im Rahmen seiner Tätigkeit in psychiatrischen Abteilungen in Krankenhäusern führte er vor mehr als 20 Jahren, d. h. vor Veröffentlichung der Forschungsergebnisse zum Zusammenhang von gemeinsamem Singen und vermehrter Produktion von Oxytocin, den offenen Singkreis ein. An dem konnten alle, die wollten, teilnehmen, vom Patienten angefangen bis zum Krankenhauspersonal und Menschen von außerhalb. Die offenen Singgruppen weckten Interesse und begannen Wellen zu schlagen. Heute ist das Heilsame Singen ein bewährtes und beforschtes Arbeitskonzept, seit 2009 gibt es den Verein Singende Krankenhäuser e. V., der deutschlandweit Krankenhäuser als „Singende Krankenhäuser“ zertifiziert. Voraussetzung hierfür ist, dass die praktizierende Person als Anleiterin zertifiziert wurde. Interviews mit Teilnehmerinnen zeigten, das Heilsames Singen in der großen Gruppe Menschen das Gefühl von Geborgenheit und Zugehörigkeit gibt und ein heilsames Mittel gegen Vereinsamung ist (Gretsch 2010). Inwieweit es Krankheiten oder Rückfällen vorbeugt, konnte noch nicht untersucht werden. Im Heilsamen Singen treffen Menschen zusammen, die sich fremd sind und einander nicht kennen, bei denen aber durch das gemeinsame Singen menschliche Grundbedürfnisse wie Zugehörigkeit, Bindung, Selbstwert und Lustgewinn befriedigt werden.

Gemeinschaftsgefühl und Bindung über Musik kann auch im gemeinsamen Gruppentanz erlebt werden. Ein von mir ausgewähltes Beispiel hierfür ist die *Sardana*, der katalanische Nationaltanz. Das Gefühl der Zugehörigkeit, in diesem Fall zu einer ethnischen Minderheit, wird gestärkt und im gemeinsamen Tanz „besiegelt“. Hier wird die künstlerisch-sozialpsychologische Aktion um eine gesellschaftspolitische Dimension erweitert. Der bekannte katalanische Cellist Pau Casals schrieb anlässlich des traditionellen Jahresfestes zu Ehren der Sardana, das im Jahr 1968 in der Stadt Olot stattfand, zum Thema „Sardana und die Katalanen“ folgendes:

> „Die Sardana, die vom Empordà ausging und ganz Katalonien erobert hat, ist mehr als ein Element unserer Folklore. Sie wurde zu unserem Nationaltanz, zu einem wesentlichen Baustein im Leben unseres Volkes. Die Demokratie inspiriert ihre Regeln. Jeder ist willkommen, zu jedem Moment. Die Feinfühligkeit gebietet es, in eine Sardana auf der linken Seite des Mannes neu einzutreten. So kann seine Partnerin auf der rechten Seite verbleiben. Das Symbol dieses Tanzes besteht darin, sich in vollkommener Harmonie und Gleichheit die Hände (in einem Kreis) zu reichen. Diese Normen verweisen auf die tiefsten Grundlagen unseres Charakters, denen wir immer treu bleiben sollten“ (https://de.wikipedia.org/wiki/Sardana, 12.5.18).

Inwieweit und auf welchen zusätzlichen Ebenen sich die hier im traditionellen und identitätsstiftenden Tanz beschriebene Verbundenheit auf das System Mensch auswirkt, ist meines Erachtens noch nicht neurowissenschaftlich untersucht worden.

## 3.4 Entwicklungspsychologie

Um die musikgeleitete Affektregulierung in der Musiktherapie zu verstehen, möchte ich auf die Ergebnisse von Untersuchungen zum stimmlich-affektiven Austausch von Säugling und Mutter in der frühen Mutter-Kind-Dyade eingehen. Musiktherapeuten beziehen sich, neben anderen Theorien, auch auf die Entwicklungspsychologie, um nonverbale Verhaltensweisen und affektive Regulierungsprozesse im musiktherapeutischen Kontext mit Kindern und Erwachsenen nachzuvollziehen und ihre Interventionen darauf abzustimmen (Schumacher / Calvet-Kruppa 2005; Lutz Hochreutener 2009, 2011). Wenn ich vom stimmlich-affektiven Austausch spreche, beziehe ich mich sowohl auf die frühen Vokalisierungen und die Stimmqualität als auch auf die fertigen „Stimmgestaltungen", die in bekannten Kinderliedern und situativen Liedern zum Ausdruck kommen. Wie viel entwicklungspsychologisches und wie viel neurobiologisches Gedankengut in den folgenden Absätzen mitschwingt, soll dahingestellt sein.

Seine ersten musik-nahen Eindrücke sammelt der Mensch als Fötus im Mutterleib. Dazu gehören Herzschlag, Puls und Atmung der Mutter im regelmäßigen oder unregelmäßigen Abständen, in schnellem oder langsamem Tempo und alle strukturlosen Geräusche, die man alle zusammen als teilmusikalische Erfahrungen bezeichnen könnte. Auch die mütterliche Stimme, die der Säugling ab dem vierten Lebensmonat sowohl als Innen- als auch als Außenreiz wahrnimmt, ist in diesem Sinne eine leibliche teilmusikalische Erfahrung. Die Stimme der Mutter hat derartige Wirkung, dass sie vom Säugling kurz nach der Geburt wiedererkannt und von anderen weiblichen Stimmen unterschieden wird (Stern 1985). Der argentinische Musiktherapeut Gabriel Federico arbeitet, forscht und publiziert seit über zwanzig Jahren im Bereich der pränatalen Musiktherapie. Er nutzt die vorgeburtlichen musikalischen Erlebensmöglichkeiten des Säuglings, um Bindungsverhalten zu fördern, z.B. im Fall von ungewollter Schwangerschaft oder Schwangerschaft bei Jugendlichen, wo Musiktherapie sich als die Therapie der Wahl herausgestellt hat, um die „gute" Kommunikation zwischen Säugling und Mutter zu stärken. Mit Für-Gesang und eigens komponierten Liedern für das Ungeborene oder zarten Instrumentalklängen, die direkt auf der Bauchdecke zum Klingen gebracht werden, wird ein intensiver Kontakt zum Ungeborenen hergestellt. Der Vater kann seine Stimme ebenfalls direkt auf der Bauchdecke zum Tönen bringen und mit dem Fötus kommunizieren. Ungeborene drehen und bewegen sich in Richtung Klangquelle, solange es ihre Körpergröße erlaubt (Federico 2000).

Für Säugling und Kleinkind ist die Stimme ein sehr wichtiges Organ zur Befriedigung biologischer und affektiver Grundbedürfnisse. Weil man mit ihr Klang erzeugt, ist sie das früheste und persönlichste aller Musikinstrumente. Sprache und Gesang orientieren Kind und Mutter in ihren Bedürfnissen und stärken die frühe Mutter-Kind-Dyade. Der Säugling benutzt Stimme, Lippen, Zunge, Gaumen und Kehlkopf zur Selbstregulierung und zur Kommunikation mit der Umwelt. Heulen, Schreien, Lallen und Lachen gehören zum frühesten musikalischen Repertoire und werden signalhaft aufgenommen und verarbeitet. Mit der Stimme kann der Säugling Lust und Wohlbefinden, Unlust und Unwohlsein ausdrücken. Er verfügt bereits in den ersten Lebenswochen über ein Register von mehr als zwanzig verschiedenen Tönen, das entspricht einem Umfang von fast drei Oktaven. Ein sich immer nur leise und begrenzt ausdrückender Säugling wirkt genauso besorgniserregend wie ein immer nur eintönig schreiender.

In der Entwicklungspsychologie werden seit mehreren Jahrzehnten Untersuchungen zur Entwicklung affektiver und kognitiver Fähigkeiten im intersubjektiven Raum durchgeführt, darunter auch Studien zum verbalen und vokalen Verhalten in der Mutter-Kind-Dyade, die aufzeigen, dass die affektiv-kognitive Entwicklung durch stimmliche Stimulierung gefördert wird (Altmann de Litvan et al. 2001; Beebe/Lachmann 1994; Malloch 1999; Papoušek 1981; Papoušek/Papoušek 1988; Stern 1991; Trevarthen 2002) (siehe: Kap. Musiktherapie in der Neonatologie). Eltern und Kinder passen sich intuitiv gegenseitig an Tonhöhe und Tonqualität des Gegenübers an. In Klangdialogen und durch Klangmuster, die gleichzeitig oder abwechselnd stattfinden, wird Raum geschaffen für Beziehung-im-Klang und Sprachentwicklung. Beim abwechselnden T*urn-taking* geht es um Zuhören, Aufnehmen, Imitieren, Stimulieren und Verarbeiten nonverbaler Informationen im affektiven Raum. Es wird von vielen Autoren als Vorreiter der Sprachentwicklung verstanden (Papoušek 1981; Papoušek/Papoušek 1988; Stern 1991). Säuglinge besitzen die Fähigkeit zur affektiven Beziehungsregulierung, indem sie sich an den Stimmklang von Erwachsenen anpassen. Unterschiedliche Tonhöhen für Mutter und Vater konnten bereits bei Kleinstkindern nachgewiesen werden (Trevarthen 2002). Bei den frühen Mutter-Kind-Dialogen konnte festgestellt werden, dass Kinder ab dem sechsten Lebensmonat gezielt die Klänge der Eltern imitieren, was mit Reifungsprozessen des Gehirns einhergeht. Mit zwei Jahren konnten sie bzgl. der Gesprächslängen des Gegenübers „mithalten". Alsbald nach der Geburt und bis dahin benutzen Eltern etwa zwanzigmal mehr sprachliche Äußerungen als ihre Kinder – auf ein „Äh" des Säuglings folgen 20 „Äh´s" der Mutter – vermutlich, um Sprache und Ausdruck zu stimulieren, aber auch um Freude und affektive Nähe auszudrücken. Bei den meisten psychisch gesunden Erwachsenen stellt sich beim Anblick eines Säuglings eine Art *affektive Synchronisierung* ein, die sogenannte *Infant Directed Speech (IDS)* (Malloch 1999), auch B*aby-Talk* genannt (Stern 1991). Untersuchungen hierzu wurden u.a. von Papoušek (1981), Papoušek und Papoušek (1988) und Trevarthen (2002) durchgeführt. Die Ergebnisse zeigten, dass Erwachsene auf plurimodale Weise den Stimmklang des Säuglings beantworten und imitieren, das kann mit der Stimme sein, aber auch mit Körperbewegung, Gestik oder Mimik. Wichtig sei es, die dynamischen Elemente, damit gemeint sind die zarten, heftigen, plötzlichen oder langsamen Ausdrucksweisen „richtig" und so wiederzugeben, dass der Säugling sich gespiegelt fühlt und sich im Gegenüber erspürt (Stern 1991). Stern nennt diese mit Zeit, Raum und Intensität verbundenen dynamischen Elemente Vitalitätsaffekte im Gegensatz zu den erst später erlebten kategorialen Affekten wie Freude, Trauer oder Wut. Dyadischen Interaktionssequenzen liegen senso-motorisch-emotionale Erfahrungen zugrunde. Sie werden ganzheitlich im impliziten Gedächtnis gespeichert (Beebe et al. 1997). Bei depressiven Müttern konnte eine niedrigere Reziprozität und eine schlechtere rhythmische Syntonie festgestellt werden. Der Dialog ist kurz und knapp, er enthält längere Schweigephasen, eine insgesamt tiefere Stimmlage und weniger Stimmgesang. Es entsteht ein messbarer negativer Einfluss auf den Säugling, die negative Stimmung und der eingeschränkte und einförmige vokale Ausdruck der Mutter spiegeln sich im Kind und seinem sprachlichen und mimischen Ausdrucksverhalten wider (Beebe/Lachmann 1994). Es ist zu vermuten, dass Qualität und Quantität stimmlicher Stimulierung Einfluss auf die affektiv-kognitive Entwicklung haben.

Die vorsprachliche Entwicklung des Säuglings ist demnach geprägt von einem intensiven Austausch nonverbaler Kommunikationselemente: Nicht der Inhalt des Gesagten, sondern Tonfall, Lautstärke, Tempo, Rhythmus und Klangfarbe stellen die affektiv-kognitive Verbindung zwischen Innen- und Außenwelt des Säuglings her. Blick, Gestik, Körperhaltung und Mimik ergänzen die akustischen Eindrücke. An ihnen orientiert sich der Säugling, um sich und seine Bezugspersonen, sprich seine Welt, emotional zu verstehen und zu begreifen. Die Regulierung und Steuerung der eigenen Affekte wie Freude, Glück, Wut, Verzweiflung, Traurigkeit und Enttäuschung wird in der Mutter-Kind-Beziehung gelernt. Sie baut auf Resonanz, Imitation, Koordination und Synchronisierung der genannten Affekte auf. Dysfunktionale Beziehungen in der frühen Kindheit führen zu affektiven Dysregulierungen, u.a. fehlende Kontrolle der Impulse, affektive und kognitive Wahrnehmungsverzerrungen oder Somatisierungen (Beebe et al. 1997; Papoušek / Papoušek 1988; Schwaiblmair 2008; Trevarthen 2002).

Neben Baby-Talk und präverbalem Dialog spielen Musik und musikalische Beziehungserfahrungen eine wichtige Rolle in der sozio-emotionalen und körperlichen Entwicklung von Kindern. Kinderlieder, insbesondere Wiegenlieder, haben einen sehr hohen Stellenwert im Hinblick auf die emotionale Regulierung des Kindes, aber auch im Hinblick auf die frühe Mutter-Kind-Dyade. Mütter, die ihre Kinder in den Schlaf singen, haben diese entweder im Arm oder singen in einer dem Kind zugewandten Haltung. Sie schauen ihre Kinder dabei an, lächeln ihnen zu, berühren, streicheln und beruhigen sie. Bekannterweise gibt es diese Art von gesungener Zuwendung in den meisten Kulturen der Welt, Lieder mit einfachen rhythmischen Strukturen und Melodien, die wie kleine Erzählungen klingen. Wiegenlieder spiegeln den Klang einer Kultur wider, erzählen von ihr und vermitteln Identität. Sprachrhythmus und Sprachklang durchdringen den Säugling auf subtile emotionale Weise und werden verinnerlicht (Altmann de Litvan et al. 2001; Malloch 1999). Wiegen- und Kinderlieder können unterschiedliche Bedeutungen haben: Als Ritual zum Einschlafen oder Aufwachen gedacht, können sie struktur- und haltgebend sein. Einmal verinnerlicht, können sie als Übergangsobjekte dienen und dabei helfen, Trennungsängste zu überwinden. Situative Lieder, die sich etwas später auf das Aufräumen oder andere Alltagsverrichtungen wie Zähneputzen oder Händewaschen beziehen, wirken motivierend, Reime und Rhythmen haben Wiedererkennungseffekt und werden als lustvoll erlebt. Auch die motorische Komponente scheint eine wichtige stabilisierende und regulierende Rolle zu spielen, der sich Kinder kaum entziehen können.

Musik wirkt ganzheitlich integrierend, indem sie körperliche, seelische und geistige Prozesse fördert, sie ist affekt- und beziehungsregulierend. Musik sollte im Umfeld von Kindern nicht fehlen. Von einfachen Klängen, Rhythmen und Harmonien angefangen bis hin zu komplexen Werken, können Kinder einen immer vielseitigeren Bezug zur Musik entwickeln. Sie dürfen mit ihr aber auch nicht überfordert werden. Kleine Kinder sollten nicht dauerhaft bespielt oder Musik ganztägig ausgesetzt sein, indem Eltern stundenlang das Radio anstellen. Musik ist kein Elternersatz. Musikwahrnehmung ist immer ein sensorisch-motorisch ganzheitlicher Prozess. Kinder hören, sehen und fühlen gleichzeitig, sie bewegen sich unwillkürlich zum Rhythmus und suchen Klangquellen auf. Sie reagieren auf akustische Signale, die den Orientierungssinn und die Lateralität stimulieren. Musik fördert die Verknüpfung aller Sinne und trägt damit entscheidend zur affektiv-kognitiv-körperlichen Reifung bei. Kinder entwickeln ihr angeborenes Neugierverhalten auch durch Klangerzeugungsobjekte. Ein lebloser CD-Player oder ein Smartphone haben auch ihre Reize und dienen der motorischen Entwicklung und dem technischen Verständnis, sind für die Affektregulierung insbesondere in der frühen Beziehung aber nicht geeignet. Eine singende und dabei lächelnde und streichelnde Mutter, ein Kinderorchester oder die gemeinsame Tanzgruppe können nicht durch elektronische Freunde ersetzt werden. Nonverbale affektgesteuerte Beziehungsepisoden, gute so wie schlechte, werden implizit abgespeichert und stehen viele Jahre später weiterhin zur Verfügung. Als gute Introjekte dienen sie der gesunden Persönlichkeitsentwicklung, als schlechte können sie Störungen in der Beziehungsgestaltung verursachen.

## 3.5 Psychoanalyse

Der österreichisch-US-amerikanische Arzt und Psychoanalytiker Heinz Kohut, Sohn eines Pianisten und selber Musikliebhaber, war der Ansicht, dass musikalische Aktivitäten die gesamte Persönlichkeit in Mitleidenschaft ziehe (Kohut 1955, 18). Psychoanalytisch gedacht bediene Musik alle drei Funktionen des psychischen Apparates:

a. das „Ich“ – als Zentrale für Fühlen, Denken und Handeln,
b. das „Es“ – als Zentrale früher und unbewusster Ängste und
c. das „Über-Ich“ – als Zentrale aller zu erreichenden Ziele und Ideale, nicht selten belastet durch Schuldgefühle und Selbstvorwürfe.

Musik könne auf folgende Weise zur Entwicklung der Persönlichkeit und Regulierung innerer Strukturen beitragen: *Im Dienste des Ich* steht Musik dem Erwachsenen als Fortsetzung kindlichen Spiels zur Verfügung (Kohut 1955, 18). Sie erfüllt den Zweck, sich Ziele zu stecken und diese zu bewältigen. Erfolg und Befriedigung können durch Wiederholung und Übung erreicht und immer wieder abgerufen werden, nach dem Prinzip der Konfliktlösung statt -vermeidung. Entwicklungen werden nachvollziehbar und stehen dem Bewusstsein im Sinne von Selbsterfahrung zur Verfügung, egal, ob es sich um das Hören oder Spielen von Musik handelt. Kohut hielt die Tatsache, dass Ziele und Aufgaben aus der Person selbst herauskommen für relevant und verglich musikalisches Tun mit dem Spiel als solchem: nicht von außen auferlegt, keine Arbeit, sondern selbstbestimmtes Handeln. Voraussetzung für Erfolg und Befriedigung sei ein gut funktionierendes Realitätsprinzip zur Einschätzung der zur Verfügung stehenden Möglichkeiten. Kohuts Auffassung nach dienten die Elemente *Melodie* und *Harmonie* den Entwicklungsaufgaben des Ich am besten (Kohut 1951, 153ff.). Musik *im Dienste des Es* bedeute Abfuhr von Energie, Katharsis und emotionale Klärung und Befriedigung auch primitiver Bedürfnisse in einem akzeptierbaren Rahmen, wie gemeinsames Spielen, Konzert- oder Chorerlebnisse (Kohut 1955, 18). Kohut nennt hier den *Rhythmus* als das Element, das am besten zur Energieabfuhr beitrage, sei es dadurch, dass es zum Tanzen anrege oder auch nur kleinere motorische Bewegungen auslöse. Neben rhythmischen Strukturen spielten *Klänge* eine wichtige Rolle, wenn es um die Abfuhr von Energie gehe. Religiöse Gesänge und Wiegenlieder hätten in diesem Sinne eine beruhigende Wirkung, wobei Kohut anmerkt, dass es nicht die Musik alleine sei, die wirke, sondern die Situation als Ganze, der Kontext, die Erinnerung und das Umfeld. Kohut unterscheidet zwischen organisierten und desorganisierten Klängen und vermutet, dass desorganisierte Klänge sowohl bei Kindern, aber auch bei Erwachsenen, Urängste auslösen. Durch wiederholtes Spiel von Dissonanzen und ihre Auflösung in Konsonanzen könnte das Dilemma bewältigt werden (Kohut 1951, 152ff.). Diese Aufgabe wäre vom Ich zu lösen – Es, Ich und Über-Ich bedingen sich gegenseitig. *Im Dienste des Über-Ich* verhält sich die Musik so, dass sie Regeln auferlegt und ästhetische Erwartungen schürt. Die ästhetische Bewertung ist nicht in „gut“ und „schlecht“ aufgeteilt, sondern setze bei *Form* und *Harmonie* an. Der Begriff des ästhetischen Erlebens ist weit gefasst und erlaubt individuelle Ausgestaltung, statt Vorschrift. Die Zufriedenheit mit dem Geschaffenen und dem Werk als solchem stehe im Mittelpunkt dieser Funktion.

Auf der psychoanalytischen Kreativitätsforschung aufbauend vertritt der deutsche Psychiater und Psychoanalytiker Rainer Matthias Holm-Hadulla die Ansicht, dass ästhetische Grundfaktoren im Wesentlichen zu Kohärenz und Identität des Selbst beitragen. Grundfaktoren seien „Aisthesis“ (Wahrnehmung von Empfindungen und Ideen, Selbstwahrnehmung, Introspektion), „Katharsis“ (affektive Entladung, kulturelle Erfahrung, Wahrnehmung der anderen) und „Poiesis“ (Herausbringen und Gestalten). Diese miteinander in Einklang zu bringen, sei menscheneigen (Holm-Hadulla 2007, 131). Das Streben nach Ganzheit, Vollständigkeit und innerer Stimmigkeit gehe mit dem Gleichgewicht der ästhetischen Grundfaktoren einher. Die von Holm-Hadulla aufgestellte These kommt den Gedanken von Kohut zur Musik und deren Verhältnis zu den psychischen Funktionen „Ich“, „Es“ und „Über-Ich“ insofern sehr nahe, als es sich bei beiden um die Integration miteinander vergleichbarer psychischer Vorgänge handelt: einem „Ich“, verkörpert und vergeistigt in „Aisthesis“, einem „Es“, verkörpert und vergeistigt in „Katharsis“ und einem „Über-Ich“, verkörpert und vergeistigt in „Poiesis“. Bereits Säuglingen und Kleinkindern stünden zum Erreichen ihrer Grundbedürfnisse und zur Lösung innerer Unstimmigkeiten kreative Mittel zur Verfügung. An die Entwicklungspsychologie und die Ergebnisse der Bindungsforschung von Daniel Stern (Stern 1985) anknüpfend versteht Holm-Hadulla die sichere Bindung als eine das Neugierverhalten und die Hingabefähigkeit begünstigende, die unsichere Bindung als diese und weitere kreative Verhaltensweisen hemmende Voraussetzung (Stern 1985, 38).

Frühe Beziehungserfahrungen von Säuglingen und Kleinkindern sind sinnlich-atmosphärisch geprägt. Sie bestehen aus visuellen, taktilen, kinästhetischen und akustischen Erlebens- und Handlungswelten, die miteinander in Verbindung stehen und ununterbrochen Informationen an das Gehirn weitergeben. Hörerfahrungen spielen dabei eine wichtige Rolle, weil Intensität, Rhythmus, Klangfarbe, Tonhöhe und Geschwindigkeit von Stimme und Stimmklang Auskunft geben über das Wesen einer Beziehung und Beziehungsverhalten im Allgemeinen. Stimme ist Präsenz in Raum und Zeit, durch sie können räumliche, aber auch emotionale Nähe- und Distanzphänomene erspürt, wahrgenommen und selber ausgedrückt werden. Die frühen Formen des kindlich-stimmlichen Ausdrucks wie Weinen, Lachen, Schreien, Seufzen, Lallen, Plappern und schließlich Sprechen werden bestenfalls gefördert und beantwortet oder, schlimmstenfalls, ignoriert und unterdrückt. Frühe Dialoge prägen spätere Beziehungserfahrungen. Ob und wie gut die oben genannten ästhetischen Faktoren Wahrnehmung, Ausdruck und Gestaltung im Gleichgewicht stehen, stellt sich oft erst im Erwachsenenalter heraus. Wurden die Grundbedürfnisse angemessen gestillt (Ich brauche deine Nähe – du bist bedingungslos für mich da), wird es zu einer konsistenten Wahrnehmung des Selbst und des Anderen führen. Sind Beziehungswünsche vernachlässigt oder bestraft worden (Ich brauche deine Nähe – du bist nicht für mich da) ist das Kohärenzerleben beeinträchtigt. Vermeidungsverhalten bis hin zu tiefliegenden psychischen Störungen oder Konflikten sind die Folge.

Der amerikanische Psychoanalytiker und Jazzmusiker Steven H. Knoblauch bezieht sich in seinem Artikel „Die Spannungen zwischen Struktur und Fließen“ (Knoblauch 2019, 13–32) ebenfalls auf die Ergebnisse der Säuglingsforschung des amerikanischen Psychoanalytikers Daniel Stern. Dessen Theorie, dass die affektive Regulierung und das nonverbale Einverständnis zwischen Säugling und Bezugsperson über die musikalischen Eigenschaften Tempo, Intensität, Dauer, Form und Dynamik erfolgt, beeindruckte ihn sehr. Knoblauch übertrug das Konzept der Vitalitätsaffekte auf die therapeutische Beziehung und prägte den Begriff des „musikalische[n] Feld[es] des therapeutischen Dialogs“ (Knoblauch 2019, 17). In einem Fallbeispiel erläutert er die Bedeutung einer staccato-legato-Passage zwischen Patient und Analytiker. Er lässt den Leser / die Leserin daran teilnehmen, wie die „Beziehungsmusik“ sich in der Gegenübertragung anfühlt und zu welchem Ergebnis Patient und Analytiker in der Sitzung kommen (Knoblauch 2019, 24–30).

Vom Jazz herleitend ergänzt Knoblauch die auf Zeit und Raum zurückgeführten Signale der Vitalitätsaffekte um materielle Qualitäten. Musik besitze feste und weiche Anteile: Struktur und Rhythmus ebenso wie Fließen und Klang. Hartes und Weiches konstituierten das „musikalische Feld menschlicher Interaktion“ (Knoblauch 2019, 21). In der Jazzmusik und im therapeutischen Dialog handele es sich um „Mikrowahrnehmungen ohne Worte, um Gleichzeitigkeit und zirkulierendes Miteinander“ (Knoblauch 2019, 21).

Im musiktherapeutischen gemeinsamen Spiel, der freien oder der geleiteten Improvisation, mit Erwachsenen oder mit Kindern, in der Einzel- oder in der Gruppentherapie, begegnen uns die hier aus psychoanalytischer Sicht beschriebenen, psychischen Strukturen, ästhetischen Faktoren und musikalisch-psychischen Qualitäten an jeder Stelle (siehe Kap. Aktive Musiktherapie). Sie verweisen auf innerpsychische Vorgänge und kompensatorische Selbstregulierungsmaßnahmen. Musik macht Unbewusstes (mit)teilbar: hörbar, sichtbar, erlebbar und behandelbar. Wahrnehmung, Ausdruck und Gestaltung können in Austausch gebracht werden, sich zunehmend im Gleichgewicht erleben und sich mit all ihren Kräften identitätsstiftend, heilsam-wirksam und wirkungsvoll entfalten.

An tiefenpsychologische Grundideen anknüpfend beforschte die chilenische Kunsthistorikerin und Professorin für Psychologie und Soziologie der Künste (Universidad de Chile, Pontificia Universidad Catolica de Chile), Mimi Marinovic (1933–2022) ebenfalls die Zusammenhänge zwischen ästhetischem Bedürfnis und kreativem Prozess in Musik, bildnerischer Kunst und Theater. In ihrem Aufsatz „Las funciones psicológicas de las Artes“ (Marinovic 1994) beschreibt sie eine Vielzahl von psychischen, kognitiven und affektiven Funktionen, auch menschlichen Bedürfnissen, die mit und durch die Kunst im Allgemeinen und Musik im Speziellen begünstigt werden. Auch für sie ist Musik eine „conditio sine qua non“ der Menschheit, die sowohl in primär- als auch in sekundärhaften Prozessen verhaftet ist. Als Kunsthistorikerin und später auch Kunsttherapeutin geht sie noch genauer auf die spezifischen Aspekte menschlichen Daseins und den Wunsch nach Ausdruck und ästhetischer Erfahrung ein. Im

Kohut'schen Sinne der Funktionen des psychischen Apparates „Ich", „Es" und „Über-Ich" könnten durch das Spielen auf Instrumenten das Bedürfnis nach Ausdruck und Kreativität und durch das Hören von Musikstücken die Vorstellungskraft befriedigt werden.

Das in der Musik enthaltene mathematische Potential, die unendlichen Möglichkeiten an Kombinationen von Tönen zu Melodien und Harmonien, das Gestalten über kurze oder lange Zeiträume hinweg in unterschiedlichen Geschwindigkeiten und Dynamiken, würden den intrinsischen Wunsch nach Ordnung, Symmetrie, Proportion und Gleichgewicht bedienen. Musik ermögliche eine differenzierte Wahrnehmung der Welt und dank der enormen Variabilität fördere sie den flexiblen Umgang mit Neuem und Anderem. Sie trage zur Entscheidungsfähigkeit bei, indem sie Fragen aufwerfe und beantworte: Was gefällt besser?, was passt zu mir?, etc. Über Musik könne das Bedürfnis nach Kommunikation und Dialog genauso befriedigt werden wie der Wunsch nach individueller Entwicklung. Musik kann zusammen mit anderen oder auch alleine gehört, gespielt und erlebt werden. Sie stille somit das Bedürfnis nach Zugehörigkeit genauso wie das nach narzisstischer Selbstwerterhöhung, Anerkennung und Selbstvertrauen. Eine weitere Funktion käme der Musik auf Symbolebene zu, indem sie die Befriedigung von Wünschen durch Sublimation ermöglicht. Sie diene der emotionalen Klärung und der Integration widersprüchlicher Gefühle: Etwas darf „sowohl als auch" sein und muss sich nicht dem „Entweder-oder-Prinzip" beugen. Sie steigere das Toleranzvermögen sich selbst und anderen gegenüber. Auch Marinovic hält die ästhetische Erfahrung als dem Menschen zugehörig. Alle Künste bedienten dieses Bedürfnis.

So verstanden steht die Musik im Dienste des seelischen Gleichgewichtes, indem sie sowohl die individuelle Entwicklung als auch das gemeinsame Erleben fördert.

## 3.6 Musik als Ressource

Auf den tiefen- und musikpsychologischen Funktionen von Musik aufbauend verwundert es nicht, dass Musik zur Selbsthilfe und zur Selbstbehandlung eingesetzt wird. Dass sie zur emotionalen Klärung beiträgt und kathartisch wirkt oder dass sie identitätsstiftend Ich-Funktionen unterstützt, wurde bereits erwähnt. Im Folgenden soll darauf noch etwas genauer eingegangen werden. Denken wir an Jugendliche, die Musik zum Selbstausdruck, zur Abgrenzung und Ablösung von Eltern und Ursprungsfamilie nutzen, auf dem Weg zur Individuation, genauso wie als trostspendendes Element in Zeiten von Krisen und / oder in Trennungssituationen.

Jugendliche und junge Erwachsene hören von allen Altersgruppen wahrscheinlich am längsten Musik, versinken und verträumen sich in Klängen und Rhythmen und Lautstärke scheint für sie keine Rolle zu spielen. Sie fühlen sich in der Musik aufgehoben und von ihr besser verstanden als von irgendjemand anderem. Sie identifizieren sich mit Sängern, Musikern und Texten und finden in Rhythmen, Melodien und Harmonien einen Spiegel ihrer eigenen Befindlichkeit. Ihr Musikgeschmack drückt den Wunsch nach Unabhängigkeit aus, deshalb soll er dem der Eltern diametral entgegengesetzt sein. Jugendliche schaffen sich ihre eigene kleine Welt, für sie ist Musik die Begleiterin der Wahl auf dem Weg ins Erwachsenenwerden.

Aber nicht nur Jugendliche, auch Kinder und Erwachsene machen ständig von der verbindenden und das Gemeinschaftserleben fördernden Qualität der Musik Gebrauch. Das Erlernen und Spielen von Instrumenten, das Mitspielen in Orchestern, das Mitsingen in Chören und gemeinsame Hörerlebnisse, egal in welchem Alter, scheinen Erfahrungen zu sein, die an allgemeine menschliche Grundbedürfnisse anknüpfen. Die Befriedigung von Grundbedürfnissen ist nach Grawe (2004; Stucki / Grawe 2007) ausschlaggebend für die spätere Entwicklung der Persönlichkeit. Zu den von ihm aufgestellten Grundbedürfnissen zählen das Bedürfnis nach Bindung, nach Kontrolle und Orientierung, nach Erleben von Lust und Vermeidung von Unlust und nach Selbstwerterhöhung. Je größer das Defizit und die Nichtbefriedigung im Kindesalter, desto intensiver die Suche danach zu einem späteren Zeitpunkt, bis hin zum lebenslangen Auftrag des Unbewussten. Seelische Gesundheit und das Gefühl eines lebenswerten Lebens erfährt derjenige umso mehr, dessen Grundbedürfnisse in gleichem Maße befriedigt wurden. Eltern beeinflussen mit ihrem Verhalten die emotionale Entwicklung ihrer Kinder. Unkontrolliertes und willkürliches Handeln, fehlender Halt und fehlende Nähe in der frühen Kindheit machen Menschen zu unbegrenzt Liebe-Suchenden, zu abhängigen oder sich aufopfernden Wesen und führen zu Beziehungsstörungen.

Musik kann kompensatorische Funktionen haben und im Sinne einer *Selbstbehandlung* einen Mangel an zwischenmenschlicher Befriedigung auffangen, niemals aber vollständig ersetzen: Der Wunsch nach Zuwendung und Nähe kann durch die intensive Beschäftigung und (Ersatz-)Beziehung zu einem Lieblingsinstrument, das Bedürfnis nach Kontrolle und Orientierung durch selbstbestimmtes regelmäßiges Üben gestillt werden. Der Wunsch nach Selbstwerterhöhung und die Selbstbestätigung können durch das Erlernen eines Instrumentes kompensiert und durch Vorspielen gestärkt werden. Einen erhöhten Lustgewinn kann der Mensch durch intensives Erleben von Musik erreichen, auch durch gemeinsames Spielen oder Singen mit anderen.

Mit Musik als Ressource können Lebenskrisen entschärft oder teilweise bewältigt werden, sie kann stabilisierend und haltgebend wirken. Menschen, die ein Instrument gelernt haben oder musikalische Vorerfahrungen mitbringen, können auch in Krisenzeiten darauf zurückgreifen.

Folgende Beispiele stammen aus persönlich geführten Interviews aus dem Projekt „Die Bedeutung von Musik zur Bewältigung schwieriger Lebenssituationen".

### Unheilbare Krankheit

Ein an einem unheilbaren Hirntumor erkrankter Rockmusiker wurde nach vielen erfolgreichen Jahren auf der Bühne durch die Krankheit in die Wohnung verbannt, aus der er sich nur noch selten und nur mit fremder Hilfe heraus begeben kann. Seine Auftritte erinnert er mit großer Sehnsucht. Zu dem Zeitpunkt des von mir durchgeführten Interviews hatte er bereits damit begonnen, sich der klassischen Musik zu widmen. Zum Übergang vom „Bühnen- zum Wohnzimmerspieler" benutzte er weiterhin seine E-Gitarre, um Stücke von Bach und weiteren Barockkomponisten einzuüben und die fertigen Stücke auf CD aufzunehmen. Sein Aufnahmegerät bediente er selbst und die CDs schenkte er dem behandelnden Arzt. Ich durfte sie auch anhören, da er einige Aufnahmen mit mir teilte. Sein Ehrgeiz war es, der ihn antrieb, noch weitere Stücke aufzunehmen und sie auch seinem Sohn, der im Ausland lebte, zukommen zu lassen. Zum Zeitpunkt des Interviews war er bereits so schwach, dass er die E-Gitarre nicht mehr lange im Arm halten konnte; er erwog die Möglichkeit, zur klassischen Gitarre zu wechseln, sollten ihn seine Kräfte noch mehr verlassen. Dennoch hielt er an dem Wunsch fest, die Aufnahmen zu vollenden, und gab die Hoffnung nicht auf, eines Tages für kranke Kinder zu musizieren. Er verstarb wenige Wochen nach dem Gespräch; seine Musik und seine Aufnahmen wurden zu seinem musikalischen Vermächtnis.

### Sexueller Missbrauch

Frau A. erzählt, dass sie als Jugendliche zwischen dem 10. und dem 16. Lebensjahr von einem Geistlichen sexuell missbraucht wurde. Sie traute sich nicht, irgendjemandem davon zu erzählen, da es sich bei dem Täter um eine in dem Wohnort bekannte Person mit hoher sozialer Anerkennung handelte. Die Situation endete mit dem plötzlichen Tod des Priesters durch einen Schlaganfall. Frau A. hatte schon früh mit dem Klavierspielen begonnen, sie sei schon immer eine begabte Klavierspielerin gewesen, erzählt sie. Über den gesamten Zeitraum der Missbrauchserfahrung hinweg habe sie Klavierspiel dann als Zufluchtsort benutzt und stundenlang geübt, viel mehr und länger als davor, und immer schwierigere Stücke. Sie berichtet, dass es nur so möglich war, die Missempfindungen und auch ihre Gedanken und Erinnerungen zu kontrollieren. Sie spielte so konzentriert und immer besser, dass ihre Klavierlehrerin sich zwar wunderte, ihr sonst nichts anmerkte. Sie musste sogar die Lehrerin wechseln, ihr Ehrgeiz stieg weiter und hielt bis zum Tod des Mannes an, danach normalisierte sich ihr Verhältnis zum Üben: „Das Klavierspiel war sechs Jahre lang meine Zuflucht."

### Sektenalltag: Hirnwäsche und körperlicher Missbrauch

Mädchen und junge Frauen, die in der Sekte „Colonia Dignidad" groß geworden waren, hatten keinen Raum zum eigenständigen Denken und Handeln. Sie mussten tun, was alle taten und was sie vorgeschrieben bekamen, immer in der Gruppe und unter Kontrolle. Persönliches durfte nur mit dem Sektenleiter besprochen bzw. diesem gebeichtet werden. Ihre Väter und Mütter kannten sie nicht oder durften keinen Kontakt zu ihnen haben. Sie waren bereits als Säuglinge in Kinderhäusern aufgezogen worden oder in jungen Jahren von ihren Ursprungsfamilien getrennt worden. Strafen und Schläge gehörten zum Alltag. Alle mussten Instrumente spielen und täglich eine Stunde nach dem Essen üben. Was als weitere Disziplinarmaßnahme gedacht war – nicht miteinander reden – entpuppte sich als Rettungsanker. Das tägliche Üben, alleine im Zimmer oder in einer Ecke, war der einzige private innerseelische Raum, in dem Selbstbestimmung, Selbstwirksamkeit und Kontrolle („keiner konnte mir vorschreiben, was ich wie lange üben sollte"), aber auch Sich-Gehenlassen und Sich-als-Individuum-Fühlen („ich habe meistens mein Lieblingsstück gespielt oder gar nicht … und nur geheult, das durften wir sonst nicht") stattfinden konnten. Trotz großer Angst, bei Auftritten etwas falsch zu machen und dafür bestraft zu werden, boten die Sinfonieorchesterdarstellungen, zumindest für einige, die Möglichkeit zur Selbstbestätigung.

### Zitate

A.: „Der Höhepunkt dieses intensiven himmlischen Erlebens war das Zusammenspiel von Männerchor und Frauenorchester (später gemischtes Sinfonieorchester, Anm. S.B.) […]. Ich habe mich mit ganzem Herzen der Musik hingegeben. Für mich waren die zwanzig Jahre der Trennung (von der Gruppe, Anm. S.B.) neben allem Grausamen mit etwas Schönem ausgefüllt" (A., persönliche Mitteilung).

S.: [Beim Üben] „[...] spielte ich frei nach dem Verlangen meines Gemüts, je nachdem wie ich gestimmt war: froh, traurig oder Probleme wälzend [...]. Ich habe gelacht, geweint, Zwiesprache gehalten und meinem Herrgott mein ganzes Herz ausgeschüttet, ich habe mich bereichert mit neuer Kraft, mit Freude und Frieden [...]. Ja, was ging mir durch den Kopf, furchtbar viel, man hatte viel zu schlucken, zu verarbeiten, sich in Dinge zu schicken, die unbehaglich waren [...]. Oft habe ich mich dabei erwischt, dass ich in Gedanken versunken, gar nicht mehr ich selber war, dass ich mit meinem Instrument da saß, mit ganz andren Dingen gekämpft habe, es war eben eine Zeit des Alleinseins, die ich je nach Verfassung für mich genutzt habe [...]. Diese Stunde hat mir aber gut getan, ich hatte nur einen, Jesus Christus, keine Freundin, keine Schwester, keinen Bruder, keine Mutter, keinen Vater, keine Vertrauensperson, ich hatte nur mich und meinen Schöpfer" (S., persönliche Mitteilung).

B.: „Die Instrumente konnte man lieben, die Menschen nicht [...] meine geliebte Querflöte [...]. Üben hat [...] nie Ängste oder schlechte Gefühle ausgelöst [...] sondern [...] Freude, Freiheit und Wohlsein [...] und die Freude machte, dass man die Dinge der Arbeit oder alles, was einen belastete, nicht mehr so schwer nahm [...] wenn ich heute darüber nachdenke, muss ich weinen, weil ich mir bewusst werde, wie unsagbar viel mir die Musik bedeutet hat bei der Flucht aus dem Alltag, bei dem Schrei nach Liebe, Anerkennung und Geborgenheit [...]. Ohne Musik wäre alles viel schlimmer gewesen [...] so hat man sich selber beschenkt [...] indem man [...] schnell etwas spielte, was einem besonders gut gefiel und nicht nur das, was man üben musste [...].

Da das Gefühl des Stolzes nicht erlaubt war und Berichten zufolge sogar bestraft wurde, mussten diese Gedanken und Gefühle geheim gehalten oder unterdrückt werden. Dennoch existierten sie:

„Dann, als Jugendliche, kam das Selbstwertgefühl hinzu, da ich musikalisch war und etwas zustande brachte und merkte, dass ich besser war als viele andere" (B., persönliche Mitteilung).

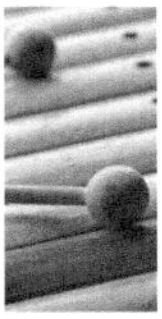

# 4 Der therapeutische Prozess

## 4.1 Beziehungen im Leben – Beziehung leben

Ein Leben ohne Beziehungen? Das kann nicht funktionieren und ist unvorstellbar. Menschen sind soziale Wesen, brauchen Beziehungen zum Überleben und sind so geschaffen, dass sie Beziehungen herstellen, aufrecht-, aus- und durchhalten können. Das Gestalten und Auflösen von Beziehungen stellt eine Art *Kernkompetenz* des Menschen dar und gehört zur Lebensgestaltung dazu. Beziehungen tragen zu Freud und Leid bei, sie bestimmen unser Leben, sind mal gut, mal schlecht, mal kurz, mal lang, mal intensiv, mal oberflächlich. Alle Beziehungen tragen auf ihre Art zur persönlichen Entwicklung bei und jede und jeder von uns trägt mehr oder weniger gute Beziehungserfahrungen in sich.

Einen großen Einfluss haben die sogenannten *frühen Beziehungen* der ersten Lebensmonate, sie prägen in vielerlei Hinsicht das spätere Beziehungsverhalten. Weil der Säugling abhängig und auf eine ihn nährende Bezugsperson angewiesen ist, sind seine Beziehungserfahrungen existentiell, lebensnotwendig, körper- und affektgesteuert. Die Abhängigkeit macht, dass er oder sie sich an das Umfeld anpasst. Lustgewinn und Unlustvermeidung sind an Überleben gekoppelt. Säuglinge müssen gestillt und gehalten, gewärmt und beruhigt werden. Die ersten affektiven Selbstregulierungserfahrungen erfolgen über die Person des oder der sogenannten *signifikanten Anderen*, die Person, die den Säugling physisch und psychisch versorgt (später sind es die einem besonders nahestehenden Bezugspersonen, mit denen man eine sehr enge emotionale Beziehung hat und mit denen man wichtige Aspekte des Lebens teilt). Diese frühen Beziehungsepisoden und -erfahrungen mit signifikanten Anderen werden im impliziten Gedächtnis gespeichert und verinnerlicht. Und diese frühen Bezugspersonen sind es, die das (Über)leben ermöglichen, indem sie Nähe und Zärtlichkeit, Zugehörigkeitsgefühl und sichere Bindungserfahrungen bieten, gleichzeitig aber auch den eigenen Willen, den Mut und den Wunsch nach Unabhängig des Säuglings bzw. Kleinkindes respektieren, erlauben und fördern. Das heißt, dass die Befriedigung der lebensnotwendigen Grundbedürfnisse nach Bindung, Kontrolle, Selbstwerterhöhung und Lustgewinn, immer auch vom signifikanten Anderen abhängig ist. Körperliche Nähe und Beruhigung zu erfahren durch Gefüttert-und-gesäubert-Werden, auf den Arm genommen, besungen, besprochen und bespaßt werden heißt, sich körperlich und seelisch entfalten und eigene Kräfte entwickeln zu können.

Will der Säugling Neues entdecken und eigene Wege gehen, „merkt" er sehr schnell, dass sich seine Abhängigkeit nicht nur auf den körperlichen, sondern auch auf den emotionalen Zustand bezieht. Angst und Unruhe lassen sich in Gegenwart der signifikanten Anderen am besten regulieren. Der Weg zur Eigenständigkeit ist mühselig. Es bedarf einer gut funktionierenden anderen Person, die zuverlässig da ist und gleichzeitig sein lässt. Der Weg birgt Gefahren und führt nicht immer zum gewünschten Ziel, dann nämlich, wenn das Da-sein der oder des signifikanten Anderen unberechenbar und unzuverlässig ist oder wenn er oder sie zu viel da ist und festhält, statt sein zu lassen.

Individuelle Entwicklung vollzieht sich immer im Kontext intersubjektiver Erfahrungen. Die frühen Beziehungserfahrungen prägen das Fühlen, Handeln und Denken Erwachsener und beeinflussen dessen oder deren spätere Beziehungsgestaltung, die sich ebenfalls zwischen dem Wunsch nach Geborgenheit und dem Bedürfnis nach Selbständigkeit abspielt. Früh erlernte implizite Beziehungsmuster tauchen in neuen signifikanten Beziehungen wieder auf und lassen gesunde oder gestörte Beziehungsmuster in Erscheinung treten.

Im Falle von guten Erfahrungsmustern können Menschen unbewusst auf positive Introjekte zurückgreifen, die ihnen bei der Bewältigung schwieriger Lebenssituationen und Nöte behilflich sein werden. Negative Introjekte dagegen stören eine gesunde und differenzierte emotionale Entwicklung aufgrund ihres Verfolgungscharakters. Frühe Beziehungsmuster werden im Erwachsenenalter auf signifikante Andere übertragen. Sie zeigen sich u. a. in Form von unerfüllbaren Wünschen und Bedürfnissen sowie Verlust- und Trennungsängsten, führen zu Beziehungsstress und sind Ursache für Idealisierung oder Entwertung.

Beziehungen gestalten sich prozesshaft, sie entwickeln sich über einen bestimmten Zeitraum und hinterlassen Erinnerungsspuren. Beziehungen entstehen naturgemäß und ursprünglich zwischen Familienmitgliedern. Darüber hinaus gibt es keine Einschränkungen bzgl. wer, mit wem, wann welche Beziehung eingeht. Sie haben immer etwas mit emotionaler Nähe und Abhängigkeit zu tun, mit Hierarchie, Rolle und Dynamik. Sie besetzen Zeit und Raum, leben von Annäherung und Loslösung und tragen zur individuellen Entfaltung, zur Persönlichkeitsentwicklung und Identitätsfindung bei. Nur in der Beziehung kann der Mensch sich erkennen als solcher, der er oder sie ist. Daher wird ein Mangel an Realpersonen immer zu fantasierten Ersatzfiguren und Gegenübern führen müssen, mit denen Beziehungen mental ausgehandelt und emotional ausgelebt werden.

Beziehungsgestaltung ist immer auch paradox. Soll es ein Entweder-Oder werden oder ein Sowohl-als-auch, ein Nebeneinander-miteinander oder ein Gleichzeitig-nacheinander? Zum Wesen des Menschen gehört es, Dinge gleichzeitig zu wollen, die sich nicht oder nur schwer vereinbaren lassen. Sich gegensätzlichen Impulsen gegenüber ausgeliefert zu fühlen und diesen Zustand als *Interessenskonflikt* zu verbuchen, ist normal. Wie lassen sich die unterschiedlichen Bedürfnisse und Wünsche miteinander vereinbaren? Mal möchten wir alleine sein, dann wieder gemeinsam etwas erleben. Mal nehmen wir die Dinge in die Hand, mal bestimmen andere über uns. So auch in der therapeutischen Beziehung, in der sich frühe Beziehungserfahrungen abbilden und wiederholen, um schließlich bearbeitet und korrigiert zu werden.

## 4.2 Die therapeutische Beziehung

Die therapeutische Beziehung ist eine besondere, nicht alltägliche Form von Beziehung. Sie entsteht dann, wenn eine leidende Person zur Bewältigung ihrer Probleme eine ihr unbekannte Person, den Therapeuten, aufsucht. Viele Patienten erzählen, dass es oft Jahre dauert, bis sie sich zu diesem Schritt entschließen und dass der Weg zum Therapeuten mit großen Ängsten verbunden ist. Das ist gut nachvollziehbar, denn es kostet Überwindung, jemandem etwas anzuvertrauen und ihm oder ihr die eigene Geschichte zu erzählen, wenn man Vertrauen nicht kennengelernt hat. Ebenso schwierig ist es, etwas Persönliches zu erzählen, wenn man nie ernst genommen wurde, oder Entscheidungen zu treffen, wenn andere das für einen getan haben.

Der Therapeut ist ein Experte, der es gelernt hat, professionell zuzuhören, Gedanken, Gefühle und Informationen des Gegenübers zu sortieren und über deren Wirkungszusammenhänge zu reflektieren. Therapeuten haben gelernt, empathisch mitzuschwingen und sich flexibel, dynamisch und aufmerksam auf das Gegenüber einzustellen, ohne sich emotional zu verwickeln. Sie klären Ungewissheiten durch Fragen, spiegeln unbewusste Verhaltensweisen und konfrontieren den Patienten mit Unstimmigkeiten. Therapeutinnen erahnen biografische Zusammenhänge, die sie mitteilen, mal spiegelnd, mal deutend, und dem therapeutischen Prozess zur Verfügung stellen. Sie geben für gewöhnlich keine bis sehr wenige Informationen aus ihrem privaten Leben preis und bleiben für den Patienten dadurch wie ein Fremder oder eine Fremde, zu dem er doch Vertrauen hat. In diesen „professionellen Fremden" kann er seine unbewussten Ängste hineinprojizieren oder Beziehungswünsche und Sehnsüchte übertragen, ohne dass ihm dadurch Nachteile entstehen. Therapeutische Beziehungen sind stabil und haltgebend, sie sind symbolhaft und real zugleich, sie finden statt, sind aber von vornherein zeitlich und räumlich begrenzt. Insofern sind sie ein künstliches, ja vielleicht auch ein „künstlerisches" Produkt, jede einzelne von ihnen mit einer eigenen einmaligen Dynamik und Beziehungsästhetik. Wie jede andere Beziehung auch, kann sie internalisiert, innerlich weitergetragen und erinnert werden. Sie kann dem Patienten als „gutes Objekt" über den Realraum hinaus erhalten bleiben. Was sie ausmacht, ist nicht nur das Gesagte, sondern auch das Nichtgesagte, das Gespürte und das, was die Atmosphäre ausmacht: die Stimme des Therapeuten und seine wertschätzende Haltung, die sich in Körperhaltung, Blick, Gestik und Mimik widerspiegelt. Fuchs nennt es „Zwischenleiblichkeit" (Fuchs 2003).

## 4.3 Die musiktherapeutische Beziehung

Die musiktherapeutische Beziehung entsteht im musiktherapeutischen Raum. Dieser besteht aus einem Realraum, dem Musiktherapieraum, den dort vorhandenen Instrumenten und der dort anwesenden Musiktherapeutin. Die Musikinstrumente besitzen Formen und Farben, manchmal auch Gerüche, sind aus unterschiedlichen Materialien geschaffen, kommen aus verschiedenen Kulturen, sind unbekannt oder bekannt und mit Erinnerungswert. Für eine psychodynamisch-psychotherapeutisch ausgerichtete Musiktherapie bedeutet „musiktherapeutischer Raum" aber noch mehr als das. Wenn durch die Anordnung oder die Größe der Instrumente Assoziationen geweckt werden wie „Vater-Mutter-Kind", „Großfamilie" oder „Einzelkind" bieten diese Metaphern eine Anbindung an biografisches Material an. Musiktherapeutischer Raum schließt außerdem die durch den Klang entstandene Atmosphäre oder den im gemeinsamen Spielen geteilten innerseelischen Spielraum ein, bei dem Übertragungsgefühle eine Rolle spielen.

Eine Patientin wählt die Triangel und fühlt sich beim Spielen zunehmend unwohler. Sie gerät unter Anspannung und hört schließlich ganz mit dem Spielen auf. Sie habe sich von den anderen Gruppenteilnehmerinnen übergangen und abgelehnt gefühlt. Die anderen können diesen Eindruck nicht teilen, man habe versucht, sie ins Spiel einzuladen, sie aber habe sich zurückgezogen. Im Gespräch stellt sich heraus, dass sie in der Grundschulzeit von Mitschülern im Musikunterricht gehänselt wurde und Ausgrenzung erleben musste. Diese Erfahrung begleite sie seitdem und wiederhole sich in unterschiedlichen Lebenssituationen. Das längst vergessene und ins Unbewusste verdrängte Gefühl taucht nun unverhofft und mitten beim Spielen der Triangel wieder auf, ohne dass sie sich dagegen wehren kann.

Im musiktherapeutischen Seelenspielraum treffen Gegenwart und Vergangenheit aufeinander, gleichzeitig und kondensiert. Die Psychoanalytikerin Eva Jaeggi (1989, 146) spricht von den unspezifischen Wirkfaktoren der Psychotherapie und nennt in diesem Zusammenhang auch den „[...] unmittelbar zweckfreien Raum, der sich – wie bei der künstlerischen Produktion – besonders gut zur Symbolbildung eignet". Auch in der Musiktherapie kann ein zweckfreier Raum entstehen, wenn Patientinnen es schaffen, vom „normalen" Gebrauch der Instrumente und ihren Funktionen abzusehen und diesen darüber hinaus eine Bedeutung beizumessen. Patientinnen fragen zu Beginn der Therapie gerne nach, wie man ein Instrument zu spielen hat, möchten „Gebrauchsanweisungen", um sich sicher zu fühlen. Dahinter stehen der Wunsch, es richtig, bzw. die Befürchtung, etwas falsch zu machen, oder auch eine große Hilflosigkeit und Bodenlosigkeit. Wie loslassen, wenn kein Halt vorhanden ist? „Zweckfrei" bedeutet, sich einzulassen und zu vertrauen: auf das Instrument und seinen Klang, aber auch auf das Spielangebot der Therapeutin. Ihre Aufgabe ist es, einen angstfreien Raum herzustellen, der „wahres Spiel(en)" ermöglicht. Das Fundament hierfür bietet die innere Haltung der Therapeutin, ihre Art des Spielens und ihre Stimme; sie sorgen für Stabilität, Vertrauen und Zuverlässigkeit. Dann erst kann Authentisches und Neues entstehen und gelingen: sich lösen, Neues entdecken, sich wieder binden ... Der Psychotherapeut Thomas Fuchs (2003) beschreibt das therapeutische Geschehen als eine „zwischenleibliche Erfahrung" und vergleicht es mit frühkindlichen (zweckfreien) Mutter-Kind-Erfahrungen. Wie diese seien psychotherapeutische Erfahrungen ganzheitliche körperlich-sinnliche Wahrnehmungserfahrungen. Die Musiktherapeutin Mechthild Langenberg (1988, 45 ff.) spricht von der „Resonanzkörperfunktion" und meint hiermit ein ganzkörperliches Erleben des Anderen, die emotionale Durchlässigkeit ohne Auflösung von Grenzen während des gemeinsamen Spielens.

Musiktherapeutinnen benutzen zur Gestaltung der therapeutischen Beziehung Musik, im allerweitesten Sinne des Wortes. Sie besitzen die Fähigkeit, sich musisch einfühlsam und beweglich zu verhalten, um sich auf die Bedürfnisse des Gegenübers einzustellen, sie oder ihn „musikalisch abzuholen“. Das Bedürfnis des Gegenübers kann so basal und fundamental sein wie der Wunsch nach Bindung und Zugehörigkeit oder nach Struktur und Ordnung. Auch der Wunsch zu kommunizieren, Erlebtes mitzuteilen und die eigenen Gefühle oder Gedanken mit anderen zu teilen, gehört zu den menschlichen Grundbedürfnissen. Wie sonst wäre Sprache entstanden? Dennoch: das zu tun, ist bei vielen Menschen mit Angst verbunden. Um zu überleben, mussten Gefühle und Gedanken unterdrückt und Wünsche verdrängt oder gar vernichtet werden. In der Musiktherapie kann Unausgesprochenes, Gefühltes und „Un-Gefühltes“ präverbal, d. h., über Klänge – vom einfachen Geräusch bis zum vollständigen Lied – zum Ausdruck gebracht werden. Unbekanntes, Gefürchtetes und gleichzeitig Gewünschtes lässt sich mit Tönen gestalten und vielleicht auch mit Worten benennen.

> Beispiel aus einer Sitzung mit einer jungen Frau, die in ihrer Kindheit viel Gewalt statt elterlicher Fürsorge erlebt hat und die sich nicht erinnert, jemals ein Einschlaflied vorgesungen bekommen zu haben. Patientin: „[…] dass Sie letztes Mal nur einfach so für mich gespielt haben, ein paar Minuten lang, hat mich sehr berührt. So ohne Bedingungen zu stellen […]“.

Wer gestaltet, erlebt sich als selbstwirksam und als (wieder) am Leben teilnehmendes Wesen. Ein musikalischer Akzent, eine Betonung, ein offenes oder ein geschlossenes Melodiemotiv, ein regelmäßiger oder ein unregelmäßiger Rhythmus, sind erste Anzeichen von persönlicher Entwicklung und Individuation. Jemand kann sich „isolieren“, indem er in melodischen Klangketten versinkt oder „öffnen“, indem er rhythmischen Kontakt zu anderen Instrumenten aufnimmt. In ihrem Für-Spiel geht die Musiktherapeutin mit den Gestaltungs- und Ausdruckswünschen der Patienten und Patientinnen in Resonanz. Ihre Klänge können als begleitend und schützend, aber auch als bedrängend erlebt werden. Patientinnen, die unerwartet das Instrument weglegen, plötzlich aufhören zu spielen oder in automatisierte, sich wiederholende Spielformen verfallen, befinden sich möglicherweise in einer für sie unerträglichen Beziehungssituation, die von der Therapeutin gespiegelt und im Anschluss reflektiert werden kann. Auch zur diagnostischen Einschätzung ist die Beobachtung der Handhabung von Instrumenten wertvoll. Was zeigt mir die Patientin, wenn sie das Instrument an sich reißt? Wenn sie es übervorsichtig behandelt? Wenn sie es schnell wieder weglegt und kaum anfasst oder, im Gegenteil, sich am Instrument oder am Schlegel festklammert? Wenn sie auf einem Ton stehen bleibt und ins Stocken gerät? Möchte sie auf dem Instrument der Therapeutin spielen oder zusammen mit ihr auf demselben Instrument? Hat sie einen Lieblingston, ein Lieblingsinstrument oder sind ihr die Instrumente allesamt gleichgültig?

## 4.4 Setting

Wo und wie findet Musiktherapie statt und unter welchen Bedingungen? Wer legt diese fest und welchen und wie viel Einfluss hat die Musiktherapeutin auf die Gestaltung der Arbeitsbedingungen? Der Ausdruck *therapeutisches Setting* ist allumfassend und betrifft viele Aspekte. Er schließt die allgemeinen institutionellen, räumlichen, materiellen, personellen und zeitlichen Rahmenbedingungen ein, ebenso die spezifisch therapeutisch ausgerichteten Voraussetzungen, die mit den Teilnehmenden getroffenen therapeutischen Absprachen, die therapeutischen Methoden und Zielsetzungen sowie Haltung und Konzept von Therapeut und Therapeutin. Das Setting ist kontextabhängig, Raum, Zeit und Arbeitsbedingungen sind im institutionellen Kontext anders gewichtet als im ambulanten; mehr dazu in den nun folgenden Ausführungen.

### Setting im institutionellen Kontext

Im institutionellen Kontext hängt das Setting neben den räumlichen auch von den personellen, finanziellen und ideellen Bedingungen der Institution ab (Bruhn 1999). Rahmen- und Arbeitsbedingungen stehen im Einklang mit den Arbeitsbereichen und können aufgrund der Vielfalt sehr unterschiedlich sein. Musiktherapeuten und Musiktherapeutinnen behandeln Menschen aller Altersstufen mit unterschiedlichen Diagnosen, in Einzel- oder Gruppensitzungen, mit aktiven oder rezeptiven Methoden, in rehabilitativen, präventiven oder klinischen Kontexten, stationär oder ambulant. Sie arbeiten in Krankenhäusern und Kliniken, Reha-Zentren und Seniorenheimen, sozialpädagogischen Zentren, Schulen und Kindergärten mit Inklusionskonzept und Musikschulen. Musiktherapie findet dementsprechend an sehr unterschiedlichen Orten unter sehr unterschiedlichen Bedingungen statt und jede Behandlungssituation bedarf eines spezifischen musiktherapeutischen Arrangements oder Settings, das den Bedürfnissen der Zielgruppe sowie den Zielen gerecht wird. Sowohl die therapeutische Beziehung als auch der Therapieprozess werden vom Setting mitgetragen, welches ausreichend zuverlässig und stabil sein muss, um Orientierung und Halt zu gewährleisten. Unvorhergesehene Veränderungen wie Raumwechsel, Uhrzeitverschiebungen oder Ausfall von Sitzungen, bringen Unruhe und „Unordnung“ in die Therapiesituation, bis hin zu Widerstand. Veränderungen im Setting, soweit absehbar und geplant, sollten mit den Patienten im Vorfeld besprochen und rechtzeitig angekündigt werden. Dazu gehören Urlaubsvertretung, räumliche oder zeitliche Verlegung von

Sitzungen, Teilnahme externer Personen wie Praktikantinnen oder Kolleginnen oder auch geplante Videoaufnahmen. Über das Setting in der Psychotherapie schreibt Ringler (1995, 758):

> „Unter Setting versteht man in der Psychotherapie alle jene äußeren Gegebenheiten, die die psychotherapeutische Arbeit wesentlich mitbestimmen und vom Psychotherapeuten am Beginn der Behandlung mit dem Patienten vereinbart werden".

Den Zusammenhang zwischen Setting und Arbeitsbündnis beschreibt Ringler so:

> „Einhalten und Abweichungen vom Setting werden als Indikatoren der therapeutischen Beziehung betrachtet. Dadurch wird das Setting ein relevanter Wirkfaktor, der beachtet und mit den Patienten bearbeitet werden muss" (Ringler 1995, 758.).

Hier bezieht sich Ringler auf das Verhalten von Patient und Patientin, auf dessen und deren Abweichungen und Nicht-Einhalten des Therapiekontraktes. Es gibt weitere Gründe, die das Arbeitsbündnis in Mitleidenschaft ziehen und die beim Therapeuten selbst liegen, denn auch der kann gegen die Regeln verstoßen oder unzuverlässige Arbeitsbedingungen herstellen: Für die Musiktherapie ist entscheidend, dass sie in einem eigens für sie vorgesehenen (geschützten) Musiktherapieraum stattfindet, in dem sich die Instrumente von Sitzung zu Sitzung an der gleichen Stelle befinden. Findet sie in einem allgemeinen Gruppentherapieraum statt, in dem die Musikinstrumente jedes Mal von neuem aufgestellt werden müssen, ist die Ordnung schwerer einzuhalten. Gibt es keinen festen Ort für die Musiktherapie und findet sie mal im Aufenthaltsraum, mal im Flur, im Essraum oder im Schlafzimmer von Patientinnen statt, entstehen Gefühle der Verunsicherung und der fehlenden Wertschätzung. Ein instabiles Setting beeinflusst auch die therapeutische Beziehung („Abschiebezustände" dieser Art sind für psychotherapeutische Sitzungen undenkbar).

Musiktherapeuten und Musiktherapeutinnen haben nicht immer ein Mitspracherecht, was die Auswahl von Patienten und Patientinnen und die musiktherapeutische Indikation betrifft. Das kann so weit führen, dass Personen mitbehandelt werden (müssen), für die Musiktherapie kontraindiziert ist (s. S. 58). Selbiges gilt für das Mitspracherecht in Bezug auf die Gruppengröße. Bestehen also Verunsicherungen und Zweifel auf Seiten der Musiktherapeutin in Bezug auf ihre Rolle im Team, auf die Bedeutung der Musiktherapie im Gesamtbehandlungsplan, werden die

Arbeitsbedingungen als ungünstig und unbefriedigend wahrgenommen, kann kein adäquates und zuverlässiges Arbeitsbündnis geschlossen werden. Entsprechen die Rahmenbedingungen den Vorstellungen der Musiktherapeutin, sind damit erste gute Voraussetzungen für einen gelungenen Therapieprozess geschaffen.

Im institutionellen Kontext von Psychiatrie, Psychotherapie und Psychosomatik unterscheidet man zwischen stationärem, teilstationärem und ambulanten Setting.

### Stationäre Behandlung

Eine stationäre Behandlung ist dann indiziert, wenn die ambulante Behandlung dem Schweregrad und der Ausprägung der Störung nicht gerecht wird und/oder auch dann, wenn eine vorübergehende Trennung vom familiären Milieu zur Erreichung von Therapiezielen erforderlich ist (Wöller/Kruse 2010). Die Dauer eines stationären Aufenthaltes ist unterschiedlich. Sie kann zwischen zwei und zwölf Wochen liegen, je nach Krankheitsbild, Indikation und Klinikkonzept. Psychiatrische Aufenthalte können sich über wesentlich längere Zeiträume hinziehen. Die Behandlungspläne können individuell gestaltet sein oder einem allgemeinen übergeordneten Programm folgen. Die meisten Kliniken und Einrichtungen bieten neben den verbalen auch die nonverbalen Verfahren an. Zu letzteren, den sogenannten Spezialtherapien, zählen neben der Musiktherapie die Kunst- und die Tanztherapie, die Konzentrative Bewegungstherapie (KBT) und, in selteneren Fällen, die Dramatherapie, das Katathyme Bilderleben und das therapeutische Schreiben. Physiotherapie, Entspannungstechniken und Sport können ebenfalls auf dem Programm stehen. Die konzeptuelle Ausrichtung der Klinik und die Verfügbarkeit von Therapeuten und Therapeutinnen spielen bei der Gestaltung des Therapieplanes eine entscheidende Rolle. Davon hängt auch ab, welche und wie viele Einzel- und Gruppentherapiesitzungen jemandem wöchentlich zustehen.

### Teilstationäre Behandlung

Teilstationäre Behandlung meint Behandlung im Rahmen von Tageskliniken. Hier werden Patienten und Patientinnen aufgenommen, die einer intensiven täglichen therapeutischen Behandlung bedürfen, für die eine komplette Trennung vom sozialen Umfeld aber eher kontraindiziert ist. Eine Indikation liegt u. a. dann vor, wenn Versorgungsbedarf von Kindern oder älteren Familienangehörigen besteht, bei chronifizierter Symptomatik oder bei Neigung zur *malignen Regression* im stationären Setting (Wöller/Kruse 2010). Bei manchen Patienten erweist sich der Tagesklinikaufenthalt nach stationärer Behandlung als sinnvoller Übergang in den normalen Alltag. Tageskliniken haben Therapieangebote zu festen Uhrzeiten und funktionieren in einem zeitlichen Rahmen, der dem eines Arbeitstages entspricht. Das Therapieprogramm ist auch hier entweder einheitlich und verpflichtend oder individuell gestaltet. Patienten nehmen üblicherweise an Gruppentherapien und an Einzelangeboten teil.

### Ambulante Behandlung

Viele psychiatrische Kliniken bieten zusätzlich zur stationären und der teilstationären die ambulante Behandlung an. Das hierfür entwickelte Format der Psychiatrischen Institutsambulanz (PIA) bedeutet eine ambulante psychiatrische Versorgung kombiniert mit weiteren vom Krankenhaus angebotenen Therapieverfahren, vielerorts auch Musiktherapie. In diesem Fall kommen Patienten und Patientinnen nach Entlassung aus eigener Motivation zur Musiktherapie. Musiktherapie in der PIA wird in der Regel in den Krankenhäusern angeboten, in denen Musiktherapeuten und Musiktherapeutinnen bereits stationär und/oder tagesklinisch arbeiten. Das kann für die Patientinnen von Vorteil sein, da sie die Musiktherapeutin und möglicherweise Mitpatienten und Mitpatientinnen bereits kennen und direkt an ihre vorigen Behandlungserfahrungen anknüpfen können. Psychosomatische Institutsambulanzen (PSIA) an Kliniken, die auf psychogene Störungen und psychosomatische Medizin spezialisiert sind, sind noch die Ausnahme. Auch hier sind musiktherapeutische Angebote denkbar.

Eine weitere ambulante Versorgung ist seit dem Jahr 2017 die sogenannte „Stationsäquivalente psychiatrische Behandlung“ (STäB). Patientinnen werden in ihrem häuslichen Umfeld von einem multiprofessionellen Team behandelt, wenn eine stationäre Behandlung zwar notwendig, aufgrund der Lebensumstände (Alter, Versorgung von Kleinkindern usw.) aber nicht durchführbar ist (Deutsche Krankenhausgesellschaft 2025). Dem multiprofessionellen Team können Musiktherapeutinnen ebenfalls angehören.

### Musiktherapie im stationären, teilstationären und klinikgebundenen ambulanten Setting

Sowohl in der stationären als auch in der teilstationären und der ambulanten (STäB) Behandlung kann Musiktherapie in Form von aktiver oder rezeptiver Musiktherapie angeboten werden. Eine differenzierte Indikationsstellung wäre optimal, ist in den meisten Kliniken und Krankenhäusern aus organisatorischen und zeitlichen Gründen oft aber nicht üblich. Daher kann es vorkommen, dass manche Patienten und Patientinnen zu Beginn unmotiviert sind und nur widerwillig teilnehmen, wenn Musiktherapie zum „Pflichprogramm" gehört. Sie zeigen sich lustlos, möchten sich nicht am Spielen beteiligen oder beschweren sich über das zu laute Getrommel der anderen. Wenn Musiktherapeutinnen den Grund der Ablehnung verstanden haben – Mobbing im Musikunterricht oder im Chor, zu hoher Leistungsanspruch an sich in Bezug auf Musik, Angst vor Versagen, Intoleranz gegenüber Dissonanzen etc. – wendet sich das Blatt häufig zum Positiven.

Eine Ausnahme stellen Personen dar, die Musik in Zusammenhang mit traumatischen Ereignissen wie Folter, sexuellen Übergriffen und Kriegserfahrungen erlebt haben. Hier liegt eine klare Kontraindikation für die Gruppenmusiktherapie vor. Selbst über eine musiktherapeutische Einzeltherapie muss gründlich und von Fall zu Fall nachgedacht werden, da die Gefahr von Flashbacks und Retraumatisierung besteht.

## Ambulante Musiktherapie – Selbständigkeit – Setting

Musiktherapeuten und Musiktherapeutinnen können in Deutschland außer in Institutionen auch auf selbständiger Basis arbeiten, z. B. in eigenen oder mit Kolleginnen geteilten Praxisräumen. Die Durchführung von Musiktherapie in der freien Praxis ermöglicht eine individuelle und selbstbestimmte Gestaltung, von der Auswahl des Mobiliars, der Dekoration und der Farbgestaltung des Raumes, bis zur Wahl der Musikinstrumente. Auch die Dauer von Therapiezeiten, die Länge von Sitzungen und Honorar werden mit Klient und Klientin abgesprochen. Klienten können vom Musiktherapeuten angenommen oder mit entsprechender Begründung zu einem Kollegen überwiesen werden. Klienten und Klientinnen kommen freiwillig, haben Informationen über den Internetauftritt eingeholt und sich den Behandler selber ausgesucht. Wie in der Psychotherapie finden Probesitzungen zur Einschätzung des Verfahrens und der Person des Therapeuten statt.

Die Praxis – das kann eine eigene komplette Praxis mit Therapieraum, Warteraum, Bad und Küche sein oder ein angemieteter exklusiver oder mit anderen Musiktherapeutinnen geteilter Raum in einer Gemeinschaftspraxis. Es kann sich aber auch um einen Raum oder Anbau im Privathaus des Therapeuten oder der Therapeutin handeln. Im diesem Fall würde ein therapeutisches Setting als ungünstig gelten, wenn die Abschirmung von der Privatsphäre der Musiktherapeutin nicht gewährleistet ist. Ein Behandlungszimmer inmitten der Privatwohnung von Therapeut oder Therapeutin wird als ungeeignet erachtet, weil dies als grenzüberschreitend und infolge dessen als unethisch gilt. Günstig hingegen ist der separate Eingang zum akustisch-visuell geschützten Musiktherapieraum mit kleinem Wartebereich für Angehörige und eigenem Bad. Im Fall einer geteilten Praxis arbeiten Musiktherapeuten im Verbund mit weiteren Musiktherapeuten oder auch mit Kolleginnen aus anlehnenden Berufen wie Gestaltungs- oder Tanztherapie, Logopädie, Physiotherapie oder Psychotherapie. Hier können sich bestenfalls gemeinsame Behandlungspläne, Zuweisungen und komplementäre Behandlungen ergeben. Dadurch, dass Musiktherapie mit akustischer Belastung einhergeht, müssen Musiktherapeutinnen darauf achten, dass sie mit ihrer Arbeit die Arbeit der Kollegen und Kolleginnen nicht beinträchtigen. Genauso störend wird es allerdings von Patient und Patientin erlebt, wenn ihre Töne nach außen dringen und von anderen Personen (mit)gehört werden. Da es sich bei Musik um „Klänge der Seele“ handelt, sollte hier der gleiche Schutz gelten wie für die verbalen Mitteilungen in der Psychotherapie oder für die Bilder aus einer Gestaltungstherapie. Für Musiktherapeutinnen bedeutet das, dass sie sich entweder für eine kostenaufwendige akustische Isolierung entscheiden oder zu Uhrzeiten arbeiten müssen, an denen die Kollegen und Kolleginnen nicht in ihren Räumen tätig sind, andere Patienten oder Verwandte nicht in Warteräumen sitzen oder Fremde nicht ein- und aus gehen.

Über die Ausstattung des Arbeitsplatzes wird sich jeder Musiktherapeut seine eigenen Gedanken machen. Man spricht von einer Grundausstattung, die aus einem Set unterschiedlichster Perkussion,- Stab,- Saiten,- Geräusch,- und Blasinstrumente besteht. Die *Deutsche Musiktherapeutische Gesellschaft* (DMtG) hat auf ihrer Homepage (www.musiktherapie.de, 21.01.2025) ein Startset für selbständig arbeitende Musiktherapeuten angeführt. Von jedem Instrument sollten zumindest eine große und eine kleine Ausführung dabei sein, da über sie Übertragungsphänomene und -wünsche angeregt und symbolhaft Rollen und Identitätsfiguren geschaffen werden können. Daneben hat jede Musiktherapeutin ihre eigenen Vorlieben und stattet den Raum mit Instrumenten aus unterschiedlichen Ländern und Kulturen aus, oder mit klassischen Instrumenten wie Cello,

Geige oder Klavier. Andere benutzen selbstgebaute Klangkörper aus wiederaufbereiteten Materialien oder elektronische Instrumente, Tablets, Smartphones oder I-Pads. Das Instrumentarium spiegelt zum einen die Vorlieben der Musiktherapeutin wider, es muss sich aber vor allen Dingen nach der Klientel richten. Alleine die Tatsache, ob Kinder, Jugendliche oder Erwachsene behandelt werden, macht einen großen Unterschied in der Instrumentenwahl aus. Nicht nur die Größe der Instrumente muss dem Alter entsprechen, auch die Art des Umgangs sollte berücksichtigt werden. Instrumente für Kinder und Jugendliche müssen stabil sein, da Impulsdurchbrüche beim Spielen häufiger vorkommen als bei Erwachsenen. In jedem Fall sollen die Instrumente eine gute Klangqualität besitzen, in einem guten Zustand und stimmbar sein. Beabsichtigt ungestimmte Instrumente erfüllen allerdings auch ihren therapeutischen Zweck. Das Instrumentarium sollte von Sitzung zu Sitzung das gleiche sein, ein stabiles Setting bedeutet ein Mehr an Sicherheit, ermöglicht antizipatorisches Denken, Vorausplanen und Vorfreude. Das Fehlen eines Instrumentes verursacht Enttäuschung und wird schnell bemerkt, besonders dann, wenn es sich um ein Lieblingsinstrument handelt oder um eins, das man sich vorgenommen hatte, in der kommenden Sitzung auszuprobieren. Das gilt für den ambulanten genauso wie für den institutionellen Kontext. Unvollständigkeiten, Unerwartetes und Enttäuschungen können natürlich ebenso gut in den Therapieprozess aufgenommen, besprochen und bearbeitet werden, sollten aber nicht die Regel, sondern die Ausnahme darstellen.

Andere ambulant tätigen Musiktherapeuten suchen ihre Klienten auf. Das können Einzelpersonen in ihren privaten Haushalten sein, denen es nicht möglich ist, sich fortzubewegen, oder Einrichtungen wie Seniorenheime, Demenz-Wohngemeinschaften oder Hospize, in denen auch Gruppensitzungen sinnvoll sind. In beiden Fällen nehmen Musiktherapeutinnen ihr Arbeitsmaterial, sprich, die für ihre Arbeit benötigten spezifischen Musikinstrumente mit. Möglicherweise müssen hierbei Einschränkungen in Kauf genommen werden, bedingt durch die Größe des Transportmittels und/oder das Gewicht und die Transportiermöglichkeit der Instrumente selbst. Musiktherapeutinnen müssen sich in diesem Fall auch in ihrer Arbeitsweise an den Kontext anpassen, indem sie z. B. als Hauptinstrument die Stimme verwenden oder sich auf Körperinstrumente und Bodypercussion spezialisieren. Ist kein Klavier vorhanden, können Gitarre und Akkordeon die Rolle des harmonischen Begleitinstrumentes übernehmen. Manche Einrichtungen schaffen ihre eigenen Musikinstrumente an, die dann bei Bedarf in dem für die Musiktherapie bestimmten Raum aufgestellt werden. Auch hier ist ein hohes Maß an Anpassung und Flexibilität gefragt, wenn man auf Fluren, in Gemeinschaftssälen oder in Küchen musiktherapeutisch arbeiten soll. Zudem besteht die Gefahr, dass Kollegen und Kolleginnen oder Mitpatientinnen und Mitbewohnerinnen sich durch die Musik belästigt fühlen, aber auch, dass die Spieler und Spielerinnen sich beobachtet fühlen. Es gibt Personen, die sich dafür schämen, wenn die Musik nicht so schön klingt, wie sie es gerne hätten und sich infolgedessen entsprechend ausdrucksgehemmt verhalten.

## Aktive Musiktherapie – Musiktherapieraum

Ein Musiktherapieraum, in dem Gruppentherapie stattfindet, muss so beschaffen sein, dass genügend Platz für einen Stuhlkreis von 10-12 erwachsenen Personen vorhanden ist – davon ausgehend, dass nicht mehr als zehn Personen teilnehmen. Neben Stühlen sollten Kissen, Decken und Hocker im Raum sein, um verschiedene Sitzmöglichkeiten, auch das Sitzen am Boden, zu ermöglichen. Variationsmöglichkeiten und Beobachtungen in Bezug auf die Sitzordnung, auf Kontrolle und Struktur, sind diagnostisch wertvoll. Setting beinhaltet die Frage danach, wie und wo Teilnehmer und Teilnehmerinnen sitzen oder stehen wollen oder sollen, ob vorher Stühle aufgestellt werden oder die Gruppenteilnehmer selbst die Verantwortung für die Sitzordnung übernehmen. Musiktherapeuten und Musiktherapeutinnen überlegen sich, ob sie einen festen Platz einnehmen oder von Sitzung zu Sitzung darüber entscheiden werden, wo sie sitzen werden. Nehmen sie immer denselben Platz ein, können die Patienten sich darauf einstellen und sich ihren Ort in der Nähe oder entfernt von dem Musiktherapeuten suchen. Es sollte genügend Raum sein, um sich mit den Instrumenten im Zimmer frei bewegen zu können, um auch die größeren Instrumente nach Bedarf zu bewegen und die Ordnung flexibel zu gestalten. Kleinere Instrumente sollten in Regalen und Schränken aufbewahrt werden, wenn möglich, immer an der gleichen Stelle. Der Raum sollte mit Fenstern und natürlichem Licht versehen und die künstliche Beleuchtung angenehm und warm sein. Tatsächlich sind Musiktherapieräume aus akustischen Gründen oftmals im Keller angesiedelt, das führt zu Einbußen hinsichtlich des Bedürfnisses nach Tageslicht. Lenz (1998, 34) betont, dass der Musiktherapieraum kein Durchgangsraum sein sollte. Für den Fall, dass Gruppentherapien stattfinden, muss der Raum die genügende Größe haben, damit Nähe und Distanz selbstbestimmend hergestellt werden können und nicht von den Umständen bestimmt sind. Der Raum sollte außerdem so beschaffen sein, dass die Musik gar nicht oder nur gering nach außen dringt. Das Improvisieren in der Musiktherapie ist dem Sprechen in der Psychotherapie gleichzusetzen. Weder möchten die Patientinnen gehört werden, wenn sie sprechen, noch wenn sie musiktherapeutisch musizieren. Der „Klang der Seele“ soll von Dritten, an der Sitzung nicht Beteiligten, nicht (mit)gehört werden. Eine vertrauenswürdige Umgebung bedeutet Einhaltung von „Diskretion und Schutz“ (Lenz/Tüpker 1998, 34). Dass andere mithören, macht befangen, das gilt auch für den Musiktherapeuten und die Musiktherapeutin, es verletzt den innerseelischen Raum und beeinflusst den Therapieprozess negativ.

## Aktive Musiktherapie – Musiktherapieinstrumente

Anzahl und Art der Instrumente richten sich nach der Klientel. Sie werden in der Arbeit mit Kindern anders ausfallen als in der Arbeit mit Jugendlichen, Erwachsenen oder älteren Menschen. Größe und Handhabbarkeit müssen den Personen und deren körperlichen und seelischen Gegebenheiten, Besonderheiten und Möglichkeiten angepasst werden. Dies kann u.a. durch die Beschaffung von Instrumententischen, -wägen oder -ständern oder Sonderanfertigung von Instrumenten gelöst werden. Eine weitere wichtige Rolle in der Auswahl der Instrumente spielt die Musiktherapiemethode. Im Fall der Erwachsenenmusiktherapie im psychotherapeutischen Kontext betrifft das verschiedene Methoden. In der *Analytischen Musiktherapie* (Priestley 1983) und der *Schöpferischen Musiktherapie* (Nordoff/Robbins 1986) ist für den Musiktherapeuten das Klavier vorgesehen. In der *Anthroposophischen Musiktherapie* (Bissegger 2001) werden verstärkt Leiern, Harfen und pentatonische Flöten benutzt. In der Sozial-Musiktherapie gibt es keine Beschränkung auf bestimmte Musikinstrumente; es werden alle zur Verfügung stehenden Instrumente benutzt, auch selbstgebaute und solche, die den Patienten gehören (Lenz/Tüpker 1998). In der Arbeit mit Jugendlichen sollten neben den herkömmlichen Musiktherapieinstrumenten auch Schlagzeug, E-Piano, Mikrofon und Aufnahmegerät zum Repertoire gehören, und wenn das Songwriting eingesetzt wird auch Notenpapier, Stift und Laptop.

Musiktherapeuten und Musiktherapeutinnen sollen die zu ihrem Setting gehörenden Instrumente gut kennen, deren Namen, kulturelle und gesellschaftliche Hintergründe ebenso wie die unterschiedlichen Spielweisen. Eine dem Kontext und der Zielgruppe unangemessene Auswahl von Instrumenten kann sich ungünstig auf den Verlauf der Therapie auswirken.

## Rezeptive Musiktherapie – Musiktherapieraum

Im Unterschied zur aktiven Musiktherapie ist das Setting der rezeptiven Musiktherapie auf das Hören von Musik ausgerichtet. Deshalb bedarf es einer gut funktionierenden Musikanlage, einem der Raumgröße angemessenen Lautsprechersystem und einem der Methode entsprechenden musikalischen Material, d.h., einer großen Auswahl an Musikstücken (Schwabe 2004a). Für Beleuchtung und Schallisolierung gilt gleiches wie für die aktive Musiktherapie, die Raumgröße muss bei der rezeptiven Gruppenmusiktherapie ebenfalls entsprechend größer sein als bei der Einzelmusiktherapie. Es sollten zusätzlich zu den Sitzmöglichkeiten auch Liegemöglichkeiten wie Matten – für die Gruppenmusiktherapie – oder Liegen – für die Einzelmusiktherapie – im Raum vorhanden sein. Zum Setting der *Guided Imagery and Music* (GIM) gehören die Liege, außerdem Papier und Stift zum Zeichnen der Mandalas und Musikinstrumente zur improvisatorischen Aufarbeitung der Sitzung (Geiger 2004).

## Ko-Therapie

Die Ko-Therapie, das heißt, die doppelte personelle Besetzung, ist ein spezielles Setting-Format mit eigenen Regeln und speziellen Voraussetzungen zur gelungenen Durchführung. Die Ko-Therapie ist für die Gruppenmusiktherapie und die Musiktherapie mit Familien sehr geeignet; man findet sie in Kliniken und Krankenhäusern aber trotzdem eher selten vor. Das mag an der fehlenden personellen Besetzung liegen, möglicherweise aber auch daran, dass das Konzept den Kollegen und Kolleginnen zu wenig vertraut ist, als dass es auf Interesse stößt und man sich eine Ko-Therapeutin oder einen Ko-Therapeuten sucht. Gruppendynamische Prozesse, emotionale Komplexität und Verstrickungen, die sich in der Musik widerspiegeln sind Grund genug dafür anzunehmen, dass vier Augen mehr sehen und vier Ohren mehr hören, als zwei. Allerdings müssen sich die Akteure eines kotherapeutischen Settings darüber im Klaren sein, ob sie zur Verbesserung der Situation beitragen oder die Gruppenmitglieder verunsichern. Denn, eine Therapiegruppe gemeinsam zu leiten, muss geübt sein und bedarf im Rigor eines professionellen Trainings und begleitender Supervision, wenn wir den „Großen" der Gruppenpsychotherapie folgen. Yalom ist einer von ihnen. Er ist der Meinung, dass ein gutes Ko-Therapeutinnenpaar sich bereits gut kennen und verstehen muss, bevor es sich dafür entscheidet zusammenzuarbeiten. Theorie- und Therapiekonzepte sollten übereinstimmen und beide sollten bei Differenzen offen miteinander umgehen können. Ein ko-therapeutisches Setting beinhaltet deshalb eine Phase des Kennenlernens und sollte nicht dem Zufall überlassen oder aus der Not heraus entstanden sein. Kennenlernen können sich die Therapeutinnen in informellen Gesprächen, in denen sie sich über Therapieverfahren, Erfahrungen und Erwartungen oder auch über Menschenbild und Weltanschauung austauschen. Später sorgt das regelmäßige Vor- und Nachbereiten der Sitzungen für gegenseitiges Verständnis (Yalom 2007). Ko-Therapien können von gleich- oder gegengeschlechtlichen Therapeuten und Therapeutinnen durchgeführt werden, von Therapeuten mit großem oder geringem Altersunterschied, mit viel oder wenig Therapieerfahrung oder mit zwei Therapeuten aus dem gleichen oder aus unterschiedlichen Berufsfeldern (Benenzon 1998; Nordoff/Robbins 1986). Gruppenmitglieder nehmen das Therapeutenpaar in der Übertragung erfahrungsgemäß als Elternpaar wahr, sich selbst als Geschwister. Übertragungen können in diese Richtung gedeutet und familiärer Beziehungsmuster sowie frühe Beziehungswünsche aufgearbeitet werden (Benenzon 1998). Gerade deshalb ist die Dynamik unter den Ko-Therapeuten so wichtig für den gelungenen Therapieprozess. Konstruktiv gestaltete Dialoge unter Therapeutinnen während der Sitzung, sei es, dass es sich um Meinungsverschiedenheiten oder gegenseitige Bestätigungen handelt, kann positive und modellhafte Wirkung auf die Gruppe haben. Das Gegenteil ist der Fall, wenn Ko-Therapeutinnen sich entwerten, sich gegenseitig angreifen oder sich nicht ausreden lassen. Gruppenmitglieder mit Persönlichkeitsstörungen und Spaltungstendenzen werden der einen Therapeutin die „gute“ und der anderen Therapeutin die „böse“ Rolle zuschreiben. Das kann zu Verstrickungen und Spaltungen innerhalb der Gruppe führen, wenn die beiden Therapeutinnen sich nicht rechtzeitig in Supervision begeben. Sie müssen verstehen, was sie dazu bringt, aggressiv miteinander umzugehen, und welche Rolle die Gruppensituation und die Projektionen ihrer Patientinnen dabei spielen. Nur dann können sie den Spaltungstendenzen entgegenwirken und wieder ins therapeutische Handeln, statt ins Ausagieren, kommen. Die Therapeutinnen müssen sich auch darüber einigen, ob sie im Kreis nebeneinander oder gegenüber sitzen. Ein Beispiel aus einer psychosomatischen Gruppe: Die beiden weiblichen Therapeutinnen setzen sich so, dass zwischen ihnen ein Platz frei ist.

> Beispiel aus einer Gruppensitzung: Patient: „Ah, sie setzen sich mit Absicht so, dass sie jedes Mal einen von uns in die Mangel nehmen [...]“.

Unbewusst inszenierte Szenarien bieten Gelegenheit zur Aufarbeitung von Konflikten und Gruppendynamiken, stellen gleichzeitig aber auch eine Herausforderung für das Therapeutinnenpaar dar (Tschuschke 2003).

Im besonderen Fall der Gruppenmusiktherapie muss im Vorfeld geklärt werden, welche Spielrolle dem und der Einzelnen zukommt. Gibt es eine beobachtende und eine mitspielende, zwei mitspielende oder zwei beobachtende Therapeutinnen? Hat eine der Musiktherapeutinnen ein festgelegtes, immer wiederkehrendes Instrument, die andere ein frei gewähltes, oder wählen beide je nach Situation und Bedarf? Des Weiteren muss geklärt werden, ob es unterschiedliche Rollen gibt im Hinblick auf die Gesprächsführung oder die Anleitung zu den Improvisationen und anderen Interventionen. Auch die Sitzordnung kann im Vorfeld beschlossen werden. Sie kann immer gleich oder variabel sein. Im Falle, dass eine der beiden am Klavier sitzt, ist die Sitzordnung für diese Person bereits festgelegt. Musiktherapeutinnen müssen sich Gedanken über die (Aus)wirkungen ihres Mitspielens machen und darüber reflektieren, inwiefern ihre musikalischen Aktionen die Gruppe oder einzelne Mitglieder beeinflussen. Bei Spaltungstendenzen kommt es vor, dass eine Gruppenteilnehmerin die Musik der einen Therapeutin schöner findet als die der anderen, störender und weniger störend, dass sie versucht, direkt mit der einen den musikalischen Kontakt aufzunehmen, mit der anderen den Kontakt zu vermeiden. In den in der Musiktherapiesitzung üblichen *Dialogspielen* bedeutet das Spielen mit der einen Therapeutin etwas völlig anderes, als das Spielen mit der anderen. Patientinnen können die Erfahrung machen, dass sie das eine Spiel als beruhigend, das andere als Angriff erleben. Dadurch, dass über Klang und Musik Nähe und Distanz hörbar werden, werden auch Beziehungsstrukturen hörbar – und veränderbar.

Benenzon (1998) vertritt die Meinung, dass durch ein ko-therapeutisches Setting das *Acting out* und auch das *Burn out* besser vermieden werden können, da sich beide im Verlauf der Sitzung gegenseitig regulieren und die zweite Therapeutin als Spiegel dienen kann. Benenzon hält die Präsenz von zwei Musiktherapeutinnen für stärkend und haltgebend und sieht mehr Vor- als Nachteile im gemeinsamen Leiten einer Gruppe.

Im Falle, dass die Ko-Therapeutin aus einem anderen Berufsfeld ohne musiktherapeutische Erfahrung kommt, z.B. Psychotherapeutin, Gestaltungstherapeutin oder Stationsschwester ist, stellt sich erst recht die Frage nach Gleichberechtigung und Rolle. Wie spielen diejenigen mit, die keine musikalische Ausbildung haben? Stehen sie damit den Patientinnen näher und wie wirkt das auf diese? Übernimmt eine von beiden die verbale, der oder die andere die musikalische Leitung? Dass Nicht-Musiktherapeutinnen sich erst vortasten und ihre Rolle finden müssen, geht aus Reflexionen einer psychotherapeutischen Ko-Therapeutin hervor.

### Beispiel aus einer gemeinsam geführten Gruppenmusiktherapie

Ko-Therapeutin: „Allgemein erlebe ich die Gruppe gehemmt, zäh, vermutlich durch die Angst und Unsicherheit über die Bedeutung der Musiktherapie. Das erste Spielen (Stimmung widerspiegeln) erlebe ich als konträr zu meiner Wahrnehmung der Atmosphäre. Ich habe mehrfach den Impuls, das anzusprechen und die Patienten nach ihrer Wahrnehmung zu fragen, finde aber nicht den richtigen Moment, will sie auch nicht mit ihren Gefühlen überfordern, da ich mitbekommen hatte, dass z. T. explizit Widerstand diesbezüglich geäußert wurde. Außerdem merke ich immer wieder den Wunsch bei mir, die Patienten entlasten zu wollen: Es geht nicht um musikalische Leistung (selbstreflexives Protokoll vom 8.6.2017). Eine Sitzung später: „Wie (sehr) bringe ich mich in die Gruppe ein, ist heute wieder mehr Thema bei mir gewesen. Schon beim Holen der Instrumente zeigt sich die Frage: S. geht vor, macht die Türen auf, soll ich den Patienten den Vortritt lassen, mich dazwischen mischen? Es bleibt, wie es war: Ich bleibe hinten, überhole dann an der Tür, die ein Patient – immer derselbe – offen hält“ (selbstreflexives Protokoll vom 15.6.2017).

## Behandlungsformate: Einzel- versus Gruppenmusiktherapie

### Einzelmusiktherapie

Einzelmusiktherapie wird sowohl im stationären als auch im teilstationären und ambulanten Setting durchgeführt. Eine Indikation für die Einzelmusiktherapie liegt u. a. dann vor, wenn eine Patientin aufgrund ihrer Symptomatik oder Persönlichkeitsentwicklung vom Gruppenprozess noch nicht profitieren kann. Dazu gehören Patienten und Patientinnen, die aufgrund traumatischer Erfahrungen emotional und verbal besonders gehemmt sind oder schlechte Erfahrungen in und mit Gruppen gemacht haben. Musiktherapeutinnen können individuell und flexibel auf die Bedürfnisse und die Möglichkeiten des Einzelnen eingehen, indem sie sich in Musik, Sprache und Bewegung an Tempo und Ausdruck der Patienten anpassen. Vertrauen und Sicherheit können wiedergewonnen und der Zugang zum Selbst durch gemeinsame Klang-, Spiel- und Hörerfahrungen ermöglicht werden. Für manche Patienten ist dieser Baustein des geglückten intersubjektiven Beziehungsangebotes die Grundlage für eine emotionale Öffnung anderen Menschen gegenüber, die den Zugang zur Gruppenmusiktherapie ermöglicht.

Im ambulanten Bereich suchen Menschen Musiktherapeutinnen möglicherweise deshalb auf, weil sie Erfahrungen mit neuen Therapiemethoden machen möchten, weil sie bereits eine verbale Psychotherapie ausprobiert haben oder weil sie eine Affinität zu Musik haben. Andere kommen, weil sie an die heilende Kraft der Musik glauben; manche haben esoterische Vorstellungen in Bezug auf Musiktherapie. Um Missverständnisse zu vermeiden, sind klärende Vorgespräche notwendig. Die Musiktherapeutin muss dem Patienten klar machen können, wie sie arbeitet, mit welchen Zielen, über welchen Zeitraum etc. Bestenfalls kann sie dem Interessierten ein informatives Merkblatt mitgeben. Eine Person, die schlechte Erfahrungen mit Musik gemacht hat oder die meint, für die Methode nicht geeignet zu sein, sucht in der Regel keine Musiktherapeutin auf.

Eine Musiktherapeutin, die ambulant selbständig tätig ist (Kapitel 4.4), sollte nur Personen behandeln, denen gegenüber sie sich emotional gewachsen fühlt. Dazu müssen sich Musiktherapeutinnnen selbst gut kennen und die eigenen Fähigkeiten und Schwierigkeiten realistisch einschätzen können. Sie sollten zumindest eine Einzellehrtherapie gemacht haben, in der sie entdecken konnten, welche emotionalen Schwierigkeiten sie mitbringen, aber auch, welchen Instrumenten oder Klängen gegenüber sie selbst Ablehnung und Vorliebe empfinden. Musiktherapeuten und Musiktherapeutinnen können darauf kommen, dass ein bestimmter Klang von einem bestimmten Instrument mit einer frühen negativ konnotierten Beziehungserfahrung in Zusammenhang steht und daran arbeiten. Würden sie dies erst als Therapeutin in der Situation mit der Patientin erleben, die vielleicht genau diesen Klang sucht, könnten sie aufgrund der eigenen Abwehr eine falsche Deutung vornehmen oder Widerstandsphänomene entwickeln: das Instrument in eine Ecke legen, Patientinnen am Spielen dieses Instrumentes hindern etc. Therapeutinnen können sich im eigenen Widerstand verfangen und die Therapie zum Stagnieren bringen (Austin und Dvorkin 1993).

Musik kann jederzeit und unverhofft sehr starke Gefühle auslösen und zu Regression führen. Der Einzelkontakt über die Musik kann besonders intensiv sein und Patientinnen können sich ihrer Therapeutin gegenüber schutzlos und ausgeliefert fühlen. Das gemeinsame Spielen auf einem Instrument ist möglich, kann aber durch die damit verbundene körperliche Nähe als sehr ambivalent empfunden werden: als unangenehm und bedrohlich, wenn es als Grenzen auflösend und symbiotisch-verschmelzend wahrgenommen wird und als angenehm und schützend, wenn es Bindungswünschen entgegenkommt und diese angemessen erfüllt.

Die folgenden beiden Therapiebeispiele sollen die Bedeutung des musiktherapeutischen Raumes und der musiktherapeutischen Beziehung für die Entwicklung innerseelischer Prozesse verdeutlichen. Im ersten Fall entwickelt sich die Übertragungsbeziehung positiv. Aus dem anfänglichen „für" und dem darauffolgenden „gegen" die Mutter (Musiktherapeutin) wird ein gemeinsames Miteinander. Aus der musiktherapeutischen Begegnung entsteht der Wunsch nach „Mehr", der Wunsch nach einer systemischen Paartherapie im Anschluss an die Einzelmusiktherapie. Im zweiten Fall nimmt die Übertragungsbeziehung zunehmend bedrohliche Formen an, ausgelöst durch ein Musikstück, bis hin zur seelischen Erstarrung und zum vorzeitigen Abbruch des Musiktherapieprozesses.

### Fallbeispiel I

Eine 28-jährige Frau leidet seit vielen Jahren unter Bulimie. Sie hat einen mehrmonatigen Klinikaufenthalt und eine ebenfalls mehrmonatige ambulante tiefenpsychologische Psychotherapie hinter sich. Auf Empfehlung des Arztes und mit ihrem eigenen Einverständnis möchte sie eine Therapie mit nonverbalen Anteilen ausprobieren und wird daher in die Musiktherapie der psychotherapeutischen Hochschulambulanz überwiesen. Die Patientin beschreibt sich als eine leistungsorientierte ehrgeizige Person, die es nicht schaffe, mit sich und der Welt zufrieden zu sein. Sie glaube nicht an sich selbst und habe ein sehr niedriges Selbstwertgefühl. Bei der Arbeit wolle sie es allen recht machen, insbesondere dem Chef, von dessen Forderungen sie sich nicht abgrenzen könne. Mit Anerkennung und Lob könne sie nicht gut umgehen, dafür zweifle sie zu sehr an sich und auch an der Ehrlichkeit der anderen. Was die Bulimie betrifft, habe sie zurzeit mindestens zweimal wöchentlich Essattacken; die Problematik habe vor ca. zehn Jahren begonnen. Seitdem sie einen Freund habe (ca. ein Jahr) verspüre sie zunehmend Leidensdruck, sie wolle es auch ihm recht machen, könne aber mit seinem Wunsch nach mehr Sexualität und nach mehr Geselligkeit – Ausgehen mit Freunden – nicht mithalten. Sie sei zunehmend frustriert und unglücklich. Sie habe ihn in die Symptomatik eingeweiht und er unterstütze sie bei der Therapie. Sie sei motiviert und habe große Erwartungen an die Behandlung.

Die Therapiedauer wird im gegenseitigen Einverständnis auf zehn Monate festgelegt, die Sitzungen finden einmal wöchentlich für 50 Minuten statt. Es ergeben sich dadurch 28 durchgeführte Therapiesitzungen. Die Patientin kommt regelmäßig und pünktlich zu den Sitzungen, was ihrem ausdrücklichen Anspruch eine „perfekte Patientin" zu sein, entspricht. Für den Therapieverlauf ist dieses motivationsorientierte Verhalten durchaus konstruktiv. In den ersten Sitzungen probiert die Patientin verschiedene Instrumente aus, sie zeigt erst Neugier, dann sehr schnell den Ehrgeiz, die Instrumente

„richtig" zu spielen. Sie schämt sich vor der Therapeutin, wenn es ihr nicht so gut gelingt, wie sie gerne möchte.

Es solle angenehm klingen und sie wolle für die Therapeutin „schön" spielen (Beziehungsangebot der Patientin: Ich spiele „schön", dafür hast du mich lieb!).

Das Mitspielen der Therapeutin ist für sie anfangs eher belastend, als könne sie mit dem Angebot des gemeinsamen Spielens gar nichts anfangen und es auch nicht verstehen. Sie reagiert mit Ausblenden der Musik der Therapeutin und Isolation, ohne hörbaren Kontakt, d.h. ohne sich, weder bewusst noch unbewusst, um einen gemeinsamen Rhythmus oder ein gemeinsames Motiv zu bemühen. Die Therapeutin begleitet das Spiel der Patientin trotzdem (oder gerade deswegen), wobei sie die Abgrenzungsnot der Patientin wahrnehmen kann. Gleichzeitig meint die Therapeutin einen Wunsch nach Kontakt zu spüren, der sich in der Gegenübertragung wie Konkurrenz und Wettstreit anfühlt. Aus dem Für-die-Therapeutin-Spielen und Gute-Patientin-Sein entwickelt sich so etwas wie Gegen-die-Therapeutin-Spielen, was zunehmend auch an der angespannten Mimik und Körperhaltung zu erkennen und zu spüren ist.

Ein zentrales Thema der Therapie ist die ambivalente Beziehung zur Mutter. Sie sei immer streng und vorwurfsvoll gewesen, streng katholisch, habe gleichzeitig aber auch jugendlich, sportlich und unabhängig gewirkt, was nicht zum Bild der katholischen Strenge gepasst habe. Die Mutter sei ihr körperlich „überlegen" gewesen, immer schlank und immer hübsch gekleidet; sie selbst habe sich als zu mollig und zu grau empfunden. Man habe sie oft für Schwestern gehalten, wobei die Mutter als die ältere und hübschere Schwester wahrgenommen wurde.

Ein anderes Thema betrifft die Beziehung zu den Eltern, denen sie es immer recht machen wollte, indem sie, trotz großer Traurigkeit, immer die gute Tochter mimte und sich anpasste, wo sie nur konnte.

Sie sei ein Vorzeigekind gewesen, das der Mutter zuliebe immer nur lächeln sollte und dies auch tat. Ihre Versuche, durch ihr Essverhalten die Aufmerksamkeit der Eltern auf sich zu lenken, seien regelmäßig gescheitert. Die Eltern hätten sich in Gesprächen, zum Beispiel am Esstisch, nur aufeinander bezogen; liebevolle Gesten und Worte habe es nur nach erbrachter, sehr guter, Leistung gegeben. Weich und weiblich zu sein, habe sie sich selbst verboten, es seien Züge, die keinen Anklang fanden.

Die Patientin erkennt, dass sie sich der Musiktherapeutin gegenüber ähnlich verhält wie den Eltern gegenüber: Lieb-sein und Erobern durch musikalische Anpassung in der Hoffnung auf Zuwendung, dann: Rückzug, Ablehnung und Isolation durch Verweigerung des gemeinsamen Spiels.

In der weiteren musiktherapeutischen Behandlung nimmt das Spielen der Patientin zunehmend Konturen an. Im gemeinsamen Spiel mit der Therapeutin entwickelt sie eigenständige Melodien, mit denen sie nun dialogisch in Kontakt treten kann. Aus der unbewussten Für-und-Gegen-Haltung entsteht nach Bewusstmachung ein erstes Miteinander- gestalten, paradoxerweise als Anzeichen eines beginnenden Individuationsprozesses. Die Musik wird weicher, die Patientin benutzt ein Saiteninstrument, die irische Harfe und statt zu trommeln, spielt sie melodisch gestaltend und abwechslungsreich. Neben dem melodischen wiederkehrenden Leitmotiv benutzt sie ein weiteres musikalisches Mittel, das sogenannte Glissando, ein weiches offenes Streichen über die Saiten.

Die Patientin beendet die Musiktherapie, wie abgesprochen, nach 28 Sitzungen. Sie möchte sich im Anschluss daran zusammen mit dem Freund in eine Paartherapie begeben, was vorher unvorstellbar gewesen sei. Die bulimische Symptomatik ist zum diesem Zeitpunkt rückläufig. Sie unternimmt erste Versuche, sich auf der Arbeit besser abzugrenzen und ihre Freizeit zu genießen, statt auch diese durchzuplanen. Insgesamt fühlt sie sich entspannter und etwas weniger leistungsorientiert. Ebenso verspürt sie eine innere Bereitschaft für ein konfrontierendes Gespräch mit der Mutter (nachzulesen in Bauer 2010).

**Fallbeispiel II**

Einem 54-jährigen Mann wird von seinem Psychiater eine musiktherapeutische Behandlung empfohlen, mit dem Zusatz, bei der Therapeutin handele es sich um eine Person mit „deutschen Wurzeln“. Der Patient leidet von Jugend an unter Angstzuständen, begleitet von depressiver Symptomatik. Neben der psychiatrisch-medikamentösen Dauerbehandlung bekommt er regelmäßig psychotherapeutische Unterstützung und kann auf zehn Jahre Psychoanalyse zurückblicken.

Die Symptomatik habe nach der Trennung von seiner Frau vor einigen Jahren wieder zugenommen, vor zwei Jahren habe er dann auch noch eine Krebsdiagnose bekommen, dieser wurde inzwischen behandelt, trotzdem mache es ihm Angst und er wisse nicht, wie es mit seinem Leben weitergehen solle. Er wünsche sich so etwas wie eine Orientierung und eine Richtung für sein Leben. Er wisse, dass er eine tiefe Trauer in sich trage, er könne sie aber nicht spüren. Der Patient zeigt sich von Anfang an skeptisch und gibt an, auch mit einem männlichen Gestalttherapeuten Kontakt aufgenommen und parallel zur Musiktherapie mit ihm Sitzungen vereinbart zu haben. Er wolle sich aber wegen der speziellen Empfehlung seines Psychiaters auf alle Fälle auch auf die Musiktherapie einlassen. In den ersten Sitzungen fallen sein Misstrauen und seine Ablehnung gegenüber den Instrumenten auf … Viel lieber wünsche er sich ein Cello oder eine Geige, klassische ihm bekannte Instrumente. Weder die afrikanischen Trommeln noch die indischen Saiteninstrumente oder die europäischen Stabinstrumente erscheinen ihm vertrauenswürdig genug. Auf ihnen zu spielen motiviere ihn sehr wenig. Die Trommeln seien ihm zu primitiv, die anderen Instrumente sagten ihm nichts.

(Deutung der Therapeutin: Der Patient projiziert die eigenen Anteile von Unzulänglichkeit und Minderwertigkeit in die Musikinstrumente, bei gleichzeitig narzisstischer Abwehr).

Der Patient berichtet in den ersten Sitzungen auf Anfrage der Musiktherapeutin Teile seiner Familiengeschichte. Die Familie seines Vaters sei jüdischer Herkunft gewesen, von seinem Vater wisse er, dass bis auf ihn, der flüchten konnte, alle anderen Familienmitglieder umgekommen seien. Es gäbe deshalb auch keine Fotos von der Familie. Seine Kindheit sei schrecklich gewesen, mit zwölf habe er zum ersten Mal einen Panikanfall gehabt. Sein Vater habe gedacht, es handle sich um einen epileptischen Anfall und habe ihn zum Neurologen gebracht. Er habe jahrelang Medikamente gegen Epilepsie bekommen. Die hätten nicht wirklich geholfen. Später habe der Vater deshalb versucht, ihm die Anfälle mit Schlägen „auszutreiben“. Die Mutter habe den Vater niemals davon abgehalten und immer nur zugeschaut.

(Gegenübertragung: Die Therapeutin merkt, wie sehr der Fall sie berührt und dass sie dem Patienten gegenüber Mitleid und gleichzeitig Hilflosigkeit fühlt. Dessen ablehnende und entwertende, quasi arrogante Haltung den Instrumenten gegenüber lässt aber auch Ärger aufkommen).

Nach drei Sitzungen aktiven Spiels, das jedes Mal mit einem unkontrollierbaren Accelerando des Patienten auf einer der Trommeln endet, einigen sich Therapeutin und Patient darauf, Musikstücke anzuhören und auf einen rezeptiven Modus umzusteigen.

(Eindruck der Therapeutin: Das Spielen erscheint ihm nicht geheuer, es macht ihm Angst, er kann sich nicht kontrollieren, er muss zum Selbstschutz mit Ablehnung und Entwertung reagieren, lässt aber noch mit sich verhandeln, vielleicht aus Verpflichtung (Unterwerfung) dem Psychiater gegenüber).

Abwechselnd werden von nun an Musikstücke mitgebracht, gemeinsam angehört und die beim Patienten ausgelösten Gedanken und Gefühle dazu beschrieben. Bei Klaviermusik von Chopin spricht er von einer großen Bewunderung dem Komponisten gegenüber, bei einer historischen life-Klaviereinspielung eines Klavierkonzertes mit Orchester seiner Mutter erzählt er von ihr und ihrer Liebe zum Klavier: „Meine Mutter hat immer heimlich spielen müssen, es ging nur dann, wenn der Vater außer Haus war. Der wollte nicht, dass sie spielte. Meiner Mutter war das Klavier wichtiger als wir Kinder. Trotzdem konnte ich ihr verzeihen, meinem Vater niemals".

Es wird klar, dass auch die Mutter unter dem Vater gelitten haben muss und dass sie weder ihn noch seine beiden Geschwister vor dessen Gewaltausbrüchen beschützen konnte. Die Schul- und Versagensängste seien zunehmend schlimmer geworden, sodass er am Ende weder studieren noch einen Beruf habe erlernen können und schließlich in der Fabrik des Vaters mitarbeiten musste, was das Schlimmste für ihn gewesen sei.

In der siebten Sitzung fragt der Patient die Musiktherapeutin nach ihrer Herkunft, ob sie aus einer alten deutschen Einwanderungsfamilie stamme oder „richtige Deutsche" sei. Die Therapeutin beantwortet die Frage wahrheitsgemäß („richtige Deutsche"). In der achten Sitzung bringt die Therapeutin Musik mit, ein Kammermusikstück von Brahms, das der Patient anhört, zu dem er sich aber nicht äußert. Es vergehen zwei Wochen, bis er etwas zu diesem Stück sagen kann: „Die Musik hat bei mir schreckliche Bilder ausgelöst. Ich habe ein Orchester in einem Konzentrationslager vor mir gesehen, ich habe selbst im Orchester gesessen und mitgespielt. Ich habe es am eigene Leibe gespürt … wie alle spielten, während andere auf dem Weg zu den Gaskammern waren. Ich konnte es kaum aushalten, es war furchtbar".

(Die Therapeutin ist sehr betroffen und versteht nun sein Schweigen auf die Musik in der achten Sitzung).

Dem Patienten gelingt es nicht, sich von der Fantasie abzugrenzen, seine Reaktion ist eine Art Flashback nach traumatischer Erfahrung, das er stellvertretend für ein anderes Familienmitglied, möglicherweise den Vater, erlebt. Es ist ihm nicht möglich, das traumatische Erleben seiner Familie im Holocaust zu besprechen und aufzuarbeiten, seine Vorstellungen dazu zu benennen. Er ist auf seine tiefe Trauer, die er zu Beginn der Behandlung – wie in Vorahnung – angesprochen hat, gestoßen. Beim gemeinsamen Anhören der Musik mit der deutschen Therapeutin war ein Raum entstanden, der Bilder aus den Erzählungen des Vaters und dessen mögliche Erinnerungen entstehen hatte lassen. Der Patient spürt die Not am eigenen Körper und ist in dem Moment mit den Opfern identifiziert, aber vielleicht auch mit den Überlebenden. Die deutsche Therapeutin wird zur Täterin, ihr und seinen Gefühlen kann er sich nicht stellen. Was in zehn Jahren Psychoanalyse nicht aufgedeckt und bearbeitet wurde, kommt in der Musiktherapie nach wenigen Sitzungen bedrohlich ans Tageslicht. Die seelische Bereitschaft, darüber zu sprechen, ist noch nicht vorhanden; es muss den Patienten zu sehr überrascht und wie „kalt erwischt" haben.

Nach dieser Sitzung, in der er der Therapeutin (zumindest) seinen verzweifelten Zustand mitteilen kann, bricht der Patient die Behandlung ab, setzt aber, laut Auskunft des behandelnden Psychiaters, seine bereits begonnene Gestalttherapie bei dem männlichen Therapeuten fort (nachzulesen in Bauer 2008)

## Gruppenmusiktherapie

Die Gruppenmusiktherapie ist das in Kliniken meist angewandte Setting. Es gibt verschiedene Gruppenzusammensetzungen was den Grad der Fluktuation, das Störungsbild und die Gruppengröße betrifft. So unterscheidet man zwischen offenen, halboffenen und geschlossenen sowie zwischen homogenen und heterogenen Therapiegruppen. Als optimale Gruppengröße wird ein Kreis von fünf bis acht Patienten angegeben. Die Teilnehmer können sich und andere mit ihrer Musik wahrnehmen, miteinander kommunizieren und für eine angenehme Klangdichte sorgen. Rhythmus und Melodie können gleichzeitig bestehen, ineinander übergreifen und von den Teilnehmern als ein gemeinsames Gesamtwerk wahrgenommen werden. Bei weniger als fünf Teilnehmern kann es vorkommen, dass der Gesamtklang dünn und die Struktur brüchig ist, dass wenige Verbindungen entstehen und kein Wir-Gefühl aufkommt. Manche Teilnehmer fühlen sich beobachtet und verhalten sich gehemmter als in der Schutz bietenden größeren Gruppe. Andere Teilnehmer erleben die kleine Gruppe als weniger beängstigend und die Atmosphäre als angenehm intim. Bei einer Gruppengröße von über zehn Teilnehmern besteht die Gefahr, dass das Spiel zunehmend unübersichtlich und der Klang für die Teilnehmer zu dicht und zu laut wird. In diesem Fall könnte die Gruppe in kleinere Einheiten aufgeteilt werden, sodass die einen spielen, die anderen zuhören, beobachten und beschreiben. Es hängt vom Können der Musiktherapeutin ab, wie wirkungsvoll therapeutisch gearbeitet werden kann trotz Über- oder Untergröße. Es macht einen Unterschied, ob eine therapeutische Überlegung hinter der Gruppengröße steht oder ob es sich um eine willkürliche, der Struktur geschuldete Situation handelt. Der Therapieerfolg hängt letztlich auch davon ab, ob die Musiktherapeutin hinter dem Konzept steht, die Situation selbst gewählt hat und diese für therapeutisch sinnvoll erachtet oder ob diese von der Institution vorgeschrieben ist (Vormstein 2017). Als therapeutisch ungünstig erachte ich es, wenn sich Therapeuten vor ihren Patienten als „Opfer eines Systems" und einer ungewollten Situation darstellen. Das heißt nicht, dass es nicht zu Therapiesituationen kommen kann, die ungünstig sind, wie einmalige Raumverlegungen oder Zeitverschiebungen, die von Therapeutin und Patientengruppe gemeinsam gelöst werden. Derartige Situationen können die therapeutische Allianz bestenfalls festigen.

### *Die halboffene Gruppe*

Im klinischen Kontext sind halboffene Gruppen besonders häufig, da Patienten zu unterschiedlichen Zeitpunkten aufgenommen und in die Gruppen eingeteilt werden. Das bedeutet, dass die Zusammensetzung der Gruppe in Bezug auf Diagnose und Störungsbild sowie die Zahl der Teilnehmer fluktuiert. Während die einen neu hinzukommen, werden andere entlassen, das Ganze zu verschiedenen Zeitpunkten und manchmal unverhofft, selbst für die Therapeutin. Gruppenprozesse sind dann kurzweilig und rotieren für einige Wochen um einen Kern von Teilnehmern herum. In der Regel gibt es weder einen klaren Therapieauftrag, noch einen Gruppenbeginn oder Gruppenabschluss. Inhaltlich dreht es sich immer wieder um das Begrüßen und Verabschieden von Teilnehmern sowie um die Vorstellung der Musiktherapiemethode. Sowohl von den Therapeuten als auch von den Patienten wird ein hohes Maß an Flexibilität und Anpassung verlangt. Statt in die Tiefe muss in die Breite gedacht und statt gruppenspezifischer sollten allgemeingültige Therapieziele gesteckt werden. Um hierin wirkungsvoll zu sein und Therapiesitzungen sinnvoll zu gestalten, brauchen Therapeuten Erfahrung und therapeutisches Geschick. Handelt es sich bei den Patienten zusätzlich um Personen mit sehr divergierenden Diagnosen oder Strukturniveaus, ist die Herausforderung umso größer. Stabilität und Kontinuität sind dann nur noch durch die Musiktherapeutin, das Instrumentarium und das Setting gegeben. Ein gesundes Maß an Halt für den Ablauf einer Sitzung ist notwendig, gleichzeitig sollten Routine und vorprogrammierte Interventionen vermieden werden. Für Abwechslung im Verlauf einer Sitzung sorgen allein die unterschiedlichen Persönlichkeiten der Teilnehmer mit ihren unterschiedlichen Bedürfnissen und Ausdrucksmöglichkeiten. Die Haltung der Musiktherapeutin sollte so flexibel wie möglich und so bestimmend wie nötig sein. Wünschen aus der Gruppe oder Vorschlägen von Einzelnen sollte nachgegangen und diese in den Dienst der Therapie gestellt werden. Selbst Patienten, die nur an einer Sitzung teilnehmen, sollten das „therapeutische Etwas" gespürt haben. Dies könnte bei vielen schon dann der Fall sein, wenn sie Zuwendung und Aufmerksamkeit erfahren, wenn sie ernst genommen werden, wenn ein Gedanke gespiegelt oder eine Idee aufgegriffen wird. Die Musiktherapeutin muss imstande sein, sich trotz wechselnder Teilnehmer so zu orientieren und ihre Aufmerksamkeit so zu fokussieren, dass verbale und nonverbale Interventionen therapeutischen Zwecken dienen.

Welche Ziele sollen und können in Gruppensitzungen unter den gerade genannten Bedingungen verfolgt werden? Welches ist unsere Aufgabe bzw. unser Angebot und welchen seelischen Zustand möchten wir musiktherapeutisch verbessern? Welche theoretischen Grundannahmen stützen unsere Vorgehensweisen? Auf der Suche nach einem Lösungsansatz für derartig therapeutische Herausforderung stieß ich auf den von Stucki und Grawe (2007) publizierten Artikel „Bedürfnis- und motivorientierte Beziehungsgestaltung – Hinweise und Handlungsanweisungen für Therapeuten". In dem Beitrag geht es um die Grundannahme, dass „menschliches Handeln nicht ziellos [ist], sondern darauf ausgerichtet, grundlegende Bedürfnisse zu befriedigen" (Stucki / Grawe 2007, 18), und wie Therapeuten mit diesem Wissen diagnostisch und therapeutisch umgehen können. Grawe postulierte schon im Jahr 2004 einen Zusammenhang zwischen menschlichen Grundbedürfnissen und psychischer Gesundheit und zwischen Befriedigung der Grundbedürfnisse und menschlichem Verhalten:

> „Unter psychischen Grundbedürfnissen verstehe ich Bedürfnisse, die bei allen Menschen vorhanden sind und deren Verletzung oder dauerhafte Nichtbefriedigung zu Schädigungen der psychischen Gesundheit und des Wohlbefindens führen" (Grawe 2004, 185).

Die Erfüllung der Grundbedürfnisse bedeutet eine positive Entwicklung, psychische Gesundheit und Wohlbefinden. Bei den Grundbedürfnissen handelt es sich um das Bedürfnis nach Bindung, nach Kontrolle und

Orientierung, nach Selbstwerterhöhung und Selbstwertschutz und nach Lustgewinn und Unlustvermeidung. Wir Menschen sind laut Grawe neuronal so ausgestattet, dass wir zeitlebens nach der Erfüllung dieser Grundbedürfnisse streben, gleich der Befriedigung biologischer Grundbedürfnisse wie Nahrungszufuhr oder Schlaf. Menschen entwickelten auf der Grundlage früher Erfahrungen zwei Typen motivationaler Ziele: a) Annäherungsziele, die dazu beitragen, positive Befriedigung zu erleben und b) Vermeidungsziele, die dazu beitragen, Enttäuschung und Verletzung zu vermeiden. Dass widersprüchliche, gleichzeitig ablaufende psychische Aktivierungen zugange sind, sei offensichtlich; diese würden intrapsychisch reguliert, was Grawe konsistenztheoretisch erklärt. Die Regulierung sei ein unbewusster Vorgang, Abwehrmechanismen oder Copingstrategien trügen u.a. zur Konsistenz bei (Grawe 2004). Grawe schlussfolgert, dass Menschen sich aufgrund ihrer unterschiedlichen Lebenserfahrungen darin voneinander unterscheiden, was ihre motivationalen Ziele und ihr Verhalten in konkreten Situationen betrifft, nicht aber im Hinblick auf die Grundbedürfnisse.

Bei einer bedürfnis- und motivorientierten Beziehungsgestaltung vermitteln Psychotherapeuten emotional konsistente Erfahrungen und bedienen die Grundbedürfnisse ihrer Patienten. Sie ist hinsichtlich Diagnosen und Therapieschulen unspezifisch und bezieht sich auf allgemeingültige psychologische Verfassungen. Grundbedürfnisse können aus dem Verhalten des Patienten abgeleitet oder aufgrund eigener emotionaler Reaktionen intuitiv vom Therapeuten erschlossen werden. In dem Artikel geben Stucki und Grawe konkrete Anleitungen, wie Therapeuten auf verbaler und nonverbaler Ebene vorgehen können, um bedürfnis- und motivorientiert zu handeln, d.h. um bindungs-, orientierungs-, und selbstwertgemäß-, sowie luststeigernd zu intervenieren. Die Zielsetzungen sind unterschiedlich und werden für jedes Grundbedürfnis gesondert festgelegt:

- Das Ziel für das Grundbedürfnis der Kontrolle und Orientierung besteht darin, dass der Patient die Erfahrung machen soll, dass er bestimmen kann, was passieren wird und dass nichts über seinen Kopf hinweg entschieden wird. Er soll das Gefühl haben, Kontrolle über das Geschehen zu haben.
- Das Ziel für das Grundbedürfnis der Bindung besteht darin, dass der Patient die Erfahrung machen soll, dass jemand für ihn da ist, dass er sich auf jemanden verlassen kann und nicht zurückgewiesen wird. Er soll sich aufgehoben und sicher fühlen können.
- Das Ziel für das Grundbedürfnis der Selbstwerterhöhung besteht darin, dass der Patient die Erfahrung machen soll, als Person wichtig und

wertvoll zu sein. Er soll das Gefühl haben, geschätzt und akzeptiert zu werden.

- Das Ziel für das Grundbedürfnis des Lustgewinns besteht darin, dass der Patient die Erfahrung machen soll, dass er sich in der Therapie wohlfühlen und lustvolle Momente genießen kann. Er soll das Gefühl haben, dass in der Therapie auch angenehme Gefühle Platz haben.

Hieran anknüpfend wurde der gruppentherapeutische Ansatz für Musiktherapeutinnen entwickelt, die mit fluktuierenden Gruppen arbeiten. Dahinter steht der Gedanke, dass im musiktherapeutischen Setting die Erfüllung der Grundbedürfnisse, zusätzlich zur verbalen und nonverbalen Ebene, auf der musikalischen Ebene vollzogen werden kann. Stucki und Grawe (2007) legen nahe, dass Therapeuten das Verhältnis zu den eigenen Grundbedürfnissen geklärt haben müssen, um resonanzfähig zu sein und eigene Bedürfnisse nicht am Patienten „auszuleben“. Gleiches gilt für Musiktherapeutinnen. Ist das nicht der Fall, so könnte es sein, dass bestimmte Klänge oder Instrumente vermieden, rhythmische Kontrolle über die Gruppe ausgeübt oder „besonders schön“ gespielt wird.

In einem fluktuierenden Gruppenverlauf einer Tagesklinik/halboffene Gruppe mit durchschnittlich acht Patienten und Diagnosen aus dem Angst- und Depressionsspektrum, sind die Interventionen der Musiktherapeutin an die Tagesdynamik der Gruppe angepasst. Sie orientieren sich an den Grundbedürfnissen im Hier-und-Jetzt. Die strukturellen Funktionen der Teilnehmer sind unterschiedlich entwickelt, die Fähigkeiten zur Verbalisierung, emotionalen Kommunikation und Reflektion variieren; in der Musik zeigen sich Unterschiede, u.a. in der affektiven Kontaktaufnahme zum Instrument und zur Gruppe und im musikalisch-emotionalen Ausdruck.

Sitzung 1: Mehrere neue Patienten sind von der gemeinsamen Gruppenmusik irritiert, sie sei chaotisch und ungeordnet gewesen. Einer von ihnen wendet sich herausfordernd an die Musiktherapeutin, sie solle für Ordnung sorgen. Die Musiktherapeutin nimmt den Satz in der Gegenübertragung als Vorwurf wahr, sie habe nicht richtig gehandelt, sie habe die Gruppe im Stich gelassen, ihr zu viel zugemutet. Sie wägt ab, ob sie direkt oder indirekt darauf reagieren soll. Direkt würde heißen, sich für das Chaos zu entschuldigen und Spielregeln aufzustellen (aufzuerlegen), was von einigen auch als bestrafend wahrgenommen werden könnte (Schimpfen wegen der Unordnung). Indirekt würde heißen, den Spieß umzudrehen und die Gruppe dazu zu bringen, selbst Struktur und Ordnung herzustellen, das heißt, den eigentlichen Bedürfnissen nach Selbstwerterhöhung oder Kontrolle und

Orientierung nachzugehen. Die Therapeutin entscheidet sich für letzteres und gibt die Aufgabe freundlich an die Gruppe zurück und fragt nach Ideen, wie das geschehen könne. Der gleiche Patient wünscht sich einen Dirigenten, den er am Ende selbst spielt, da niemand sonst die Rolle übernehmen möchte. Er bestimmt über den Einsatz der Instrumente und die Länge ihres Spiels. Die Teilnehmer folgen seinen Anweisungen, aufmerksam und lustvoll beteiligt. Die Gruppe ist zufrieden, sie selbst hat den Weg zu mehr Halt gefunden und fühlt sich fähiger als zuvor.

Sitzung 2: Eine Woche später besteht der gleiche Patient wieder darauf, die Musiktherapeutin solle einen Vorschlag machen. Dieses Mal greift die Therapeutin den Wunsch konkret auf und übernimmt die Verantwortung, indem sie ein Rhythmusspiel vorschlägt. Die Gruppe spielt über einen längeren Zeitraum im starren Rhythmus, ohne Veränderungen. Das Spiel wird als zu monoton abgewertet. Die Musiktherapeutin übergibt die Verantwortung zur Änderung darauf an die Gruppe. Herr L., der am längsten beteiligte Patient dieser Gruppe und der sich in den letzten beiden Sitzungen unwohl gefühlt hatte, da seine alte „gut funktionierende" Gruppe aufgrund der Entlassungen auseinandergebrochen war, meldet sich mit einem Vorschlag zurück: Was fehle, sei eine alles verbindende Melodie, diese solle von der Musiktherapeutin auf dem Keyboard gespielt werden. Die Therapeutin soll scheinbar als Bindeglied zwischen alt und neu fungieren. Sie gibt dem Wunsch von Herrn L., den die anderen befürworten, nach. Nach dem Spiel äußert sich Frau S. verärgert und unzufrieden, das Keyboard habe nicht zu den anderen Instrumenten gepasst und sie habe sich durch das harmonische Spiel eingeengt gefühlt. Die Therapeutin spürt in der Gegenübertragung keine Schuldgefühle dafür, „falsch" gespielt oder Frau S. eingeengt zu haben, sondern das Gefühl, Herrn L. verteidigen zu müssen, der den Wunsch nach Verbindung klar zum Ausdruck gebracht hatte und den Frau S. nicht auszuhalten scheint. Auch Ärger darüber taucht in der Gegenübertragung der Therapeutin auf. Statt ihr Verhalten und ihre Aussage dahingehend zu deuten, bittet die Musiktherapeutin Frau S. und die Gruppe erneut um Veränderungsvorschläge. Statt auf dem Keyboard solle die Therapeutin nun auf dem Xylophon spielen, was von allen, auch von Frau S., akzeptiert und am Ende als angenehm empfunden wird. Die Klänge des Xylophons sind weniger bindend, liegende Harmonien sind nicht möglich, das scheint Frau S. besser vertragen zu können. Im Anschluss an dieses Gruppenspiel erfährt sie eine Überraschung, als Herr l., der am Thema der Verbindung festhält, ausprobieren möchte, „wie [er] mit dem Gong eine Verbindung herstellen [kann]". Frau S. reagiert alarmiert und hält sich vorsichtshalber die Ohren zu. Es ist zu vermuten, dass Verbindung für sie unerträglich ist und möglicherweise als überrollend und dominant wahrgenommen wird. Entgegen ihrer Befürchtung spielt Herr L. den Gong dann zart und leise.

Was sie am Ende aus der Sitzung mitgenommen hat, kann nicht eindeutig beantwortet werden, da es am Ende zu keiner Verbalisierung mehr kam. Die Gelegenheit bestand darin, zu spüren, dass ihre Wünsche und Befürchtungen ernst genommen werden und dass sich Vorurteile nicht immer bestätigen, beides wären in ihrem Falle neue wichtige Erfahrungen.

Sitzung 3: In der folgenden Sitzung sind wieder zwei neue Patientinnen mit dabei. Eine von ihnen, Frau B., lässt wissen, dass sie keine Lust auf Musiktherapie hat und dass sie früher schlechte Erfahrungen damit gemacht habe. Sie sei von der damaligen Musiktherapeutin wegen ihres Verhaltens gerügt worden … In gewisser Weise scheint sie vor sich zu warnen und die Therapeutin abzuschrecken, als sei sie das „enfant terrible" der Gruppe (Selbstbild). Dabei erwähnt sie, dass sie eigentlich gerne Musik höre und immer mit sich herumtrage. Die Musiktherapeutin nutzt den Hinweis und lädt sie dazu ein, ein Stück vorzuspielen, die Gruppe solle einfach zuhören. Frau B. nimmt die Einladung an; dass die anderen am Ende ihre Eindrücke zu dem Stück mitteilen, scheint ihr zu gefallen. Danach folgt ein Spielvorschlag von Herrn L., „einfach zusammen spielen". Die Gruppe ist einverstanden, plötzlich entdeckt Frau B. nun doch noch ein Instrument, das ihr damals gut gefallen hat, die Oceandrum, die sie an die Ostsee erinnere. Im dritten und letzten Zusammenspiel integriert sich die Gruppe als Ganzes über ein Rhythmusmuster, das Herr S., unser ehemaliger Dirigent, anführen soll. Die Aufgabe wird ihm von der Musiktherapeutin zugeteilt und bedient sein Bedürfnis nach Orientierung und Selbstbestimmung. Frau W. spielt eine harmonische a-Moll-Abfolge auf der Gitarre, in sich versunken. Die Musiktherapeutin wechselt daraufhin von der Kalimba zum Klavier und begleitet das Gitarrenspiel mit einer Melodie in a-Moll. Die Gruppe ruht in sich, die Stimmung ist friedvoll bis traurig. Das Spiel endet in einem gemeinsamen authentisch-freudvollen Lachen der Zufriedenheit, Frau W. wird für ihre Fähigkeit zur Versunkenheit bewundert. Frau B. wendet sich im Hinausgehen noch einmal an die Therapeutin: „[…] und es hat mich heute nicht genervt, wenn Ihnen das hilft", was wahrscheinlich so viel heißen sollte wie, dass es ihr ganz gut gefallen hat – oder: dass es besser war, als sie dachte. Etwas Positives zu sagen, zu sich oder zu anderen, fällt ihr zu diesem Zeitpunkt aber viel zu schwer. Was sie zeigen konnte, ist, dass sie sich auf eine Beziehung einlassen könnte, wenn sie Anerkennung und einen Platz bekommt. Die ablehnende Haltung sich und anderen gegenüber, die Provokation, ist Ausdruck vom eigentlichen Bedürfnis, gesehen zu werden, der Wunsch nach Bindung und Selbstwerterhöhung.

### *Die geschlossene Gruppe*

Im Gegensatz zur halboffenen Gruppe kann in der geschlossenen Gruppe bei gleichbleibenden Teilnehmern eine Entwicklung im Sinne eines Gruppenprozesses unter gruppendynamischen Vorzeichen stattfinden. Zum Therapieerfolg trägt die sorgfältige Vorbereitung der Gruppe vor Gruppenbeginn bei (Tschuschke 2003; Yalom 2007). In seinen Untersuchungen fand Tschuschke spezifische Wirkfaktoren der Gruppenpsychotherapie heraus, u.a. das Feedback, die Selbstöffnung, den Altruismus und die Katharsis (Tschuschke 2003). Der Gruppenprozess vollzieht sich demnach in Form einer Handlungs- und Erfahrungsschleife: von der *Selbstöffnung* (Risiko) über die *Rückmeldung* der Gruppe, zum *Durcharbeiten* der neuen Perspektive und der *Umsetzung* in verändertes Erleben und Handeln zur *erneuten Selbstöffnung* in Bezug auf weitere Inhalte. Yalom spricht von *therapeutischen Faktoren*, die den Gruppentherapieerfolg begünstigen, dazu gehören u.a. das Mitteilen von Informationen, Gruppenkohäsion, Altruismus sowie Interpersonales Lernen (Yalom 2007).

In der psychotherapeutischen Behandlung unterscheiden sich die Methoden je nach Struktur- und Funktionsniveau der Patientinnen (Arbeitskreis OPD (2023)). Bei Teilnehmern und Teilnehmerinnen mit einem mäßig bis gut integrierten Strukturniveau ist die konfliktzentrierte Arbeit nach gruppendynamischen Prinzipien indiziert. Die Fähigkeit zur Selbstreflexion, die differenzierte Selbst- und Objektwahrnehmung, emotionale Kommunikation und Affektregulation, sind größtenteils gegeben. Bei strukturellen Ich-Störungen mit unreifen und unstabilen Funktionsmechanismen geht es in der therapeutischen Arbeit um Spiegelung und Mentalisierung, um Beschreibung des Erlebten und Förderung der Selbst- und Fremdwahrnehmung durch Bewusstmachung des eigenen Verhaltens und Fühlens. Die affektive Selbstregulierung, der Kontakt zu den eigenen Emotionen und die Abgrenzung zwischen Selbst und Objekt müssen gefördert werden, damit sich Konflikte überhaupt erst konstituieren und ausgetragen werden können.

In der institutionellen Gruppenmusiktherapie begegnen wir beiden Gruppen. Wenn psychotherapeutische Kliniken nach dem Prinzip der OPD-3 diagnostizieren und Gruppeneinteilungen so vornehmen, dass die Patientinnen vom Strukturniveau her Ähnlichkeiten aufweisen, ist es auch für Musiktherapeuten und Musiktherapeutinnen leichter möglich, den Bedürfnissen entsprechend unterschiedlich vorzugehen.

Bei Personen mit mäßig bis gut integrierten Strukturniveaus können Musiktherapeuten davon ausgehen, dass die Teilnehmer nach einer ersten Anfangsphase das eigene und das Spielverhalten anderer bald Bedürfnissen, Wünschen oder Gefühlen zuordnen können. Patientinnen kann zugemutet und zugetraut werden, dass sie ihre Instrumente selber auswählen und in eine freie Improvisation einsteigen können. Dass jemand immer wieder ein bestimmtes Instrument auswählt bzw. vermeidet, dass jemand eintönig spielt und so leise, dass niemand ihn oder sie hören kann, kann mit biografischen Erfahrungen in Zusammenhang gebracht werden. Auf der anderen Seite verstehen Musiktherapeutinnen die Gruppendynamik aufgrund des Spielverhaltens umso besser, je besser sie die Gruppenteilnehmer einschließlich deren Beziehungserfahrungen kennen. Unter den Teilnehmern gibt es solche, die immer anfangen müssen, andere, die bis zum Ende warten, bevor sie kurz vor Schluss in eine Improvisation einsteigen. Wieder andere, die das leiseste Instrument wählen und welche, die das letzte Wort haben, bzw. den letzten Ton spielen müssen. Unbewusste Verhaltensmuster und Gewohnheiten der einzelnen drängen ins Spiel hinein und bestimmen Gruppendynamik und -thematik. Aufgabe der Musiktherapeutin ist es, Angebote zu machen, die Altes und Neues zum Vorschein kommen lassen, das spielerisch bearbeitet werden kann. Es ist angemessen und normal, wenn Teilnehmer zunächst ihre Symptome und typischen Abwehrhandlungen mit ins Spiel bringen. Einige von ihnen dadurch, dass sie anderen im altruistischen Modus etwas Gutes tun möchten, indem sie liebevoll harmonisch spielen, andere, indem sie musikalisch mitlaufen und sich anpassen, wieder andere dadurch, dass sie sich isolieren und Kontakt zu anderen Instrumenten abwehren und schließlich solche, die sich im narzisstischen Modus lauthals selbst darstellen. Das sich auf diese Weise spontan entwickelnde instrumental-musikalische Beziehungsverhalten dient auch diagnostischen Zwecken.

Gruppe 1: Ein Patient mit wiederholten Mobbingerfahrungen und einer verdrängten Selbstwertproblematik produziert sich in der Musiktherapiegruppe, indem er in den ersten drei Sitzungen mit einem zarten pentatonischen Instrument die Improvisationen anführt. Die Gruppe ist erleichtert, jemanden zu haben, der freiwillig ins Wasser springt, Herr X. selbst gibt sich überrascht darüber, positiv aufzufallen. In der der dritten Sitzung wird das Verhalten von einigen Teilnehmerinnen zum ersten Mal infrage gestellt: warum er nicht abwarte, andere bräuchten mehr Zeit ... mit seinem Spiel bestimme er die Musik der gesamten Sitzung etc. Ein Patient, Herr Y., der sich, wie alle anderen auch, an das Spiel von Herrn X. angepasst hatte, gibt zu, dass er heute gerne selbst angefangen und auch viel lieber laut und weniger harmonisch gespielt hätte. Die Gruppe wird aktiv, der Wunsch nach lautem Spiel wird wach, Wut soll sich zeigen, ein Dialog soll stattfinden: Konturen und Konfrontation statt gleichzeitigem harmonischen Spiel sind gefragt. Die daraufhin von der Gruppe entwickelte Spielregel heißt: Spielen in zwei Gruppen, ein Frage-Antwortspiel, eine laute Fragegruppe und eine selbstbestimmende Antwortgruppe. Herr Y. gehört der lauten Gruppe an, Herr X. der Antwortgruppe. Der Konflikt Unterwerfung versus Kontrolle kann durchgespielt und im Anschluss besprochen werden. Um Macht und Ohnmacht geht es, um den Wunsch nach und die gleichzeitige Ablehnung von Führung von außen.

Bei Personen mit gering bis mäßig integriertem Strukturniveau und Defiziten in der Selbstregulierung, der Selbstwahrnehmung und fehlendem Kontakt zu den eigenen Emotionen, muss zuerst Sicherheit und Halt gebend vorgegangen werden. Die freie Improvisation zu Beginn der Therapie kann eine Überforderung darstellen, Orientierungslosigkeit und Verunsicherung hervorrufen und schließlich zu Widerstand führen. Musikbasierte strukturzentrierte Angebote zu differenziertem Wahrnehmungs- und Ausdrucksverhalten haben sich als wertvoll herausgestellt, um affektive Differenzierung, Selbst- und Fremdwahrnehmung, Affekt- und Beziehungsregulierung zu fördern (Bauer / Ito 2015; Wolf 2010). Dazu gehören einfache Klang-, Rhythmus- und Hörübungen, allmähliches oder plötzliches Steigern von Lautstärke und / oder Geschwindigkeit, Weitergabe von Tönen, etc. Therapeutisch sinnvoll ist es, Selbst- und Fremdbeobachtung zu schulen und zu beschreiben, was erlebt und wahrgenommen und wie gespielt wurde. Auch die Frage nach der möglichen Wirkung des eigenen Spiels auf andere ist relevant für emotionale Reifeprozesse wie Mentalisierung und Empathie. Die Person erlebt sich zunehmend konturierter und kann sich von anderen differenzieren, ohne die Notwendigkeit eines emotionalen Abbruchs, oder sich binden, ohne symbiotische Verschmelzung. Individuations- und Zugehörigkeitsprozesse werden in der Gruppe musiktherapeutisch gefördert.

Gruppe 2: In einer psychosomatischen Gruppe mit insgesamt sieben Teilnehmern befindet sich ein männlicher Patient, der dadurch auffällt, dass er sich regelmäßig auf viele Kissen gebettet in die Ecke setzt. Er lässt sich die Instrumente von den anderen Teilnehmerinnen reichen mit der Erklärung, dass er Rückenschmerzen habe und es ihm schwer falle aufzustehen. In seinem Spiel geht er selten in Beziehung zu den anderen, eher verbarrikadiert er sich, zum Beispiel hinter dem großen Monochord, das er dann zufrieden lächelnd spielt. Die Szene wiederholt sich mehrere Sitzungen lang und wird von allen mitgespielt und belächelt. In der 4. Sitzung dann wird sein Verhalten von einer Patientin als das eines Königs auf seinem Thron in seinem Königreich beschrieben, der sein Volk regiert. Die Metapher wird von der

Gruppe aufgegriffen und führt zu dem Plan, den König in der kommenden Sitzung vom Thron zu stürzen oder ein weiteres Königreich zu gründen. Der König fühlt sich einen Moment angegriffen und geht verbal in Verteidigung. Am Spiel ändert sich nichts, der Patient zeigt kein Bewusstsein für sein die anderen störendes Verhalten. Obwohl er von den Gruppenteilnehmerinnen mit seiner narzisstischen Abwehr konfrontiert wird, indem sie ihm spiegeln, wie er andere kontrolliert und beherrscht, wird der mögliche Konflikt Kontrolle versus Unterwerfung nicht reflektiert oder die hinter dem Schmerz verborgene Beziehungsproblematik – Angst vor Kontakt, Begegnung und Nähe – erkannt. So kommt es in der kommenden Sitzung auch nicht zur Austragung des Konfliktes durch neue Königreiche, sondern zu einer Veränderung auf rein musikalischer dynamischer Ebene durch gemeinsame Laut-Leise-Gestaltung – ein erster Weg in Richtung Wahrnehmung von Nähe, Kontakt und Halt.

## 4.5 Methoden

Klassischerweise wird zwischen der aktiven und der rezeptiven Musiktherapie unterschieden, wobei sich die Wörter „aktiv" und „rezeptiv" auf die Handlungsebene des Patienten beziehen, der im ersten Fall dazu eingeladen wird, auf Musikinstrumenten zu spielen, im zweiten Fall dazu, Musik anzuhören. In der älteren Musiktherapieliteratur wird noch das Wort „passiv" verwendet; ein Begriff, auf den man heute verzichtet, weil er vermuten ließ, der Patient würde bespielt oder die Musik diente allein der Entspannung. Da es aber immer schon um die Beteiligung und um das aktive Hören im Sinne von Erleben und Bewusstmachen von Wahrnehmungsprozessen ging (Schwabe 2003), wurde das Wort „passiv" schließlich durch das Wort „rezeptiv" ersetzt.

### Aktive Verfahren

Zu den aktiven Verfahren gehören solche, in denen gemeinsames Spielen auf Instrumenten oder das Singen im Mittelpunkt stehen. Die Auswahl eines oder mehrerer Instrumente, das Ausprobieren, das allmähliche oder plötzlich unverhoffte Ins-Spiel-kommen, im Alleingang oder zusammen mit der Gruppe, mit der Musiktherapeutin oder einer anderen Teilnehmerin, bilden den Ausgangspunkt einer aktiven Einzel- oder Gruppenmusiktherapiesitzung. Klangwelt und Atmosphäre werden dadurch erzeugt, dass die Gruppenteilnehmerinnen mitspielen – im doppelten Sinne des Wortes – dass sie die Musik mitgestalten und sich auf das Angebot der Musiktherapeutin einlassen. Eigenes finden und zum Ausdruck bringen, Eigenes mit Fremdem in Verbindung bringen, etwas Neues entstehen lassen, sich als Teil eines Ganzen wahrnehmen, die eigene Rolle wahrnehmen und sich mit Klängen ausprobieren: Die gemeinsame Musik steht im Mittelpunkt, sie ist die Basis jedes mit ihr im Zusammenhang stehenden Therapieprozesses. Je nach Zielgruppe und unter der Voraussetzung, dass die sprachlichen und kognitiven Fähigkeiten vorhanden sind, sollte die Musik im Anschluss an das Spielen besprochen werden. Die Improvisationen können auch aufgenommen, gemeinsam angehört und danach erneut besprochen werden.

### Rezeptive Verfahren

Zu den rezeptiven Verfahren gehören all diejenigen musiktherapeutischen Angebote, in denen das Anhören vorgespielter Musik im Mittelpunkt steht. Die Musik wird von der Musiktherapeutin entsprechend dem individuellen oder gruppentherapeutischen Prozess ausgewählt und vom Tonträger vorgespielt. Es geht um Körper- und Sinneswahrnehmung, affektive Regulierung, Integration widersprüchlicher Gefühle und / oder um das Aufdecken unbewusster Inhalte durch Assoziation und Projektion. Die beiden meistgenannten, in den 1970er Jahren entwickelten und bis heute lehr- und lernbaren Verfahren, sind die *Guided Imagery and Music* (GIM) von Helen Bonny in Maryland und die *Regulative Musiktherapie* (RMT) von Christoph Schwabe in Leipzig. Die Zielgruppe beider Verfahren sind erwachsene sprechfähige und -bereite Personen. Beide Verfahren wurden im Laufe der letzten zwei Jahrzehnte methodisch erweitert und den Bedürfnissen heutiger Klinik- und Therapiekonzepte angepasst. Das Vorsingen und Vorspielen von Musik durch die Musiktherapeutin, das sogenannte Für-Spiel, ist eine rezeptive Intervention, die insbesondere, aber nicht ausschließlich, mit nicht sprechenden und nicht spielenden Menschen angewendet wird, u. a. im Palliativbereich, in der Neurologie oder in der Neonatologie.

### Gemischte Verfahren

In musiktherapeutischen Behandlungen können in einer Sitzung sowohl aktive als auch rezeptive Interventionen durchgeführt werden. Sitzungen, die mit einem aktiven spielenden Teil beginnen, können am Ende mit einem gemeinsam angehörten Musikstück oder dem Anhören der eigenen Aufnahme enden. Sitzungen, die mit dem Anhören von Musik beginnen, können eine thematische Improvisation zur Folge haben. Voraussetzung hierfür ist, dass der Musiktherapieraum so ausgestattet ist, dass beides möglich ist. Eine interessante und gleichzeitig herausfordernde Intervention ist die, die Teilnehmerinnen einzuladen, ein für sie wichtiges Musikstück mitzubringen, entweder aus vergangenen Zeiten oder aus der Aktualität, und es der Gruppe vorzustellen. Die Musik soll nach dem gemeinsamen Anhören reflektiert und wertefrei besprochen werden. Die Intervention setzt Vertrauen in die Gruppe voraus, weshalb sie für die geschlossene Gruppe besser geeignet ist als für die offene. Sie dient sowohl dem Selbstverständnis als auch dem Differenzierungs- und Individuationsprozess (Bauer 2014; Bauer / Ito 2015)

## 4.6 In Deutschland vertretene Musiktherapieverfahren

### Aktive Musiktherapie

Eine musiktherapeutische Behandlung wird immer aus mindestens drei Protagonisten bestehen: Patientin, Musiktherapeutin und Musik. Welche Funktion der Musik zukommt und welche Bedeutung der therapeutischen Beziehung beigemessen wird, kann unterschiedlich sein und hängt u. a. auch von den Bedürfnissen und der Indikationsstellung ab. Viele der heute üblichen Vorgehensweisen wurden in Anlehnung an die Psychotherapietheorien der letzten 60 Jahre entwickelt, andere greifen auf musikimmanente Denkweisen zurück. Zu den psychotherapeutischen Musiktherapieverfahren zählen sowohl aktive als auch rezeptive Verfahren. Ihnen allen gemein ist die Bedeutung der Musik als Mittel zum Zweck und nicht als Ziel der Behandlung. Hiermit gemeint ist die Tatsache, dass es in der musiktherapeutischen Behandlung primär nicht darum gehen wird, ein musikalisches Produkt oder Ergebnis zu erschaffen, sondern darum, dass Patient und Therapeut sich auf ein gemeinsames Spiel und einen gemeinsamen musikgesteuerten Prozess einlassen, ohne vorher zu wissen, welche Musik dabei entstehen wird. Musikinstrumente und Klangquellen können innerhalb einer Sitzung und von einer Sitzung zur nächsten mehrfach gewechselt und kombiniert werden, selten kommt es zu Wiederholungen des gleichen Stücks. Vielmehr handelt es sich um Unikate, die es zu verstehen gilt. Im besten Fall stehen Spielraum, Musikerfahrung, Beziehung und

Therapieprozess auf eine Art in Verbindung, dass Verknüpfungen und Transfer zu Alltagsthemen und frühen Erfahrungen möglich werden.

## Psychoanalytische Musiktherapie

Die *Psychoanalytische Musiktherapie* (PAM) wurde in den frühen 1970er Jahren von der Geigerin Mary Priestley entwickelt, die sich zu dem Zeitpunkt in eigener (zehnjähriger) Kleinian´scher Psychoanalyse und gleichzeitig Musiktherapietraining bei Juliette Alvin an der Guildhall School for Music befand. Ihre erste Veröffentlichung „Music Therapy in Action" kam 1975 (in Deutschland: „Musiktherapeutische Erfahrungen", 1975 / 1982) heraus. In Deutschland wurde die PAM später insbesondere durch Johannes Eschen verbreitet, einem Studenten des Guildhall Music Therapy Trainings in London mit Lehrtherapie bei Mary Priestley. Priestley lehrte ihr Verfahren dann systematisch im „Mentorenkurs für Musiktherapeuten", der von 1978 bis 1980 im Gemeinschaftskrankenhaus Herdecke stattfand. Ihre Vorlesungen sind in dem Buch „Analytische Musiktherapie" (Priestley 1983) veröffentlicht. Andere deutsche Musiktherapeuten und Musiktherapeutinnen reisten zu späteren Zeitpunkten zu Mary Priestley nach London, um sich bei ihr in Einzellehrmusiktherapie zu begeben oder an dem von ihr entwickelten Verfahren, der *Intertherapy*, einer Art Lehrtherapie in der Kleingruppe mit Selbsterfahrungs- und Supervisionsanteil, teilzunehmen.

Der theoretische Hintergrund der PAM basiert auf den Schriften und der Lehre M. Kleins, S. Freuds und C.G. Jungs. Priestley vertrat die Ansicht, dass sich analytische Musiktherapeuten und Musiktherapeutinnen einer analytischen Musiklehrtherapie oder einer klassischen Psychoanalyse oder verbalen Psychotherapie unterziehen sollten, um sich zuerst mit dem eigenen Unbewussten, den Bedürfnissen und Ängsten des eigenen *Inner Child* auseinanderzusetzen, bevor sie ihre Patienten analysierten. Auch die Fähigkeit, Gegenübertragungsgefühle als solche wahrzunehmen und mit diesen therapeutisch sinnvoll umzugehen, die eigenen privaten Gefühle, von denen der Patienten zu unterscheiden, müsse geübt werden. Die Person des Musiktherapeuten und der Musiktherapeutin, die Musik und die Musikinstrumente werden zu Projektionsflächen innerseelischer Wünsche und Ängste, sie sind Mittel zum Zweck, stehen stellvertretend für etwas anderes oder jemand anderen und dienen dazu, intrapsychische und interpersonelle Prozesse anzuregen. Tiefe emotionale Erfahrungen können an die Oberfläche und ins Bewusstsein gelangen, erkannt, bearbeitet, verstanden und integriert werden.

Der Musik kommen unterschiedliche Funktionen zu. Sie ermöglicht dem Spieler und der Spielerin die Katharsis, das Ausleben von Gefühlen und die emotionale Erleichterung und schafft dabei den Zugang zu unbewussten Gefühlen. Musik hat auch eine Brückenfunktion; sie vermittelt zwischen Unbewusstem und Bewusstem, zwischen „Es“ und „Ich“. Sie dient Projektions- und Übertragungsphänomenen und ist Beziehungs- und Affektträgerin. In ihr spiegeln sich Widerstandsphänomene und durch sie lässt sich auf Abwehrmechanismen schließen. Der Patient inszeniert unbewusste Beziehungssituationen, die von der Musiktherapeutin musikalisch gehalten, gespiegelt oder konfrontiert werden können. Die Musiktherapeutin kann während des gemeinsamen Spielens ihre Gegenübertragungsgefühle hörbar machen. Mit ihrer Musik kann die Therapeutin Empathie und Verständnis z.B. für Trauer oder Wut zum Ausdruck bringen. Die Musiktherapeutin benutzt das Klavier, das laut Priestley den für die Heilung der Seele notwendigen emotionalen Halt und Sicherheit geben kann. Das Klavier hielte allen auch noch so heftigen Emotionen stand und unbewusste Inhalte könnten sich uneingeschränkt ausbreiten. Dem Patienten steht ein immer gleiches Musikinstrumentarium zur Verfügung. Dazu zählen große und kleine Trommeln, Stabinstrumente wie Xylophon, Metallophon und Glockenspiel, Blas-, und Zupfinstrumente wie Flöten und Kanteles und schließlich die kleine Perkussion wie Triangel, Claves, Rassel, Rainmaker und auch das Becken und der Gong. In den unterschiedlich gefärbten Klängen kann sich ein breites Gefühlspektrum abbilden. Ein stabiles Setting sei notwendig, um dem seelischen Chaos entgegenzuwirken. Die Sitzung verläuft nach bestimmten Regeln. Sie beginnt mit der Begrüßung und einer Bestandaufnahme. Der Patient wird eingeladen zu erzählen, wie es ihm ergangen ist oder was ihn beschäftigt. In einem nächsten Schritt kann die Therapeutin den Patienten fragen, was er gerne spielen möchte oder selbst einen Themenvorschlag aus dem bis hierher gewonnenen Material formulieren, z.B. das Thema „Meine Angst vor dem Einschlafen“, wenn es im Gespräch darum gegangen ist. Nach Priestley ist Struktur zunächst Voraussetzung und nicht Hindernis für Freiheit. Gerade dank der Vorgabe von außen kann das „Über-Ich“ seine Kontrollfunktionen etwas herunterfahren. Die sogenannte „Ausdrucksmatrix“ (Priestley 1983, 127) darf nicht zu rigide sein, aber es sollte sie geben. Strukturen sollten entwicklungsförderlich sein, sie können musikalischer Art sein oder alleine auch eine Zeitangabe in Minuten für die Improvisation beinhalten. Ebenso kann Struktur gegeben werden durch Rollenverteilung oder durch das Spielen von Träumen, Imaginationen und Mythen. Im Anschluss an das Spiel wird der Patient dazu befragt, was er erlebt hat und wie es ihm beim Spielen ergangen ist. Die Musiktherapeutin kann ihre Eindrücke spiegeln oder den Patienten mit Inhalten, Gegenübertragungsgefühlen oder Projektionen konfrontieren. Archetypische Bilder wie: „Stellen Sie sich vor, Sie besteigen einen Berg“ oder: „Stellen Sie sich vor, Sie stehen vor einer Mauer, Sie entdecken ein Loch in der Mauer, was befindet sich dahinter?“, oder: „Stellen Sie sich vor, Sie stehen am oberen Ende einer Kellertreppe und rufen hinab: Ist da jemand, der mich braucht?“, die ebenfalls gemeinsam improvisiert werden, werden im Anschluss psychoanalytisch gedeutet. Im ersten Fall steht das Erreichen von Zielen bei Hindernissen und Ängsten vor der Zukunft im Vordergrund, im zweiten Fall Ängste und Wünsche vor dem Unbekannten und im dritten der Zugang zum Unbewussten im Allgemeinen. Je nach Situation und Patient ist die eine Imagination sinnvoller als die andere.

Zur Methode gehören auch das Aufnehmen der Musik und das gemeinsame Anhören nach dem Gespräch. Der Patient kann nun die vollständige Musik noch einmal hören, oder dem Spiel des Musiktherapeuten auf dem Klavier innerlich folgen, das Zusammenspiel der Kräfte wahrnehmen oder zur eigenen Musik assoziieren. Welches Bild entsteht beim Zuhören? Lassen sich neue Schlüsse ziehen? Entdeckt der Patient etwas Neues, was er vorher nicht wahrgenommen hatte? Stimmt der Eindruck während des Spielens mit dem Gehörten überein? War es tatsächlich so laut und bedrohlich wie er oder sie es erlebt hatte? Oder klingt es nun viel harmloser – oder umgekehrt – und wenn ja, woran liegt das und was bedeutet das? Im Anschluss an die verbale Aufarbeitung kann eine weitere Improvisation folgen. Diese dient der Vertiefung oder der Fokussierung eines vorher entstandenen Bildes, sie kann einen Eindruck aufgreifen oder eine Emotion. Die Interventionen gestalten sich in Abhängigkeit vom Zeitpunkt innerhalb der Sitzung und von dem des Gesamttherapieprozesses. Priestley unterscheidet zwischen Beginn, Mitte und Ende von Sitzung und Prozess und empfiehlt einleitende, vertiefende und abschließende Vorgehensweisen. Sie bringt die Ich-Funktionen ins Spiel und beschreibt dementsprechend Ich- und Es-gerichtete Interventionen in der Musik. Klare Rhythmen und Strukturen förderten die Ich-Funktionen, gäben Stabilität und Vertrauen. Mit musikalischen Imaginationen, dem freien Spiel und der Traumarbeit ermögliche man es dem Es, mehr Raum einzunehmen und unbewusste Tiefen zu erreichen. Ziel der Behandlung sei es, das streng kontrollierende Über-Ich zu hinterfragen und allmählich dadurch aufzulockern, dem Es im Spielen mehr Platz einzuräumen. Dem Ich komme die Aufgabe zu, das Ganze zu überdenken, zu verstehen und zu verarbeiten, Gefühle und Gedanken zu akzeptieren, Neues und Widersprüchliches zu integrieren (Priestley 1983).

Die Anwendung des Verfahrens setzt beim Patienten die Fähigkeit zur symbolhaften Vorstellung und Verbalisierung voraus, was ein wichtiger

Aspekt für die Indikationsstellung ist. Was die Musiktherapeutinnen betrifft, sind die an sie gerichteten Ansprüche sehr hoch. Nur wenige von ihnen haben eine mehrjährige Psychoanalyse durchlaufen wie von Priestley eingefordert, wohl aber eine tiefenpsychologisch fundierte Psycho- oder Lehrmusiktherapie. Beide Verfahren stellen meines Erachtens eine gute Grundlage zur Ergründung unbewusster Vorgänge bei Patienten dar, dennoch sollte eine psychoanalytische oder tiefenpsychologisch fundierte Supervision den Therapieprozess fortwährend begleiten.

## Morphologische Musiktherapie

Die *Morphologische Musiktherapie* wurde Anfang der 1980er Jahre von den Musiktherapeuten Frank Grootaers, Rosemarie Tüpker, Tilman Weber und Eckhard Weymann entwickelt. Es handelt sich, wie Weymann schreibt

> „weniger um eine eigenständige Behandlungsform innerhalb der Musiktherapie, als um eine besondere Denk- und Sichtweise, die geeignet ist, unterschiedlichste musiktherapeutische Praxisfelder und Verfahrensweisen von einem übergreifenden psychästhetischen Konzept her aufzugreifen und zu untersuchen“ (Weymann 2009, 274).

Die morphologische Musiktherapie (aus dem Griechischen „Morphe“ = Form, Gestalt) beschäftigt sich mit Formgebung und Formenbildung, mit Gestaltbildung und Umbildung, mit Zuständen des Ganzen und des Einen.

Die Anfänge des morphologischen „Blickwinkels“ (Weymann 2009, 274) auf die Musiktherapie gehen auf den Herdecker Mentorenkurs zurück, an dem, neben anderen, auch der Psychologe und wissenschaftliche Mitarbeiter von Prof. Wilhelm Salber von der Universität Köln, Werner Seifert, unterrichtete. Rosemarie Tüpker hatte Salber und die morphologische Psychologie an selbiger Universität kennengelernt und war u. a. auf das Konzept der „kunstanalogen Behandlung“ aufmerksam geworden. Salber, der die morphologische Psychologie in den 1960er Jahren entwickelt hatte, beschäftigte sich mit Alltagspsychologie und Psychotherapie und brachte beide mit der morphologischen Denkweise zusammen. Für die morphologische Psychotherapie führte er den Begriff der *Psychästhetik* ein, womit das Zusammenspiel von Psyche, Lebensgeschichte, Kunst und Behandlung beschrieben werden sollte (Salber 1977). Seine Theorie basierte auf den Schriften und Lehren Johann Wolfgang von Goethes und dessen Sichtweise auf naturwissenschaftliche Phänomene. Goethes ganzheitliches Verständnis von Zusammenhängen, seine Auffassung eines sich in Zeit und Raum bedingenden Lebens, übertrug Salber auf das Seelische. So wie Goethe das Leben als einen sich ewig bewegenden und andauernden Prozess von Gestaltbildung und Umbildung betrachtete, verstand Salber das Seelische als eine „Gestalt in Bewegung". Entwicklung und Wachstum waren nach Goethe nur im Spannungs- und Wirkungsfeld paradoxer Kräfte möglich. Leben spielte sich in einer ewigen Schleife zwischen Blühen und Verderben ab, folgte dabei aber ganz den Gesetzen der Natur. Für Salber spielte sich im Seelischen genau das ab, Gestalten formten und trans-formierten sich, getrieben von Sich-gegen-und-miteinander-verhaltenden Kräften in paradoxer Vorgehens- und Wirkungsweise. Die (Eigen) Dynamik einer seelischen Gestalt und ihre Transformationen beschrieb er mittels „Gestaltfaktoren". Die Gestaltfaktoren, von Weymann (2009, 275) als „Bedingungen" bezeichnet und von mir als Dimensionen des Handelns, Fühlens und Denkens und damit als strukturbildende Kräfte der Persönlichkeit verstanden, sind: *Aneignung* und *Umbildung*, *Anordnung* und *Einwirkung*, *Ausrüstung* und *Ausbreitung*. Es handelt sich um ein dynamisches Konstrukt auf drei Achsen mit jeweils zwei sich gegenüberstehenden Polen (hier durch das Wort „und" verbunden). Stellt man das System grafisch dar, so ergibt sich ein Hexagon. Die Gestaltfaktoren haben einen aktiven und einen passiven Modus, ihre Funktionen erklären sich wie folgt:

*Aneignung* meint Nehmen und Haben, Festhalten und Loslassen können im physischen und im psychischen Sinn. *Umbildung* verkörpert Prozesse der räumlichen und zeitlichen Veränderung, des Geschehen-Lassens und Sich-Entfaltens, des Entstehens und des Wachstums. *Anordnung* verweist auf Ordnungen im Leben, Einhalten und Brechen von Ordnungen und Symmetrien, auf Rhythmus und Wiederholungen, auf Über- und Untergeordnetes. *Einwirkung* verweist auf die Möglichkeit, Einfluss zu nehmen und etwas auszulösen, selbstwirksam zu handeln und Spuren zu hinterlassen. *Ausrüstung* beschreibt Klarheit und Identität, sie verweist auf gute Vorbereitung, Wissen um und Antizipieren von Vorgängen. Es geht um Kraft und Ausdauer in der Durchführung und um Orientierung. *Ausbreitung* meint die Fähigkeit, darüber hinaus denken und handeln zu können, Träume und Hoffnungen zu entwickeln, Wünsche zu haben und Illusionen nachzugehen.

Die Gestaltfaktoren stehen in Wechselwirkung zueinander, sie bedingen, begünstigen oder begrenzen sich gegenseitig. Sie sorgen für seelisches Gleichgewicht, unterliegen dabei aber sowohl inneren als auch äußeren Einflüssen. Jedes Gleichgewicht oder Ungleichgewicht-im-Gleichgewicht ist das Ergebnis von frühen Beziehungserfahrungen. Ein Beispiel: Regelmäßigkeiten und Wiederholungen (Anordnung) können zu gelungenen Aneignungsprozessen (regelmäßiges Essen = gute Essgewohnheiten) führen, zwanghafte Anordnungen (starre Uhrzeiten zum Essen) dann aber zu Störungen des Gleichgewichtes. Diese müssen vom System aufgelöst werden: bleibt die eine Seite starr, wird die andere den Wunsch nach Freiheit und Selbstbestimmung (Einwirkung und Ausrüstung) kompensieren müssen, z.B. durch ein Machtspiel über bewusst oder unbewusst inszenierte Unpünktlichkeit (Einwirkung). Genauso negativ kann sich eine fehlende Anordnung (inkongruente oder fehlende Botschaften), oder eine zu starke Einwirkung (aggressives Verhalten dem Kind gegenüber) auswirken. Gewalthandlungen in der Familie führen zu kompensatorischen Ausgleichsverhalten, nicht selten durch Flucht in zwanghaftes stereotypes Verhalten (Anordnung) oder Flucht in Fantasiewelten (Ausbreitung), während wirkliche Umbildung im Sinne von Reifung aufgrund fehlender guter Aneignung = gute Introjekte nicht stattfinden kann.

Salber verstand seelische Phänomene als „Einheiten“, für die es wie bei Goethes Phänomenen der Natur eine Ausgangssituation (Ursprungsphänomen), einen Entwicklungs- oder Verwandlungsprozess (Metamorphosen) und eine Dynamik gab, die durch ein Hin und Her zwischen Gegensätzlichem (Polaritäten) geprägt war. Salber befasste sich mit alltagspsychologischen Phänomenen und entdeckte ganze „Lebensmethoden“ und „Umgänge-mit“, zum Beispiel mit Aufstehen am Morgen, mit Einkaufengehen, mit Verreisen usw. Er rekonstruierte die Handlungen und Behandlungen anhand der Gestaltfaktoren, mithilfe derer er den Funktionsmodus des psychischen Systems abbilden konnte. Eine geglückte Selbstbehandlung setze ein dynamisches Gleichgewicht unter den Gestaltfaktoren voraus. So suche der Mensch zugunsten seines inneren Wohlbefindens und im Sinne eines Selbstregulierungsprozesses einen Ausgleich zwischen dem „zu viel“ und dem „zu wenig“. Eine auf Dauer nicht gelingende Selbstbehandlung führe dazu, dass Prozesse ins Stocken geraten (z.B. nicht mehr aufstehen können) oder gestaltlos verlaufen (z.B. plan- und sinnloses Einkaufen) und mache Behandlung von außen notwendig. Eine psychotherapeutische Behandlung sei dann indiziert, wenn das System einseitig funktioniere. Psychotherapie verfahre kunstanalog, denn Heilungsprozessen lägen Ausdrucks-, Gestaltungs-, und Erlebensprozesse zugrunde. Dabei setzte Salber, ebenso wie Goethe, auf das Zusammenspiel verschiedener Kräfte zur Entstehung von Neuem, im Falle der Therapie auf das Zusammenspiel der Lebensmethoden von Patientin und Therapeutin. Seelisches konstituiere sich und löse sich wieder auf, bewege sich hin und her zwischen Gestaltbildung und Verwandlung.

Hier schlossen Grootaers, Tüpker, Weber und Weymann an und gründeten im Jahr 1980 die „Forschungsgruppe zur Morphologie der Musiktherapie“. Als solche veranstalteten sie zwischen 1984-1987 vier Herbsttagungen, die im Jahr 1988 im Institut für Morphologie und Musiktherapie mit dem Angebot zur „Weiterbildung in Morphologischer Musiktherapie“ mündeten.

In der morphologischen Musiktherapie wird die Begegnung zwischen Therapeut und Patient als eine Wirkungseinheit aufgefasst. Ebenso die Improvisation oder das gemeinsame Spiel, auch hier handelt es sich um Einheiten, die als Ganzes und als solches als Gestalt in Bewegung verstanden werden. Die relevante Information entsteht während des Spielens, zwischen den Spielenden und indem, wie sie sich musikalisch behandeln. Eine Trennung zwischen Subjekt und Objekt findet nicht statt. Wir sprechen von einem gemeinsamen Werk, in dem uns Patient oder Patientin seine oder ihre Lebensmethode unbewusst zu verstehen gibt (Weymann 1999). Das gemeinsame Spiel, in dem sich die Musiktherapeutin mit ihrer Musik der Ausgestaltung der Lebensmethode ihrer Patientin zur Verfügung stellt, folgt deren Psycho-Logik, ihrer einmaligen kunstvollen Art von Selbst- und Fremd (Welt)Behandlung, sei sie auch noch so neurotisch. Um diese zu erleben, muss sich die Musiktherapeutin seelisch und musikalisch einlassen und mitbewegen, statt Richtungen vorzugeben oder musikalische Erwartungen zu stellen. Die Lebensmethode kann dann mittels Beschreibung und Rekonstruktion der Gestaltfaktoren erschlossen werden. Diese stellen sich in der musiktherapeutischen Improvisation folgendermaßen dar:

Die *Aneignung* in der Art, ob und wie sich jemand die Instrumente oder Töne zu eigen macht, aber auch darin, ob und wie er oder sie diese wieder loslassen kann. Fehlende Aneignung geht mit einem Mangel an Einverleibung, z. B. durch die Unfähigkeit zur Imitation einher oder auch mit einem ständigen Wechsel der Instrumente. Ein Zuviel an Aneignung stellt sich in oralen musikalischen Bedürfnissen dar, u. a. in der ständigen Nachahmung von Tönen anderer, am Festhalten und Festkleben an bestimmten Instrumenten und der Unfähigkeit diese loszulassen. Im passiven Modus könnte man an Vereinnahmung durch andere denken, z. B. wenn Mitspieler sich an den Rhythmus einer Patientin klammern.

*Umbildung* setzt Formbildung voraus. Sie ist die Weiterentwicklung des Sich-Angeeigneten, Wachstum und Veränderung, die sich aus dem Loslassen oder losgelassen werden, ergeben. Ein Zuviel an Umbildung bedeutet Auflösung von Strukturen, bevor sie Gestalt angenommen haben, ein Zuwenig hingegen die Unmöglichkeit, aus dem Bestehenden etwas Neues zu entwickeln. Im passiven Modus wird die Person daran gehindert, etwas in eine Gestalt zu bringen, ein Motiv entstehen zu lassen oder ein Instrument für sich zu erschließen. Auch ein Überangebot an Reizen verwässert, statt zu verfestigen.

Die *Anordnung* stellt sich in Symmetrien und Anordnungen in der Musik dar: in Rhythmen, die regelmäßig oder unregelmäßig verlaufen, in Motiven, die sich wiederholen, in Tönen, die aufeinander folgen oder die systematisch übersprungen werden. Ein Zuviel an Anordnung bildet sich in festen Strukturen, engen, sich wiederholenden Rhythmen oder Tonwiederholungen ab, ein Zuwenig in fehlender Strukturbildung. Im passiven Modus wird das eigene Spiel von anderen unterbrochen, zeitlich begrenzt oder rhythmische Motive aufgezwungen.

Phänomene der *Einwirkung* finden wir im gefühlsmäßigen Schaffen, in der Dynamik und dem Wechsel zwischen laut und leise, schnell und langsam und dem Eindruck, den Spieler und Spielerinnen mit ihrer Musik hinterlassen, darin, ob sie Geschichte schreiben, Erinnerungen hinterlassen oder nicht, darin, was sie ausgelöst und bewirkt haben oder darin, wie stark sie sich haben beeinflussen lassen. Ein Zuviel an Einwirkung zeigt sich in einer starken Einflussnahme auf andere während des Spielens, z. B. durch sehr lautes Spielen. Ein Zuwenig an Einwirkung bedeutet Überanpassung, Unterwerfung und fehlender Raum für Eigenes. Es kann sich auch im sehr leisen Spiel ausdrücken. Im passiven Modus kann jemand überhört oder musikalisch überrollt werden.

Die *Ausrüstung* beschreibt die Fähigkeit, zielgerichtet zu handeln, das umzusetzen, was man sich vorgenommen hat, zu wissen, was man an Klängen braucht, um bestimmte Themen zu bearbeiten. Dazu gehört auch die Wahl der Instrumente, die für einen selbst identitätsstiftend sind. Ein Zuwenig an Ausrüstung wird in fehlender Kompetenz und im unausgerichteten Spiel hörbar. Auch ein Mangel an Durchhaltevermögen, ein schnelles Aufgeben und Unentschiedenheit deuten darauf hin. Ein Zuviel an Ausrüstung könnte bedeuten, sich zu schnell festzulegen und auf für sich ungeeigneten Instrumenten zu beharren, auch ein fehlender spielerischer Umgang mit Neuem und Fremdem kann auf eine Einschränkung in dieser Dimension hinweisen. Im passiven Modus könnte jemand musikalisch-seelisch unter- oder überfordert werden, indem er von einem Mitspieler – oder der Musiktherapeutin in der Gegenübertragung – ein Instrument zugeteilt bekommt, das nicht zu ihm passt, mit dem er nicht zurechtkommt oder mit dem er sich lächerlich vorkommt.

Die *Ausbreitung* beinhaltet fantasievolles Spielen und Ausdruck jenseits des Gewohnten. Jemand kann sich angstfrei gehen lassen und den Wunsch verspüren, mehr zu erleben. Ein Zuviel an Ausbreitung kommt der Entfernung vom Realitätsprinzips gleich und einer unangemessenen Einschätzung von Machbarem und Nicht-Machbarem: nicht aufhören können, anderen zu viel zumuten und Eigenes durchsetzen wollen, überwiegen im Spiel. Ein Zuwenig an Ausbreitung deutet auf fehlende Lebensfreude und

Mangel an Fantasie, Kreativität und Ausdruck hin. Im Musikalischen zeigt es sich im eher flachen Spiel und fehlender Lust an Neuem, manchmal auch darin, dass jemand keine Ideen hat und das Spiel abbricht. Im passiven Modus könnte jemand davon abgehalten werden, seine Fantasien auszuspielen und während des Spielens unterbrochen werden (Tüpker 1988).

In der morphologischen Musiktherapie wird in den ersten Sitzungen, die diagnostischen Zwecken dienen, mit der freien Improvisation gearbeitet. Sollte sich herausstellen, dass diese für den Patienten ungeeignet, weil zu verunsichernd ist, können strukturierte Interventionen wie themengeleitete Spiele oder musikzentrierte Übungen eingesetzt werden. Die freie Improvisation wäre in dem Fall das Ziel der Behandlung, nicht der Ausgangspunkt. Nach dem gemeinsamen Spielen erkundigen sich die Therapeutinnen danach, wie es den Patientinnen während des Spiels ergangen ist und wie sie es gemacht haben, wie die Musik zustande gekommen ist und was sich abgespielt hat. Das ist einfacher zu beantworten und interessanter zu erfahren, als die Frage nach dem, wie sich jemand gefühlt hat. Denn es geht ja um die Lebensmethode, nach dem „was" und dem „wie" jemand etwas macht. Danach erst käme die Frage nach dem „Warum". Die führt in tiefere Gefilde und ist nicht immer einfach zu beantworten, sie verweist auf unbewusste biografische Zusammenhänge, die gemeinsam mit der Musiktherapeutin erschlossen werden können. Diese hat mitgespielt, hat sich mitbewegen lassen und hat mitgespürt.

Ein musiktherapeutischer Prozess durchläuft mehrere Phasen. Zu Beginn wird die Patientin sich und ihr Leid darstellen. Morphologische Musiktherapeutinnen verstehen das Leiden in doppelter Hinsicht. In jedem Leiden (Opfer-passiv) steckt ein Leiden-Können (Täter-aktiv), welcher Art auch immer. Das zu entdecken ist von Bedeutung.

Zum Beispiel die Frage an die Patientin, die sich darüber beschwert, im Leben nur sehr wenige Kontakte zu haben: „Wie haben Sie es geschafft, dass sie nicht eingeholt wurden" (in Anspielung auf eine Einzeltherapiesituation, in der die Patientin musikalische Bögen schlägt und so den engeren Kontakt mit der Therapeutin – kunstvoll – vermeidet). Mit der Frage verweist die Therapeutin die Patientin auf ihre Lebensmethode, auf die zwei Seiten der (Er-Lebens)Medaille. Was zu Beginn vielleicht lustvoll anmutet, wie eine Verfolgungsjagd, endet in Frustration und Enttäuschung, einerseits, in Triumph, andererseits.

Schafft die Musiktherapeutin es, sich einzulassen, kann sie miterleben, was und wie die Patientin ihre Beziehungen gestaltet und es ihr in der Musik und anschließend im Gespräch widerspiegeln. Der Patientin kann bewusst gemacht werden, wie sie die Dinge in die Hand nimmt und was sie und andere dabei erleben. Aufgabe der Musiktherapeutin ist es, unbewusste Lebensformen und Formenbildungen musikalisch-körperlich-sinnlich erlebbar zu machen. Dafür stellen Musiktherapeutinnen ihre Musiktherapiemethode und das, was sie mitbringen an Gelerntem, an beruflicher und persönlicher Erfahrung und Vorwissen, zur Verfügung. Sie setzen die eigene Methode der Methode der Patientin entgegen. *Methodisch werden* ist ein weiterer Schritt im Prozess und Teil des Behandlungsauftrages.

Musiktherapeuten und Musiktherapeutinnen lassen sich ein, lassen sich mitbewegen, bevor sie Richtungen einschlagen und Formen oder Akzente, im Sinne von Deutungen, anbieten und diese mit ins Spiel bringen. Dazu gehört das Pausieren ebenso wie der Instrumentenwechsel, die neue(s) Gestalten in Gang setzen. Interventionen in der morphologischen Musiktherapie folgen keinem Standardprogramm, vielmehr stellen sich Musiktherapeut und Musiktherapeutin auf eine individuelle Gestaltung in einem einmaligen Therapieprozess ein. So können themenfreie Improvisationen genauso stimmig sein wie thematische Improvisationen, Rollenspiele ebenso wie musikalische Spielregeln. Indem Patientinnen spielen, behandeln sie die Wirklichkeit, die sie (zurück)behandelt. Seelisches darf und soll ins Spiel gebracht werden, soll sich ausbreiten und sich verhalten. Damit beginnt der Prozess des *Anderswerdens*. Wenn Dinge beginnen, anders erlebt zu werden, wenn die Patientin, statt Haken zu schlagen und wegzulaufen, pausieren, zuhören und in einem gemeinsamen Rhythmus die musikalisch-affektive Nähe aushalten und genießen kann, hat seelische Veränderung stattgefunden. Das innere Gleichgewicht beginnt sich wiederherzustellen. Am Ende bleibt die Verstetigung, der Transfer in den Alltag und die *Bewerkstelligung* im Sinne eines veränderten Erlebens im Innen und Außen des Therapieraumes.

Die morphologische Denk- und Handlungsweise bedarf neben der theoretischen Schulung auch eines intensiven Selbsterfahrungsprozesses, in dem die eigene psychästhetische Formgebung bewusst gemacht wird, um dann für therapeutische Zwecke zur Verfügung zu stehen. Das heißt, wie steht es um die eigenen Aneignungs- und Umbildungsprozesse, wie klingen sie und wie behandele ich die Welt? Fördern oder behindern sich die Gestaltfaktoren, kommen alle zum Zuge oder liegen „Verfestigungen" vor? Morphologisch denkende Musiktherapeuten sind gefordert, Kollegen und Kolleginnen ihre Konzepte sprachlich und inhaltlich verständlich zu machen, wenn sie verstanden werden wollen. Nicht allen gelingt es auf gleiche Weise und so manche Veröffentlichung, insbesondere von morphologisch denkenden Psychotherapeuten, stoßen auf großes Unverständnis.

Die morphologische Musiktherapie ist außer von der morphologischen Psychologie auch von der Psychoanalyse und der phänomenologisch-hermeneutischen Gestalttheorie mitbeeinflusst. Das Denken in *Strukturdimensionen* und die Annahme einer Wiederholung früher Konflikt-Beziehungskonstellationen spielen in der Betrachtung und Aufarbeitung der therapeutischen Situation eine ebenso wichtige Rolle wie das gemeinsame Handeln, Gestalten und Verstehen im und aus dem Hier-und-Jetzt heraus.

Die Weiterbildung in Morphologischer Musiktherapie fand zwischen 1988 und 1996 im drei-, später zweijährigen berufsbegleitenden Format statt. Danach flossen und fließen bis heute die Erkenntnisse aus Theorie und Praxis der morphologischen Musiktherapie in die Lehre der Studiengänge Münster (Studiengangsleiterin Prof. Rosemarie Tüpker), Hamburg und Frankfurt (beide unter der Leitung von Prof. Eckhard Weymann) und Berlin (Studiengangsleiterin Prof. Susanne Bauer), ein. Frank Grootaers und Tilman Weber wirkten an den Ausbildungen mit Selbsterfahrungsgruppen und Theorieseminaren lange Jahre mit. Auf der Homepage des im Jahr 2017 eingestellten Masterstudiengangs Musiktherapie der Universität Münster kann sich der Leser einen Überblick über die umfangreiche Literatur zur morphologischen Musiktherapie verschaffen (https://www.uni-muenster.de/Musiktherapie/Morphologie/index.html; 12.05.2018).

## Gestalt-Musiktherapie

Die *Gestalt-Musiktherapie* basiert, wie der Name sagt, auf der Gestalttheorie Wertheimers und der Gestalttherapie nach Fritz Perls. Im deutschsprachigen Raum verbinden wir die Namen der Musiktherapeutin Isabelle Frohne-Hagemann und des Musiktherapeuten Fritz Hegi mit dieser Methode. Die Übertragung und Anwendung der Gestalttheorie auf die Musiktherapie bedeutet die Auseinandersetzung mit den Konzepten *„Figur-Hintergrund“*, *„offene-geschlossene Gestalt“*, *„Wahrnehmen und Erleben im Hier-und-Jetzt“* und *„schöpferisches Potential“*. Körpersprache und Mimik nehmen einen ebenso hohen Stellenwert ein wie Sprachmelodie, Atmosphäre und musikalische Äußerung; jedes dieser Elemente kann zur Hauptfigur und zum Ausgangsszenarium der Sitzung werden. Fritz Hegi entwickelte auf der Grundlage seiner Komponententheorie, nach der Klang, Rhythmus, Melodie, Dynamik und Form den Beziehungsprozess auf eine bestimmte Art und Weise beeinflussen, ein „gestalttherapeutisches Modell der Kontaktmuster“. Dieses Kreislaufmodell sieht für den Behandlungsprozess vier Phasen vor: Annehmen, Aushalten, Ausspielen und Abgrenzen, genannt „die vier ‚A‘ der therapeutischen Grundhaltung“ (Hegi 2001, 126ff.). In der ersten Phase des Annehmens erscheint die auftauchende Figur, die vom Musiktherapeuten wertefrei und bedingungslos angenommen wird, egal welcher Art sie sich gestaltet. Im entstehenden Resonanzprozess erlebt der Musiktherapeut nun die „Hintergrundmusik“ und bringt sie zum Erklingen, die Figur wird, wie Hegi es ausdrückt, „in ein Gewand gekleidet“ (Hegi 2001, 131). Dabei verlässt der Musiktherapeut sich auf das Auftauchen einer der fünf Wirkungs-Komponenten, um differentialdiagnostische Schlüsse zu ziehen. In der zweiten Phase des Aushaltens verbinden sich Figur und Hintergrund zu einem bedeutungsvollen Beziehungs- und Erlebensmuster; erste Hypothesen entstehen, ebenso erste Ideen zu Interventionen. Der Musiktherapeut benutzt sein musiktherapeutisches Wissen um die Wirkung der fünf Komponenten und wird zusammen mit der Patientin an deren Thematik musikalisch arbeiten. Klang, Rhythmus, Melodie, Form oder Dynamik sollen vermehrt ins Spiel kommen, das was unvollständig ist, ergänzt und in Form gebracht werden. In sogenannten Improvisations-Experimenten darf und soll der Patient sich nach Vorgabe ausprobieren, seine Zustände und Befindlichkeiten, Gefühle und Gedanken unbegrenzt ausbreiten. Das Ausprobieren setzt Vertrauen voraus, das erarbeitet werden muss. Widerstände, die in der ersten Phase auftreten, werden dadurch bewältigt, dass der Musiktherapeut auch diese und das Anderssein der Patientin akzeptiert, u. a. durch Zuhören und Mitgehen. In der dritten Phase des Ausspielens geht es um die e-motio, um den Eindruck in die Tiefe der Seele und den kreativen und angstfreien Ausdruck der Gefühle aus ihr heraus (Hegi 2001, 145). Hiermit wäre der Begriff der Behandlung nach Hegi erfüllt. Mit der Bewusstheit des So-Seins und der Integration unbekannter und unerwünschter Teile der Persönlichkeit schließt sich die Gestalt und kann abgelegt werden. Die vierte Phase des Abgrenzens kann beginnen. Nach- und Ausklänge in Form von Atmosphäre, Sprache, Gestik oder Blickkontakt setzen dem Ganzen ein Ende. Befriedigung und Ruhe treten ein, wenn das Gefühl des Ganz-Werdens stattgefunden hat.

Die Gestalt-Musiktherapie arbeitet verstärkt mit Improvisationen auf der Grundlage von Anweisungen nach der Komponentenlehre, da freie Improvisationen, laut Hegi, die Gefahr bergen, in Belanglosigkeit zu verfallen oder den Betrachter zu Spekulationen und Suggestionen einzuladen (Hegi 2001, 145).

Wie beim morphologischen Ansatz geht es auch hier um Formgebung und Gestaltung und um das Erreichen von Vollständigkeit. Nach beiden Auffassungen verläuft der therapeutische Prozess in vier Phasen, vom eingeschränkten Spiel des Symptoms hin bis zur Erweiterung und differenzierteren musikalischen Gestaltung. Im Unterschied zum morphologischen Denk- und Handlungsansatz, bei dem das freie Improvisieren einen hohen Stellenwert hat und der von einem natürlichen Ausbreitungsbedürfnis des Seelischen ausgeht, nehmen in der Gestaltmusiktherapie konkrete Spielanweisungen und „Komponenten-Übungen" einen größeren Raum ein. Die Gefahr besteht hier meinem Erachten nach in einer zu stark von außen bestimmten Handhabe seelischer Vorgänge.

Die drei- bis fünfjährige Ausbildung zum Gestalt-Musiktherapeuten ist am *Institut für Gestalttherapie und Gestaltpädagogik e. V.* (IGG) in Berlin seit 1991 möglich. Das Institut bietet ebenso einjährige Weiterbildungen an.

## Integrative Musiktherapie

Die *Integrative Musiktherapie* (IMT) wurde 1982 am *Fritz Perls Institut für Integrative Therapie, Gestaltförderung und Kreativitätsförderung* von Isabelle Frohne-Hagemann und Mitarbeitern entwickelt und wird seit 1985 gelehrt. Die IMT ist eine von vielen der kreativen Methoden der von Hilarion Petzold begründeten Integrativen Therapie. Die Wurzeln der Integrativen Therapie und der IMT liegen in der Gestalttherapie nach Fritz Perls, des Weiteren aber auch in einer großen Zahl unterschiedlichster psychologischer, geisteswissenschaftlicher und philosophischer Theorien, daher ihr Name. Die IMT beschreibt sich als methodenübergreifend, indem sie bewährte Techniken aus verschiedenen psychotherapeutischen Methoden (gestalttherapeutischen, psychodynamischen, psychodramatischen, klientenzentrierten u.a.) verwendet. Sie ist nicht nur störungs-, sondern auch ressourcen- und salutogenetisch orientiert. Sie setzt auf Leiblichkeit und Sozialität, ist interaktional und beziehungszentriert ausgerichtet und zieht die gesunden kreativen Potentiale des Menschen mit ein (Petzold 1997, 187). Die Resonanzfähigkeit von Patient und Therapeutin sowie Sinneserfahrungen unterschiedlicher Art stehen im Vordergrund und tragen zur Heilung bei. In der Musiktherapiesitzung wird die Musik mit Sprache und Poesie, Bewegung, Tanz und Malerei kombiniert, je nach Bedürfnis und Besonderheit des Patienten. Die Therapeutin schöpft dafür aus einem großen Pool erlernter Techniken. In der Integrativen Musiktherapie bekommen Interventionen einen anderen Stellenwert als in anderen Musiktherapiemethoden, da das Krankheitserklärungsmodell und die Zielsetzung andere sind. Zum Beispiel wird die Improvisation zu zweit als etwas Besonderes und nicht als etwas Selbstverständliches oder als ein Regelfall musiktherapeutischer Interventionstechniken angenommen. Sie erfährt den Stellenwert einer besonderen Begegnung von Mensch zu Mensch, die sehr gezielt und erst dann eingesetzt wird, wenn davon ausgegangen werden kann, dass der Patient die Gleichzeitigkeit mit dem Therapeuten ertragen kann. Auf diese Weise werden alle aktiven, rezeptiven und kombinierten Techniken auf ihre möglichen Zielsetzungen hin reflektiert und eingesetzt.

In der Integrativen Musiktherapie werden, anders als in anderen Methoden, sogenannte Wege der Heilung beschrieben. Derer gibt es vier:

1. Bewusstseinsarbeit und Sinnfindung durch eine konfliktzentrierte Musikpsychotherapie bei neurotischer Struktur;
2. Nachsozialisierung und Entwicklung von Grundvertrauen durch Nachnährung und erlebnisorientierter Musiktherapie bei frühen Störungen;
3. Erlebnisaktivierung und Persönlichkeitsentfaltung durch erlebenszentrierte und übende, musiktherapeutische Angebote;
4. Solidaritätserfahrung, das Erkennen von Metaperspektiven und die Entwicklung von kulturellem und politischem Engagement durch gesellschaftstherapeutische aufdeckende musiktherapeutische Angebote (Frohne-Hagemann 1996, 150ff.).

Damit ist die Integrative Musiktherapie sehr breit aufgestellt und bedarf einer sehr gründlichen und vielseitigen Vorbereitung der Auszubildenden. Es stellt sich die Frage nach den Voraussetzungen zum Studium und inwiefern und in welchem Maße Bewerber Kenntnisse und Interesse sowohl für die Musik als auch für Tanz und Bewegung, Malerei und Poesie mitbringen müssen. Zu überlegen ist auch, in welchem Maße und wie gründlich die künstlerischen Inhalte während der Ausbildung vermittelt werden können, so dass sie am Ende verantwortungsvoll therapeutisch eingesetzt werden können.

In ihrer ehemals vier-, heute dreijährigen Ausbildung werden die Kandidaten und Kandidatinnen auf diese vier Wege methodisch-didaktisch und selbsterfahrend-lehrtherapeutisch vorbereitet. Die Ausbildung bietet praktisch theoretische Einheiten zu den jeweils sehr unterschiedlichen übungszentriert-funktionalen, erlebniszentriert-stimulierenden und konfliktzentriert-aufdeckenden Modalitäten. Aus berufspolitischen Gründen gab es zu Beginn der Ausbildung zwei unterschiedliche Ausbildungsgänge, den zum „Klinischen Musiktherapeuten“ für Personen mit einem psychosozialen Grundberuf (Lehrer und Lehrerinnen, Sozialpädagogen und Sozialpädagoginnen etc.) und den zum „Musikpsychotherapeuten“ für Psychologen, Ärzte und Absolventen eines humanwissenschaftlichen Universitätsstudiums (Petzold 1997). Heute ist die Ausbildung vereinheitlicht und führt nach ihrem Abschluss zum „Klinischen Musiktherapeuten". Seit dem Jahr 2000 findet sie an der staatlich anerkannten *Europäischen Akademie für psychosoziale Gesundheit/Fritz Perls Institut* (EAG/FPI) in Hückeswagen, Nordrhein-Westfalen, statt.

## Sozialmusiktherapie

Die *Sozialmusiktherapie* wurde von Christoph Schwabe und Ulrike Haase in den 1990er Jahren entwickelt. Mit dieser Bezeichnung sollte auf die „entscheidenden sozialen Instrumentarien musiktherapeutischen Handelns" (Schwabe/Haase 2008, 11), auf die Begegnung und die Beziehung verwiesen werden. Die Begegnung zwischen Mensch und Musik in der Musiktherapie, verstanden als Kennenlernen, Erschließen und Verstehen der Musik als Kunstform einerseits und der Musik als ein Gegenüber, stellvertretend für die Welt, andererseits. Die Sozialmusiktherapie integriert Methoden der von Schwabe entwickelten *Aktiven Gruppenmusiktherapie* (Schwabe 1983), der *Regulativen Musiktherapie* (1979; Schwabe 2003) und der von Schwabe und Rudloff im Jahr 1997 entwickelten *Musikalischen Elementarerziehung*, einer Gruppenarbeit für Musikstudenten zur Persönlichkeitsentwicklung (Schwabe/Haase 2008). Sie geht bis heute von drei für den Menschen bedeutsamen psychologischen Handlungsfeldern aus: dem sozial-interaktionellen, dem wahrnehmungspsychologischen und dem individuell-kreativen. Alle drei werden durch die Musik auf spezielle Art und Weise wirksam bzw. können durch Musik erschlossen werden. Je nach Indikation und Anwendungsgebiet – ob klinisch, sozialtherapeutisch, sozialpädagogisch, präventiv oder pädagogisch – wird sich das eine Handlungsangebot als wirkungsvoller erweisen als das andere und entsprechend im Vordergrund stehen (Schwabe 2003). Im Gegensatz zu einer festen Anwendungsmethode stellt die Sozialmusiktherapie eine bewegliche Handlungsform zugunsten einer flexiblen Gestaltung musiktherapeutischen Know-hows für Menschen mit unterschiedlichen Bedürfnissen dar. Im Jahr 2004 wurde die Sozialmusiktherapie in *„Musiktherapie nach Christoph Schwabe"* umbenannt und neu konzeptionalisiert; sie findet heute unter diesem Namen auch ihre vielseitige Anwendung, insbesondere in der Prävention. Die Autoren sprechen von „sozialen Krankheiten" (Schwabe/Haase 2008, 24), deren Erscheinungsformen sich auf den Ebenen Selbst- und Fremdwahrnehmung, Selbstausdruck und soziale Interaktion darstellen und die „sowohl Ursache als auch Folge körperlicher und/oder seelischer Störungen sein [können]" (Schwabe/Haase 2008, 25). Der sozialmusiktherapeutische Handlungsansatz ist auf allen drei

Ebenen gegeben und kann als diagnostisches und therapeutisches Mittel eingesetzt werden. Das therapeutische Ziel ist die soziale Kompetenz (Schwabe / Haase 2008) des Individuums. Sie berücksichtigt die sozialen Umstände des Patienten und der Patientin genauso wie seine oder ihre individuellen Entwicklungsmöglichkeiten. Der individuelle Charakter der sozialen Kompetenz bedarf anderer, um sich dem Individuum zu erschließen, um wirksam, spürbar und sichtbar zu werden. Sie findet ihren Ausdruck auf den drei vorher genannten Ebenen. Im Gegensatz zu anderen musiktherapeutischen Verfahren und Konzepten werden in der Musiktherapie nach Schwabe neben Musik auch andere Medien verwendet wie Bildgestalten und Bewegung. Alle drei werden als Formen menschlicher Ausdrucks- und Verständigungskraft verstanden, dementsprechend gelehrt und therapeutisch eingesetzt (Schwabe / Haase 2008).

Letzteres verbindet die Sozialmusiktherapie mit der Integrativen Musiktherapie und auch hier stellt sich uns die Frage nach Zugangsbedingung und Studium, was das Mitbringen und Erlernen der verschiedenen kreativen Medien betrifft. Nicht jeder Mensch, der über ein breites Spektrum an musikalischen Ausdrucksmöglichkeiten verfügt, wird mit Bildgestaltung und Bewegung auf gleiche intensive Weise umgehen können.

## Schöpferische Musiktherapie

Die *Schöpferische Musiktherapie* oder *Creative Music Therapy* wurde von Paul Nordoff, einem amerikanischen Pianisten und Komponisten, zusammen mit Clive Robbins, einem englischen Sonderpädagogen, Ende der 1950er Jahre in England entwickelt. Bei einem Benefizkonzert in einem Heim für geistig behinderte Kinder lernten sich beide kennen. Paul Nordoff, der zu diesem Zeitpunkt bereits als Komponist einen Namen hatte, sei von der Wirkung und quasi magischen Kraft seines Klavierspiels auf die schwer kranken Kinder, die sich beim Zuhören entspannten und ihre Aufmerksamkeit auf das Klavier richten konnten, so beeindruckt gewesen, dass er beschloss, seine Musik in den Dienst therapeutischer Zwecke zu stellen. Zusammen mit Clive Robbins bereiste er die Vereinigten Staaten, wo er 1962-1967 Fördergelder für das fünfjährige Musiktherapieprojekt für psychotische Kinder unter sieben Jahren an der Psychiatrischen Abteilung der medizinischen Fakultät der Universität Pennsylvania erhielt und ein therapeutisches Konzept für die Arbeit mit autistischen Kindern entwickelte. Die Ergebnisse wurden 1965 in dem Buch „Music as Therapy for the handicapped child“ veröffentlicht; in deutscher Sprache erschien es im Jahr 1983 mit dem Titel „Musik als Therapie für behinderte Kinder.

Forschungen und Erfahrungen". Das Verfahren der Schöpferischen Musiktherapie wurde in englischer Sprache im Jahr 1977 als Lehrbuch „Creative Music Therapy" veröffentlicht (deutsch: Nordoff 1986).

Die Methode ist ursprünglich eine heil- und sonderpädagogische Methode zur Förderung von Ausdruck und Selbstwirksamkeit, Kommunikation und Beziehungsgestaltung schwer gestörter Kinder. Die Methode gehört zu den aktiven Methoden und ist musikzentriert. Die Autoren gehen von natürlichen schöpferischen Kräften im Menschen aus – daher der Name – und stellen die Musik in den Dienst dieser Kräfte. Es geht um die Entdeckung des sogenannten *music child*, d.h. um die Entdeckung und Entwicklung des natürlichen unbeeinflussten individuellen Ausdrucks, um angstfreies Tun und Wohlempfinden trotz größter körperlicher oder kognitiver Einschränkungen. Musik wird als identitätsstiftendes Medium beschrieben und jeder Ausdruck als einmalig und immer auch „richtig". Das Kind, so die Autoren, spüre im Spielen und Singen seine natürlichen Fähigkeiten und erlebe im gemeinsamen Spiel mit dem Musiktherapeuten Sicherheit und Vertrauen. Es könne sich dadurch auf Veränderungen einlassen, Neues entdecken und sein Repertoire erweitern. Stereotyper Ausdruck, Einsilbigkeit und Eintönigkeit kommen in Bewegung. Im gemeinsamen Spiel, so der Ansatz, entdecken und entwickeln Menschen jeden Alters ästhetische Empfindungen, die vorher unbekannt waren. Weil sie sich im So-Sein akzeptiert fühlten, könnten sie Stereotypien und Begrenzungen verlassen und Neues wagen. Die therapeutische Grundhaltung ist

a. explorativ, um die maximalen Fähigkeiten des Gegenübers herauszufinden,
b. konstant, um Kontakt herzustellen und aufrechtzuerhalten und
c. flexibel, um atmosphärische Veränderungen zu spüren und sich auf neue Haltungen und Verhaltensweisen einzustellen.

Dazu kommt als weitere Voraussetzung eine empirisch-kreative und unvoreingenommene Vorgehensweise, bei der immer vom Gefühlszustand des Patienten ausgegangen wird. Die Musik wirkt „als solche" („music as therapy" vs. „music in therapy", Bruscia 1987, S. 9), Gespräche über die Musik finden mit den Kindern in der Regel nicht statt – anders bei den behandelten Erwachsenen im medizinischen Kontext. Veränderungen auf affektiver oder kognitiver Ebene bilden sich in der gemeinsamen Musikgestaltung ab.

Von der Einzeltherapie ausgehend ist das Ziel immer die Begegnung mit anderen, das Spielen in und mit der Gruppe, die den eigentlichen natürlichen Kontext des Menschen darstellt, mit all den zum Leben notwendigen sozialen Erfahrungsmöglichkeiten (Gustorff 2001). Die Gruppe sei es, die den Menschen zum Menschen mache. Nordoff und Robbins kreierten im Laufe ihrer gemeinsamen Arbeit deswegen auch Musikstücke, Singspiele und Kompositionen, die eingeübt und aufgeführt werden konnten. Die Ideen stammten von Kindern und Jugendlichen in Behandlung. Die Stücke (z. B. „Pif-Paf-Poltri") sind in Partituren aufgeschrieben, sie gehören zum Fundus der Methode und können jederzeit mit Kindergruppen eingeübt werden.

Im einzeltherapeutischen Setting gelten folgende Regeln: Der Musiktherapeut benutzt grundsätzlich das Klavier, das, so wie bei Priestley, als das vollkommenste aller Instrumente angesehen wird, weil es melodisches, rhythmisches, dynamisches und harmonisches Spiel gleichzeitig ermöglicht. Der Musiktherapeut begleitet und kreiert, komponiert und singt situationsbezogen, immer aber dem Kind folgend und dessen Ideen und Emotionen aufgreifend. Dem Kind stehen verschiedene Klangkörper zur Verfügung, u. a. ein Becken, eine Trommel, Xylophone und die Stimme.

Nordoff und Robbins gingen davon aus, dass die Kreativität eine dem Menschen mitgegebene Lebensbedingung ist. Darauf aufbauend lauteten die drei allgemeinen Arbeitshypothesen, dass

1. musikalische Freiheit persönliche Freiheit bewirkt;
2. musikalische Kreativität das Selbstvertrauen fördert;
3. musikalische Dialogspiele die interpersonale Kommunikation fördern.

Die Musik hat auch in diesem Modell verschiedene Funktionen. Sie bewirkt Integration von Wahrnehmung, Erleben und Gestaltung und gibt dem therapeutischen Prozess eine Richtung. Sie steuert und gibt Halt. Mit Musik wird Kommunikations- und Dialogverhalten gefördert und sie ist ein primäres Element für Veränderungs- und Wachstumsprozesse.

Die therapeutische Arbeit wird in der Arbeit mit schwer behinderten Kindern dem Modell nach grundsätzlich ko-therapeutisch begleitet. Der Ko-Therapeut hat grundsätzlich andere Aufgaben als der Musiktherapeut und es kann sich bei ihm auch um einen Nicht-Musiktherapeuten handeln. Der Ko-Therapeut greift die Idee des Musiktherapeuten auf und unterstützt das Kind, indem er den kreativen Ausdruck und die Wahrnehmung fördert. Der Ko-Therapeut kann das Kind ermuntern, mit ihm zusammen aktiv werden und beim Umgang mit den Instrumenten behilflich sein. Das Kind kann sich eigenständig betätigen, es kann aber auch vom Ko-Therapeuten musikalisch, körperlich und affektiv unterstützt und gehalten werden.

Paul Nordoff und Clive Robbins waren ebenfalls Dozenten am Herdecker Mentorenkurs für Musiktherapie, der von 1978-1980 im Gemeinschaftskrankenhaus Herdecke stattfand. So wie Mary Priestley und Werner Seifert haben sie das Schaffen und Denken der ersten Musiktherapeutengeneration in Deutschland mitgeprägt. Im Jahr 1979 entstand an der Musikhochschule Rheinland ein Modellstudiengang Musiktherapie (für Musiker) nach dem Vorbild der Schöpferischen Musiktherapie, der 1983 an der medizinischen Fakultät der Universität Witten/Herdecke integriert und zu einem zweijährigen Vollzeitstudium mit Abschluss zum Diplom-Musiktherapeuten umgewandelt wurde. Im Jahr 1985 wurde an der gleichen Universität das *Institut für Musiktherapie* gegründet, an dem die Ausbildung von nun an angesiedelt war und an dem die Schöpferische Musiktherapie unter der Federführung von David Aldridge wissenschaftlich weiterentwickelt wurde. Das Institut musste im Jahr 2006 geschlossen werden und damit der Studiengang. In etwas mehr als 20 Jahren wurden an der Universität Witten/Herdecke insgesamt ca. 100 Musiker und Musikerinnen in der Methode der Schöpferischen Musiktherapie ausgebildet. Im Jahr 2005 gründeten Prof. Dr. Lutz Neugebauer und Prof. Dr. David Aldridge das *Nordoff/Robbins Zentrum Witten zur Weiterführung der Praxis und Forschung in Schöpferischer Musiktherapie*, das bis heute besteht. Die Schöpferische Musiktherapie wird heute von den damals in Witten/Herdecke oder an Nordoff/Robbins-Instituten im Ausland ausgebildeten Musiktherapeutinnen in Privatpraxen und Kliniken durchgeführt, dabei haben diese im Laufe der letzten Jahrzehnte die Methode so erweitert, dass sie in immer neuen Arbeitsfeldern ihre Anwendung findet, wie z. B. in der Kinder-, Jugend- und Erwachsenenpsychiatrie, in der Neurologie, der Geriatrie, der Palliativmedizin und der Intensivmedizin (Aldridge 1999). Die Schöpferische Musiktherapie hat sich weltweit verbreitet, Nordoff-Robbins-Institute gibt es heute auf fast allen Kontinenten.

Vielleicht ist die Schöpferische Musiktherapie die Methode mit den meisten Veröffentlichungen von Falldarstellungen aus der Kinder-und Erwachsenenmedizin, sowohl im englischsprachigen, als auch im deutschsprachigen Raum (siehe auch: https://www.nordoff-robbins.org.uk/ResearchAndResources). Und dank der inzwischen weltweit eingerichteten Nordoff-Robbins-Institute zählt die Methode heute zu den am meisten angewandten.

## Anthroposophische Musiktherapie

Die *Anthroposophische Musiktherapie* hat einen besonderen Stellenwert in der deutschen Musiktherapiekultur, da sie zu den ersten und bis heute vertretenen Ausbildungen gehört. Aufbauend auf der von Rudolf Steiner und Ita Wegmann 1920 entwickelten Anthroposophischen Medizin und deren geisteswissenschaftlich und ganzheitlich geprägtem Menschenbild, wurden Heilungs- und Therapiemethoden entwickelt, die auch der Kunst, als „Grundlage des Menschseins“ (Bissegger 2001, 357), eine große Bedeutung schenkten.

> „Die Kunst regt die innere Entwicklung des Menschen an und gibt ihm die Möglichkeit, eine aktive Rolle im Gesundungsprozess einzunehmen“ (Bissegger 2001, 357).

Musik, Bewegung, Sprache und Kunst sind dabei gleichermaßen wichtig. Krankheit wird definiert als fehlendes Gleichgewicht zwischen den verschiedenen Systemen des menschlichen Organismus, dazu gehören das Nerven-Sinnen-System, das Rhythmische System und das Stoffwechsel-Gliedmaßen-System. Jedem System gehören seelische Qualitäten an, in der gleichen Reihenfolge sind das das Denken, das Fühlen und das Wollen. In der Kindheit überwiegen die aufbauenden, im Alter die abbauenden Kräfte. In einem der Systeme kann es zu einem Zu-viel oder Zu-wenig kommen, wodurch Krankheiten entstehen, insbesondere entzündliche oder sklerotische Prozesse. Im Seelischen spiegeln sich die auflösenden Prozesse in der psychotischen Persönlichkeit, die verhärtenden Prozesse in der neurotischen Struktur, wider. Mithilfe therapeutischer Maßnahmen kann das Gleichgewicht wiederhergestellt werden. Die Musik sei dafür besonders geeignet, da das musikalische System einem ähnlichen Prinzip unterliegt wie das System Mensch. Wie der Mensch ist die Musik mathematisch aufgebaut, besteht zum größten Teil aus Symmetrien, aber auch aus Asymmetrien. Die anthroposophische Musiktherapie benutzt ihr Wissen aus Medizin und Geisteswissenschaft über Anatomie und Seelenleben und findet Analogien in den proportionalen Verhältnissen, die Mensch und Musik ausmachen. Organisches, Körperliches und Musik lassen sich danach in Zahlenverhältnissen darstellen und verstehen. Rhythmische Prozesse im Körper entsprechen rhythmischen Vorgängen in der Musik. Veränderungen des Rhythmus, Verlangsamungen und Unregelmäßigkeiten, können zu Erkrankungen führen und entsprechend mittels bestimmter Rhythmen in der Musik behandelt werden. Eine weitere Eigenschaft der Musik, die sich zu Nutzen gemacht wird, ist ihr Wesenszug der Polaritäten: Klangqualitäten sind immer auch gekennzeichnet durch Gegenteiliges wie laut und leise, langsam und schnell, zart und hart etc. Seelenleben sei nichts anderes, auch hier herrsche das Prinzip der Polaritäten; daher könne die Seele mit Musik behandelt werden.

Die ersten musiktherapeutischen Anwendungen galten der Heilpädagogik. Musik wurde hier bereits in den 1920er Jahren vornehmlich von Ärzten oder Musikern eingesetzt. Die Schweiz war Vorreiter im deutschsprachigen Raum; neben Ita Wegmann verbindet man dort den Namen Hilma Walter mit der anthroposophischen Musiktherapie. In Deutschland interessierte sich vor allem und als erste die Komponistin und Pianistin Maria Schüppel für die anthroposophische Denkweise. In den späten 1950er Jahren besuchte sie anthroposophische Kliniken und Heime, in denen Musiktherapie bereits verankert war, bevor sie 1963 mit dem ersten Ausbildungsangebot für anthroposophische Musiktherapie in der *Musiktherapeutischen Arbeitsstätte e. V.* in Berlin zu lehren begann. Bis heute gibt es den Verein, wenngleich er einen neuen Sitz hat.

Nicht nur das medizinische Verständnis und die therapeutischen Handlungsweisen unterscheiden sich von den weiter oben genannten, sondern auch die Musikinstrumente. Anthroposophische Musiktherapie benutzt neben alten und traditionellen Instrumenten auch eigens für sie hergestellte. Als Blasinstrumente werden die Kupferflöte, die Schalmei, das Krummhorn und die pentatonischen oder diatonischen Choroi-Flöten eingesetzt, bei den Streich- und Zupfinstrumente der Streichpsalter, die Chrotta, die Leier und die Kinderharfe. Als Schlaginstrumente kommen die eher üblichen Instrumente infrage, vom Xylophon bis zur Pauke, von den Rasseln bis zur Triangel und viele mehr. Jede Instrumentengruppe entspricht einem der drei Glieder des Organismus des Menschen: die melodischen Blasinstrumente dem Kopf, die harmonischen Saiteninstrumente der Brust und die rhythmischen Schlaginstrumente den Gliedmaßen. Auch die Stimme wird therapeutisch eingesetzt. Ziel der Behandlung ist die Wiedererlangung des Gleichgewichtes, vor allem aber auch der Bereitschaft, Neues auszuprobieren und zu erleben. Die Musik greift auf allen drei Ebenen, der Ebene der Leiblichkeit – durch Schmerzlinderung und Atemvertiefung -, der Ebene des Seelischen – durch Stärkung der Erlebnisfähigkeit und Durchleben von verborgenen Gefühlen - und der Ebene der Persönlichkeit – durch Stärkung von Selbstwertgefühl und von Gestaltungskräften, aber auch durch die Auseinandersetzung mit spirituellen Fragen. Die Therapie ist mehr zukunfts- als vergangenheitsgerichtet.

Die anthroposophische Musiktherapie kennt aktive und rezeptive Vorgehensweisen. Vom selbst Spielen vorgeschriebener Töne und improvisierter Musik bis hin zum Zu- und Anhören eigens für den Patienten komponierter, improvisierter oder reproduzierter Musik. Es handelt sich dabei immer um selbstgespielte und nicht vom Tonträger abgespielte Musik.

Anthroposophische Musiktherapie ist alters- und störungsunabhängig. Sie findet in den meisten anthroposophisch geführten Einrichtungen statt, in der Heilpädagogik und in der Medizin, im deutsch- und im englischsprachigen, aber auch im spanischsprachigen Raum, in dem die anthroposophische Medizin zunehmend gelehrt wird. Da anthroposophisches Denken auf einem eigenen Menschenbild beruht und anthroposophische Therapien Teil eines ganzheitlichen Behandlungskonzeptes sind, ist die Verbreitung der anthroposophischen Musiktherapie in nicht anthroposophischen Einrichtungen selten.

## Rezeptive Musiktherapie

In Deutschland gibt es seit mehreren Jahrzehnten zwei Verfahren, die bis heute gelehrt und in unterschiedlichen Anwendungsbereichen angewendet werden. Die ursprünglichen Methoden wurden entweder von den Autoren selbst oder von deren Schülern und Schülerinnen zum Teil modifiziert und an die aktuelle Therapieszene angepasst. Es handelt sich um die Regulative Musiktherapie (RMT) nach Christoph Schwabe und die Guided Imagery and Music nach Helen Bonny.

### Regulative Musiktherapie (RMT)

Die *Regulative Musiktherapie* (RMT) wurde in den 1960er Jahren von Christoph Schwabe an der im Jahr 1953 gegründeten psychotherapeutischen Abteilung der Leipziger Universitätsnervenklinik entwickelt. Schwabe war absolvierter Musikpädagoge, als er die Einladung der Forschungsabteilung gleichnamiger Klinik annahm, ein Musiktherapiekonzept für erwachsene Patienten aus dem Neurosespektrum zu entwickeln. So wie die Kunst- und die Bewegungstherapie sollte die Musiktherapie als weiteres nonverbales Verfahren die verbale Psychotherapie ergänzen und unterstützen und weitere Zugänge zu Gefühl und Körper ermöglichen.

Während Schwabe zunächst einzeltherapeutische Interventionen beforschte und anwandte und so auch die Regulative Musiktherapie zu Beginn ein Einzelmusiktherapieverfahren war, entstanden im weiteren Verlauf Methoden der rezeptiven Gruppenmusiktherapie. Entgegen der Erwartung vieler Patienten und Patientinnen, ein rezeptives und regulatives Verfahren mit Musik würde Entspannung bedeuten, war dem anders.

Längst hatte sich nach den ersten missglückten Erfahrungen mit Musik, u.a. von dem Arzt Teirich (1958), die Erkenntnis durchgesetzt, dass Heilungsprozesse nur dann funktionieren, wenn Betroffene sich aktiv daran beteiligen. Keine musikalische Berieselung also, sondern aktiv gestaltetes, differenziertes Zuhören und Beschreiben des Wahrgenommenen. Schwabes Annahme lautete, dass Musik ein vom und für den Menschen geschaffenes Kulturgut sei und alle Dynamiken, die dem Menschen innewohnen, abbilde: Lautes und Leises, Schnelles und Langsames, Schrilles und Dumpfes etc., Eigenschaften, die er (wieder-)erkennen und akzeptieren oder ablehnen kann. Wahrnehmung und Selbstwahrnehmung seien maßgeblich an Prozessen der inneren Reifung und der seelischen Entwicklung beteiligt. Schwabe entwickelte seine Theorie der Musiktherapie und seine Methode auf der Grundlage des „wahrnehmungspsychologischen Handlungsansatzes" (Schwabe 2003, 13), womit er sich von dem zu diesem Zeitpunkt in der ehemaligen DDR vorherrschenden gruppendynamischen Gruppentherapiekonzept klar abgrenzte. Schwabes Vermutung, dass Musik der Projektion unbewusster Inhalte dienlich sei, bestätigte sich in der Praxis. Eingeengtes und einseitiges Wahrnehmen von Musik und Klang, Verzerrung oder Nichtwahrhaben-wollen von Tönen oder Instrumenten, führten zu Einschränkungen bis hin zu Störungen im Bereich des Erlebens. Es handelte sich um die gleichen Erfahrungen, die die Personen in nicht musiktherapeutischen Kontexten, z.B. bei der Begegnung mit anderen Menschen, machte. Wenn es stimmte, dass Musik als Projektionsfläche diene, könnten Abwehrmechanismen und ihnen zugrundeliegende Konflikte ins Bewusstsein gerückt werden. Dies sei u.a. Aufgabe der Regulativen Musiktherapie.

Als Behandlungsmethode wurde die RMT von Schwabe (1987) und Schwabe und Röhrborn (1996) in den 1980er und 1990er Jahren für geschlossene Gruppen entwickelt. Das Angebot bestand darin, sich in der Aufmerksamkeitshaltung der eigenen Wahrnehmung gegenüber zu üben, vom Zustand des passiven Über-sich-ergehen-Lassens in ein aktives Aufsuchen-und-Gestalten-von-Beziehung (zur Musik) zu gelangen. Im ersten Schritt dieser ursprünglich als Sechs-Stufen-Programm entwickelten Methode ging es nach dem Anhören eines Musikstücks vom Tonträger um die allgemeine Beschreibung des Wahrgenommenen und der Körperempfindungen mit Worten. Diese sollten der Gruppe und dem Musiktherapeuten mitgeteilt werden. Während die ersten Beschreibungen kategorisch und polarisierend nach dem Prinzip von „gut" oder „schlecht" ausfielen, sollten die Beobachtungen im nächsten Schritt immer differenzierter werden. Eine zunehmend erwartungsfreie Haltung, jenseits von Spekulation und Interpretation, schaffe den Boden für neue und bereichernde Erfahrungen von Körperwahrnehmung, Gedanken und Gefühlen. In einem Prozess der „Selbstauseinandersetzung“ und dem wiederholten Sich-Einlassen auf verdrängte Wahrnehmungsinhalte, würde emotionale Reifung möglich. Schwabe führte dafür den Begriff der *akzeptierenden Wahrnehmung* ein und meinte damit, dass Inhalte, die als unbequem, befremdlich, beängstigend und bedrohlich erlebt wurden, später zugelassen werden konnten. Die akzeptierende Wahrnehmung setze längere Selbstauseinandersetzungsprozesse voraus.

Die Regulative Musiktherapie versteht sich heute weniger als eine Methode als eine Konzeption (Schwabe 2004a, 15ff.). Schwabe schreibt dazu, dass an dem stark strukturierten didaktischen Modell nicht länger festgehalten werden konnte, u. a. aufgrund der veränderten strukturellen Bedingungen in den Kliniken als auch aufgrund der sich ändernden Indikationen. Kurzfristige Aufenthalte und offene Therapiegruppen gehören heute zum Alltag, neben Personen mit psychosomatischen Erkrankungen treten immer häufiger solche mit Persönlichkeitsstörungen ins Blickfeld der Musiktherapie. RMT wurde dahin gehend modifiziert, dass sie in zweierlei Richtungen psychotherapeutisch angewendet wird:

a. tiefenpsychologisch orientiert für Personen aus dem psychosomatisch-neurotischen Spektrum, zur „Bewusstwerdung konkret vorhandener Abwehrmechanismen und verdrängter Erlebniszusammenhänge“ (Schwabe / Röhrborn 1996, zit. nach Schwabe 2003, 27), wo Musik als Projektionsfläche unbewusster Ängste verstanden und entsprechend zum Durcharbeiten früher Konflikte benutzt wird und
b. verhaltenstherapeutisch orientiert für Menschen, die eine Borderline-Persönlichkeitsstörung haben, wo Musik vorrangig als kohärentes und stabiles Objekt, mit dem es in Beziehung zu treten gilt, verstanden wird. Die Wahrnehmungserfahrung wird zur Realitätserfahrung. Sie steht im Dienste der „Überwindung von Spaltung und Entwicklung reifer Abwehrformen“ (Reinhard 2002, zit. nach Schwabe 2003, 27).

Beide Anwendungsmöglichkeiten sind sowohl für den stationären als auch für den ambulanten Kontext geeignet.

Die Regulative Musiktherapie findet ihre stärkste Anwendung dort, wo sie entstanden ist und wo sie bis heute gelehrt wird, d. h., in den „Neuen Bundesländern“. Die Verbreitung Richtung Westen ist weiterhin schleppend und die seit jeher bestehenden gegenseitigen Ost-West-Vorurteile immer noch nicht überwunden (mehr zum Thema „Musiktherapie Ost / West“: Schwabe 1995; 2004b).

## Guided Imagery and Music (GIM)

*Guided Imagery and Music* ist eines der fünf auf dem *IX. World Congress for Music Therapy* im Jahr 1999 in Washington international anerkannten Musiktherapiemodelle. GIM wurde von der Nordamerikanerin Helen Bonny in den späten 1960er Jahren entwickelt. Bonny studierte zuerst Musikpädagogik, absolvierte einen Master in Musiktherapie bei Thayer Gaston, einem der ersten Herausgeber musiktherapeutischer Literatur in den USA und forschte für ihre Doktorarbeit zum Thema Bewusstseinsänderung und Transzendenz durch Musik. Seitdem beschäftigte sie sich mit der Wirkung von Musik auf das Bewusstsein und auf die imaginäre Kraft komponierter Musikwerke, meist aus der Klassik. 1973 kam ihr Buch „Music and Your Mind: Listening with a New Consciousness" heraus, das sie gemeinsam mit Louis Savary geschrieben hatte. Im gleichen Jahr gründete sie das *Institute for Consciousness and Music*, wo sie Guided Imagery and Music zum ersten Mal als Training für Musiktherapeuten und Musiktherapeutinnen anbot. Danach wurde GIM von Bonny als Einzelmusiktherapieverfahren für die Kurzzeittherapie weiterentwickelt. Als Zielgruppe nannte Bonny Menschen mit akuten Trauer-, Verlust- oder Trennungserfahrungen, Menschen mit Depressionen, Sinnkrisen, Ängsten und Phobien, Menschen mit traumatischen- und Missbrauchserfahrungen. Die Methode sei des Weiteren zur Verarbeitung schwerer körperlicher Erkrankungen indiziert.

Zum Ablauf einer ca. 90 Minuten dauernden GIM-Sitzung gehört das Vorgespräch, in dem der Gemütszustand des Patienten erfasst und der von ihm ausgehenden Atmosphäre nachgespürt wird. Daran angelehnt wird der konfliktzentrierte oder ressourcenorientierte Fokus ausgewählt und der Patient zur nächsten Phase eingeladen. Er wird gebeten, sich auf eine Liege zu legen und die Augen zu schließen, während die Therapeutin vom Kopfende aus sitzend den Prozess begleitet. In der mit Entspannungsübungen einhergehende Induktionsphase wird das Thema nun über den Fokus auf eine Körperwahrnehmung oder durch ein vorgegebenes Bild eingeführt. Die Therapeutin trifft die Musikwahl zur Bewältigung und Unterstützung des gewählten Themas. Sie leitet dann z.B. durch Stimulation erster freier Assoziationen zur dritten Phase, der Reise, über. In der nun folgenden musikbegleiteten Imagination wird die Patientin zur Reisenden, die Therapeutin zur Reisebegleiterin. Während der Imagination interveniert die Musiktherapeutin durch Fragen, verbale Intensivierungen und durch non-direktive Begleitung, indem sie Notizen macht und Protokoll führt. Die Dauer der Reise beträgt ca. 30 bis 45 Minuten. Der Patient wird in die Realität zurückgeführt und zum Gespräch eingeladen. Das Erlebte soll noch einmal geschildert, verstanden und biografisch eingebunden werden. Die Erfahrung kann, zusätzlich zum Gespräch, durch Mandalazeichnen oder Improvisieren auf Instrumenten aufgearbeitet und integriert werden.

Die Musik wird als eine Art Ko-Therapeutin und Unterstützerin der die Reise begleitenden Therapeutin verstanden. Des Weiteren bestehen ihre Funktionen darin, Festes in Fluss zu bringen und Flüssiges zu festigen, Halt und Struktur zu geben und zeit- und richtungsweisend zu sein. Gleichzeitig ermöglicht sie erweiternde, transpersonale, zeitlose, vertiefende bis spirituelle Erfahrungen. Sie fördert die nach innen gerichtete Kommunikation. Weiter auf der Symbolebene dient Musik als Übertragungsobjekt und Projektionsfläche unbewusster Wünsche und Ängste oder als Sicherheit stiftendes Objekt. Mit ihr können Erinnerungen geweckt und bekannte Atmosphären wiederhergestellt, oder neue Erfahrungen gemacht und unbekannte Atmosphären entdeckt werden. Durch das imaginäre analytische Verfahren werden das Erlebensspektrum und die Wahrnehmung erweitert, kreative Kräfte freigesetzt und neue Sichtweisen eingeleitet. Im Kontakt mit der eigenen Vorstellungskraft und den inneren Bildern werden Abwehrmechanismen und Widerstände erkannt und durchgearbeitet, angstbesetzte Gefühle können verstanden und bewältigt werden. Im verbal-emotionalen Austausch mit der Musiktherapeutin während der musikbegleiteten Imagination können Einsichten gefunden und neue Perspektiven aufgezeigt werden. Voraussetzung hierfür ist die Bereitschaft, Imagination und Wahrnehmung uneingeschränkt zuzulassen. GIM bietet außerdem die Möglichkeit zu neuen ästhetischen Erfahrungen.

Mit Imagination ist der auf das gesamte Sinnessystem – visuell, auditiv, olfaktorisch, gustatorisch, taktil, kinästhetisch – bezogene, gedankliche Vorgang, gemeint. Es handelt sich um einen nach innen gerichteten Kommunikationsmechanismus zwischen Wahrnehmungs- und Empfindungsvermögen, Emotion und körperlicher Veränderung. Alle drei Repräsentationsmodi menschlichen Denkens, das linear-lexikalische, das enaktive körperverarbeitende und das imaginativ-bildliche werden dabei aktiviert.

Die ausgewählte Musik erfüllt im Laufe des Therapieprozesses verschiedene Aufgaben und besitzt Eigenschaften, die dem Erleben und Wahrnehmen von Imaginationen zugutekommen. Es handelt sich um klassische und um ethnische, vokale und instrumentale Musik, die die imaginären Reisen stimuliert. Sie sollte deshalb keine plötzlichen Veränderungen aufweisen. Bonny unterscheidet zwischen zwei Musikbehältern, die unterschiedlich verwendet werden:

1. „Small container“, das ist „low information with wide induction“ (Körlin 2004, S. 159); als Beispiel nennt Geiger (2004, S. 100) den Kanon von Pachelbel mit den sich wiederholenden Tonfolgen. Als Indikation nennt

sie Menschen mit unstabilen Ich-Funktionen und eingeschränkten Abwehrmechanismen.
2. „Wide container", das ist Musik „high in information content" (Körlin 2004, S. 159). Ein Beispiel hierfür sei das Allegro non troppo aus dem Klavierkonzert No. 2 von Johannes Brahms (Geiger 2004, S. 100). Indikation für „wide container" haben Personen mit stabilen Ich-Funktionen und reifen Abwehrmechanismen.

Bonny entwickelte Musikprogramme bestehend aus einer Folge unterschiedlicher Musikstücke. Im Allgemeinen gilt die Regel der emotionalen Kontinuität. Diese entfaltet sich entlang einer ruhigen, zu einer ansteigenden und zunehmend intensiven Musik, hin zu einem ruhigen Ausklang.

Kontraindikation für GIM besteht dann, wenn starker Widerstand in Bezug auf Verbalisierung und freie Assoziation vorliegt bzw., wenn die Fähigkeit zur Verbalisierung aufgrund geistiger oder körperlicher Defizite nicht vorhanden ist. Auch bei chronischer Depression oder lang anhaltender emotionaler Krise hielt Bonny das Verfahren für nicht geeignet. Ausgeschlossen sind ferner Menschen, bei denen die Realitätsprüfung nicht gewährleistet ist. z. B. aufgrund von Psychose-Erfahrung oder bei Menschen mit Borderline-Struktur.

GIM hat sich im Laufe der Jahrzehnte weiterentwickelt. Für die originale Fassung wird heute das Kürzel „BMGIM" (*The Bonny Method of Guided Imagery and Music*) verwendet. Unter „GIM modifiziert" wird eine Anpassung der Methode und des Settings an die Patientengruppe (u. a. Alter und Strukturniveau) und deren Bedürfnisse verstanden, unter „MI" musikimaginative Methoden, in denen während der Imagination kein verbaler Austausch zwischen Patient und Therapeut besteht, es also keine Führung (guide) gibt. Zu den modifizierten Verfahren gehören auch Gruppenverfahren, u. a. die „Group GIM", „Group GIM Therapy", „Spektrum GIM Group Therapy" und „Group Music and Imagery Therapy" (Frohne-Hagemann 2004; Herold 2014).

> „GIM refers to all forms of music-imaging in an expanded state of consciousness, including not only the specific individual and group forms that Bonny developed, but also all variations and modifications in those forms created by her followers" (Collins 2013, S. 33).

GIM gehört dank ihrer internationalen Aufstellung zu der meines Erachtens weltweit am meisten verbreiteten Musiktherapiemethode. Dafür sprechen auch die regelmäßig stattfindenden internationalen GIM-Konferenzen und -Kongresse.

## Störungsspezifische Ansätze der Musiktherapie

Die im Folgenden dargestellten Musiktherapiemethoden gehören zu den wenigen, die wir als funktionale Therapiemethoden bezeichnen können, bei denen die Behandlung des Symptoms im Vordergrund steht und nicht die Regulierung von Affekten oder die Bearbeitung von Beziehungsproblematiken. Eine funktionale Musiktherapie hält sich an manualisierte und standarisierte Vorgaben und Vorgehensweisen. Diese haben Vor- und Nachteile. Zu den Vorteilen gehört die Tatsache, dass diese Methoden in der Regel gut lehr- und erlernbar sind und dass sie quantitative Vergleichsstudien unter Gruppen möglich machen. Auf der anderen Seite verpflichten sie zu Vorgehensweisen unabhängig von und jenseits aller subjektiven Befindlichkeit von Patient und Patientin. Musiktherapeuten und Musiktherapeutinnen müssen sich die Frage stellen, ob die Durchführung der vorgeschriebenen Übung in einer bestimmten Sitzung stimmig ist, ob sie an diesem Tag vertretbar und therapeutisch sinnvoll erscheint oder die Patientin etwas anderes braucht. Wie viel Spielraum zur Anpassung an Individuelles leisten sich Musiktherapeuten und Musiktherapeutinnen und wie begründen sie ihre Verfahrensweisen in dem einen oder anderen Fall? Die Gretchenfrage lautet: Wie verteilen sich therapeutisches Beziehungsangebot und Technik, um ein für den Patienten optimales Ergebnis zu erzielen? Beides ist nötig, sie bedingen sich gegenseitig und ein Übergewicht auf der einen Seite führt zu dem Verlust auf der anderen Seite und umgekehrt. Für die Psychotherapie stellt Krause (1996, 64) fest:

> „Zu viel Beziehung stört und behindert die Technik [...]. Auf der anderen Seite verhindert die Applikation einer Technik unter Außerachtlassung einer soliden Beziehung die Besetzung einer Behandlungstechnik".

Wie viele psychotherapeutische Aspekte in einer funktonalen Therapie stecken, kann anhand des folgenden Modells reflektiert und diskutiert werden.

### Neurologische Musiktherapie (NMT) nach Michael Thaut

Michael Thaut studierte Musik und Erziehungswissenschaften in Deutschland und Österreich, arbeitete als Geiger in verschiedenen Ensembles und verlegte seinen Wohnsitz Anfang der 1980er Jahre in die Vereinigten

Staaten. Dort war er als Musiktherapeut tätig und promovierte zum *Doctor of Philosophy in Music.* Er war viele Jahre als Professor für Musik und Professor für Neurowissenschaften an der Colorado State University tätig und Leiter des *Center for Biomedical Research in Music.* Die von ihm um die Jahrtausendwende entwickelte Neurologische Musiktherapie basiert auf Erkenntnissen der neurowissenschaftlichen Forschung zur physiologischen und psychologischen Musikwirkung auf nicht-musikalische Verhaltens- und Hirnfunktionen. So wurde u. a. die akustische Beeinflussung motorischer Prozesse auf die Gangrhythmizität untersucht, was nach aussagekräftigen bestätigenden Ergebnissen schließlich zur Anwendung von Musik, speziell des Elementes Rhythmus, bei Parkinson- oder Schlaganfallpatientinnen führte. Zu den von Thaut entwickelten Techniken gehören das *Musikmedizinische Gang- und Bewegungstraining* mit den Untertechniken der *rhythmisch-akustischen Stimulation* (RAS), einem *Gangtraining zur Gangrehabilitation mittels Musik- oder Metronomstimulation*, der *mustergeleiteten sensorischen Stimulation* (PSE) und dem therapeutisch-instrumentalen Spiel (TIMP). Das *Musikmedizinische Sprach- und Sprechtraining* ist eine weitere große Kategorie. Sie beinhaltet Untertechniken wie das *Rhythmic Speech Cueing* (RSC) zur Behandlung der Dysarthrie für Schlaganfallpatienten oder an Morbus Parkinson Erkrankten (Mainka / Mallien 2014), die *Melodic Intonation Therapy* (MIT), die *Vocal Intonation Therapy* (VIT) und den Stimulationsansatz. Das *Musiktherapeutische Kognitionstraining* als dritter Schwerpunkt, beinhaltet Gedächtnistraining, Aufmerksamkeits- und Wahrnehmungstraining, Training der kognitiven Exekutivfunktionen und Soziales Training. In allen Fällen werden die musikalischen Komponenten Rhythmus, Harmonie, Dynamik und Melodie für Lern- und Rehabilitationszwecke verwendet. Thaut und Kollegen konnten in evidenzbasierten randomisierten Studien signifikante Ergebnisse nach der Behandlung mit NMT nachweisen (Rizzonelli et al. 2017; Mainka 2016; Benoit et al. 2014; Argstatter et al. 2007).

Die Methode der Neurologischen Musiktherapie ist durch die internationalen Aktivitäten, Vorträge, englischsprachigen Veröffentlichungen und Fortbildungsseminare Michael Thauts weltweit bekannt. Unter den langjährig in Deutschland praktizierenden Musiktherapeuten ist Diplom-Musiktherapeut Dr. Stefan Mainka, am Neurologischen Fachkrankenhaus für Bewegungsstörungen / Parkinson Beelitz-Heilstätten federführend. Er ist Schüler Thauts und Fellow der Neurologischen Musiktherapie (Mainka 2024, 2016). Im Fachkrankenhaus Beelitz fanden viele Jahre lang die Weiterbildungskurse in NMT statt.

Die Neurologische Musiktherapie nach Thaut wird von Musiktherapeuten und Musiktherapeutinnen in Deutschland einerseits angenommen, andererseits aber auch kritisiert. Da die beziehungswirksamen Aspekte (in) der Behandlung an keiner Stelle erwähnt werden, entsteht der Eindruck, dass auch Nicht-Musiktherapeuten und Nicht-Musiktherapeutinnen diese, bei nur ausreichend musikalischen Kenntnissen, anwenden könnten. Tatsächlich werden die guten Erfolge ausschließlich den Techniken und der Wirkung der Musik auf nicht musikalische Verhaltens- und Kognitionsfunktionen zugeschrieben. Gewiss handelt es sich nicht um eine beziehungszentrierte Methode, sondern, wie oben erwähnt, um eine störungsspezifische. Vielleicht ist sie deshalb tatsächlich eher im Bereich der Musikmedizin anzusiedeln als im Bereich der Musiktherapie. Aber ist die Beziehung deswegen weniger wichtig? Wie viel Erfolg ist ihr geschuldet? Ist die neurologische Musiktherapie therapeutenunabhängig? Thaut selbst steht den sogenannten traditionellen Modellen der Musiktherapie kritisch gegenüber. Er benennt den Ansatz der „traditionellen“ Musiktherapie als „global-ganzheitlich“ und nennt einen Teil der Musiktherapeuten und Musiktherapeutinnen, ohne sich auf bestimmte Ansätze festzulegen, „Wohlbefindlichkeitsspezialisten“. Der global-ganzheitliche Ansatz habe die Musiktherapie auf ein „diffuses emotionales Konzept der Musik als Gefühlssprache“ reduziert und ihr die Rolle eines „rekreativen […] medizinischen Hilfsberufes“ verpasst. Sie stünde damit im Gegensatz zu dem von ihm in der Medizin entwickelten „funktional spezifischen“ Ansatz (Thaut et al. 2004, 36). Vor allem kritisiert er die Tatsache, dass es den

> „traditionellen Modelle[n] der Musiktherapie innerhalb der Psychotherapie […] bisher nicht gelungen ist, diese Analogieschlüsse außerhalb subjektiver Interpretationsmuster objektiv zu verifizieren und funktional auf messbare therapeutische Behandlungsziele zu übertragen“ (Thaut et al. 2004, 36).

Tatsächlich aber können im therapeutischen Kontext funktionale Ansätze nicht mit psychotherapeutischen Ansätzen verglichen werden, da es sich um zwei grundsätzlich verschiedene Epistemologien handelt, die auf unterschiedliche Weise untersucht und bewertet werden. Jeder Musiktherapeut und jede Musiktherapeutin kann für sich entscheiden, wie er oder sie arbeiten möchte. Sicherlich sprechen die guten Ergebnisse für die Anwendung der Neurologischen Musiktherapie (NMT). Es ist anzunehmen, dass der Zeitpunkt ihrer Durchführung mit ausschlaggebend ist für den Erfolg der Behandlung. Während manche neurologischen Patienten und Patientinnen im Krankheitsverarbeitungsprozess stecken und mit dem Verlust von Sprache oder Motorik psychisch stark belastet sind und von der

Musiktherapeutin emotionale Unterstützung erwarten, möchten andere so schnell wie möglich ihren Körper wieder fit machen und das Laufen erneut lernen. Eine differenzierte Indikation für die eine oder andere Methode, beziehungsorientiert oder funktional, sollte deshalb immer gestellt werden. Für die beziehungsorientierte Methode kommen die weiter vorne erwähnten psychoanalytisch orientierten oder morphologischen Ansätze infrage. Wichtigste Stellvertreterin im deutschsprachigen Raum für eine beziehungsorientierte Musiktherapie in der Neurorehabilitation war die in Großbritannien ausgebildete und im Jahr 2021 verstorbene Musiktherapeutin Silke Jochims (Jochims 1996, 2003, 2005).

### Musiktherapie zur Behandlung von Tinnitus

Zur musiktherapeutischen Behandlung des Tinnitus wird seit etwas mehr als zehn Jahren geforscht. Die ersten Studien fanden am *Deutschen Zentrum für Musiktherapieforschung (Viktor Dulger Institut) DZM e. V.*, in Heidelberg statt, erste Veröffentlichungen gehen auf die Heidelberger Forschergruppe um Heike Argstatter und Volker Bolay zurück.

Bei dem Heidelberger Modell, der *Heidelberger Musiktherapie gegen chronischen Tinnitus*, die am DZM e. V. entwickelt wurde, handelt es sich um eine standardisierte Kurzzeittherapiemethode. Sie kann im Rahmen einer stationären fünftägigen Behandlung durchgeführt werden. Der Patient erhält zwei bis drei Sitzungen täglich, die Übungen sind rezeptiver und aktiver Art und basieren auf neurophysiologischen Erkenntnissen. Die fünf Behandlungsschritte – *Counselling, Resonanzübung, Neuroauditive Cortexprogrammierung, Tinnituslandkarte, Tinnitusdekonditionierung* – sind in einem Musiktherapiemanual festgehalten und bauen sequenziell aufeinander auf. Nach einem Tinnitus-Counselling und Absprache zwischen Patient und Musiktherapeut wird im ersten Schritt das sogenannte *Tinnitusäquivalent* erstellt. Das heißt, der vom Patienten wahrgenommene Ton wird mittels Software ermittelt, reproduziert und festgehalten, später dann in die Behandlung eingebaut. Im zweiten Schritt, der Resonanzübung, wird die Stimme einbezogen, indem die Person die Silbe „ng“ intonieren soll, mehrfach und immer wieder, auch selbständig im Laufe des Tages. Dieses hat nachweislich eine gesteigerte Durchblutung im Kopfbereich zur Folge. Im nächsten Schritt, der neuroauditiven Cortexprogrammierung, geht es um die Reorganisation des Hörzentrums und Verbesserung des Hörvermögens im Bereich der Tinnitusfrequenz durch Hör-, Aufmerksamkeits- und Intonationsübungen. Tonhöhen in der Nähe der Tinnitusfrequenz sollen erkannt, voneinander unterschieden und nachgesungen werden. Im nächsten Behandlungsschritt, der Tinnituslandkarte, suchen Patient und Musiktherapeut nach Situationen, in denen der Tinnitus mit besonders starker Intensität auftritt bzw. als weniger stark wahrgenommen wird. Zusammenhänge sollen erkennbar und Steuerungen ermöglicht werden. Ein abschließendes dekonditionierendes Entspannungstraining (fünfter Schritt) verbindet physische Entspannung bei Wohlfühlbildern mit eingespieltem individuellen Tinnitus und imaginierten Landkartensituationen. Randomisierte Studien mit Kontrollgruppen haben zu signifikanten Ergebnissen geführt, die neuronale Plastizität konnte verbessert und Hirnstrukturveränderungen festgestellt werden (Krick et al. 2015, zit. nach Schröter / Heim 2017).

Die Schweizer Ärzte Schröter und Heim (2017) haben in einem nicht standardisierten Verfahren Patienten und Patientinnen mit chronischem Tinnitus ohne Verwendung elektronischer Apparate behandelt. Auch bei ihnen handelt es sich um ein gemischt rezeptiv-aktives Setting, einer Kurzzeittherapie unter Verwendung von Musikinstrumenten, Stimme und Klangwiege. In ihrem Artikel beziehen sie sich auf die Vorarbeiten der Kollegen und Kolleginnen und übernehmen das Konzept des Tinnitusäquivalents, stellen dies allerdings auf andere Art her. Ihre Untersuchung wurde mit 50 Patienten und Patientinnen im Rahmen einer prospektiven Studie durchgeführt und evaluiert. Eine Kontrollgruppe gab es nicht. Die an chronischem Tinnitus leidenden Teilnehmer und Teilnehmerinnen erhielten ein intensives stationäres fünftägiges Trainingsprogramm mit zwei Sitzungen täglich. Im Anschluss an den Klinikaufenthalt wurde die Behandlung in Form einer Selbstbehandlung sechs Monate lang zuhause fortgesetzt. Ziel der Behandlung war die Verbesserung des Tinnitus und der durch die Symptomfixierung ausgelösten allgemeinen psychischen Belastung. Wenn sich die Einstellung zum Tinnitus änderte, könnten Nebenwirkungen wie Angst, Schlaf- und Konzentrationsstörungen gemindert werden. Im rezeptiven Modus wurden den Patienten und Patientinnen zur allgemeinen Entspannung Klangbäder auf der Klangwiege angeboten, die von allen als sehr angenehm empfunden wurden. Im aktiven Modus wurden sie eingeladen, neue Hörerfahrungen zu machen, Klängen in ihrem Leben mehr Raum zu geben und neue Hör- und Erlebnisräume für sich zu entdecken. Bei Spaziergängen durch die Natur erhielten sie eine Aufmerksamkeitsschulung in Bezug auf die „guten" Klänge der Umgebung und wurden darum gebeten, ihnen angenehme Klänge herauszufinden und aufzunehmen. Die guten Klänge sollten am Ende des Aufenthaltes auf die persönliche Tinnitus-Resonanz-CD mit aufgenommen werden. Eine weitere neue (Selbst-)Erfahrung wurde durch Summen und Singen ermöglicht. Die Betroffenen sollten ihren Tinnitusklang stimmlich begleiten und

„umsingen". Viele hatten die eigene Stimme seit Langem nicht mehr zum Singen oder Summen benutzt und Schwierigkeiten mit der Aufgabe. Die Hemmung wurde dadurch aufgelöst, dass die Therapeuten und Therapeutinnen vermittelten, dass es hierbei kein „falsch" oder „richtig" geben könne. Bei vielen Teilnehmenden stellte sich dann auch gerade das Summen und Brummen als sehr positive Erfahrung und als wichtiger Beitrag zum Erlangen der inneren Ruhe bis hin zur Auflösung des Tinnitus heraus (Schröter / Heim 2017). Schließlich wurden auch Instrumente miteinbezogen, indem der Tinnitus als Musik definiert wurde und die Teilnehmer nach einem passenden Instrumentalklang für den Tinnitus suchen sollten, dem Tinnitusäquivalent. Aus einem Gesamtangebot von etwa 300 Instrumenten verwendeten die 50 Teilnehmer und Teilnehmerinnen fast alle die drei folgenden Instrumente (was für eine hohe Übereinstimmung in der Wahrnehmung des Tinnitusklanges spricht): die Chimes (ein sehr hoch tönendes Metallröhreninstrument), den chilenischen Rainmaker und die indische Zymbel. Der für jeden und jede mit seinem und ihrem Instrument ganz individuell dargestellte Tinnitusklang wurde registriert und in den Klang der Klangwiege integriert. Das Klangbad, einschließlich Tinnitusäquivalent, wurde einmal täglich „verabreicht" und von den Autoren als „Herzstück der Behandlung" empfunden (Schröter / Heim 2017, 8). Am Ende wurde auch das Summen in das Klangbad integriert, wie zur Versöhnung mit Klang und Stimme. Das alles führte zu einem akzeptierenden und wohlwollenden Zustand sich selbst gegenüber, das Programm zu einer positiven Körperselbsterfahrung. Nach der Intensivwoche wurden die Patienten nach Hause entlassen, wo sie ihre ganz persönliche CD über sechs Monate lang täglich für eine halbe Stunde lang anhören und an bestimmten Stellen stimmlich aktiv werden sollten. Das Ergebnis der Studie war sehr positiv, von der teilweisen Symptomreduktion bis zur kompletten Remission des Tinnitus. Die besseren Ergebnisse wurden von denjenigen erreicht, deren Tinnitus weniger chronisch und deren Compliance insgesamt besser war.

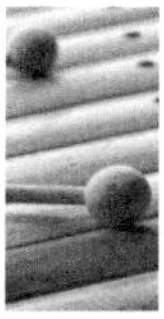

# 5 Evaluation

Musiktherapie erfährt zunehmend Zuspruch, immer mehr und neue Anwendungsgebiete tun sich auf: von der Behandlung zu früh geborener Säuglinge und deren Eltern über die Behandlung von Kindern und Erwachsenen mit sensorischen, motorischen, kognitiven und mentalen Einschränkungen oder Erkrankungen, komplexen emotionalen Störungen wie posttraumatischen Belastungsstörungen und / oder Persönlichkeitsstörungen – die Liste ist lang. In all diesen unterschiedlichen Anwendungsgebieten findet Forschung statt, sei es als Prozess- oder Wirkungsforschung, evidenzbasiert oder explorativ, in heil- und sonderpädagogischen ebenso wie in medizinischen Kontexten, der Neuro-Rehabilitation, der Schmerz- und Palliativmedizin, der Psychiatrie und der Psychotherapie. Untersuchungsgegenstand und Forschungsfragen sind klar zu definieren, Forschungsmethoden entsprechend auszuwählen und zu matchen. Generell kann gesagt werden, dass in naturwissenschaftlich-medizinischen Anwendungsbereichen mehrheitlich quantitativ, in geistes- und sozialwissenschaftlich ausgerichteten Anwendungsbereichen überwiegend qualitativ geforscht wird (Stegemann / Dannecker / Bauer 2025). In den letzten Jahren werden in der Musiktherapieforschung zunehmend *Mixed Methods* verwendet (Bradt et al. 2013), ein Ansatz, bei dem in einer Untersuchung sowohl quantitative als auch qualitative Daten erhoben und miteinander verknüpft werden. So können z. B. die während einer gemeinsamen musiktherapeutischen Improvisation gemessenen Blutdruckwerte oder die Herzfrequenzvariabilität dem subjektiven Erleben des Patienten aus dem anschließenden Interview gegenübergestellt, in Zusammenhang gebracht und interpretiert werden.

## 5.1 Erste Begegnungen mit Forschung

Musiktherapeuten und Musiktherapeutinnen sind an erster Stelle Praktiker, nur wenige von ihnen sind an Forschungsprojekten beteiligt. Ein- und letztmalig kommen die meisten von ihnen im Rahmen von Diplom- und

Masterarbeiten mit Forschung in Kontakt. Aufgrund der begrenzten Zeit und des begrenzten Umfangs einer Abschlussarbeit kommen systematische Literaturrecherchen, Fallanalysen, Patienten- oder Experteninterviews, Fragebogenuntersuchungen, Mikroanalysen von Videoszenen oder Analysen von Audiodateien infrage. In den meisten Studiengängen werden Seminare zum „wissenschaftlichen Arbeiten“ angeboten mit Einweisung in die Literaturrecherche, korrektes Zitieren, wissenschaftliches Schreiben von Abstract, Einleitung und Zusammenfassung, Aufstellung geeigneter Keywords und vieles mehr. Zu finden sind die Abschussarbeiten dann vollständig oder als Abstract auf der Hompage der Universität oder in deren Bibliotheksverzeichnis. Einigen Studierenden gelingt die Veröffentlichung ihrer Masterarbeit oder auch die Fortsetzung und Vertiefung ihrer Forschungsfrage im Rahmen einer Dissertation, in der Raum und Zeit für komplexere Themen und das Abdecken von Forschungslücken gegeben ist. Promovendinnen können an multizentrischen Studien beteiligt sein und Metaanalysen durchführen.

Eine komplette Liste aller angefertigten Dissertationen und Habilitationen im deutschsprachigen Raum findet man unter: https://www.uni-augsburg.de/de/fakultaet/philsoz/lmz/studium-und-lehre/studiengaenge/musiktherapie/zusammenarbeit/internationale-habilitations-und-dissertationsliste-musiktherapie/, 05.06.2025.

Als Kurzform können die Ergebnisse der eigenen Untersuchung dann in musiktherapeutischen Fachzeitschriften in deutscher und englischer Sprache veröffentlicht werden, u.a. in *Musiktherapeutische Umschau*: http://www.v-r.de/de/musiktherapeutische_umschau/m-0/500048/, *The Arts in Psychotherapy*: https://www.journals.elsevier.com/the-arts-in-psychotherapy/und *Nordic Journal of Music Therapy*: https://www.tandfonline.com/loi/rnjm20). Musiktherapeutische Forschungsergebnisse werden zunehmend auch in psychotherapeutischen oder medizinischen Fachzeitschriften publiziert, u.a. in *Die Psychotherapie*; *Psychotherapie Psychosomatik Medizinische Psychologie* (PPmP); *Neurologie und Rehabilitation; Journal of Psychosomatic Research* und viele mehr (siehe hierzu auch die Quellen im Literaturverzeichnis).

## 5.2 Forschungsansätze

Musiktherapieforschung kann sein: empirische Prozessforschung (process-research), in der es in erster Linie um die therapeutische Beziehung, um Therapieverläufe musiktherapeutischer Gruppensitzungen, Einzelfallstudien, die Bedeutung der Musiktherapie für Patientinnen oder Angehörige u.Ä. geht. Methodisch angesiedelt ist die Prozessforschung im qualitativen Forschungsansatz. Musiktherapie kann aber auch sein: Ergebnisforschung (outcome-research), in der Wirkung und Wirkungsweise von Interventionen bei ausgewählten Krankheitsbildern untersucht werden, Therapiemanuale konzipiert und kontrollierte randomisierte Studien durchgeführt werden. Vorbild hierfür ist die evidenzbasierte Forschung (EBR) wie sie in den Naturwissenschaften, u. a. in der Medizin und der experimentellen Psychologie, durchgeführt wird. Forschungsziel und Forschungsgegenstand bestimmen die Methode mit:

> „So sind qualitative und hermeneutische Verfahren zu bevorzugen, wenn es z. B. um die Erforschung psychogenetischer Zusammenhänge, um das Verstehen seelischer Prozesse oder um das Erleben von Musik geht. Die Frage nach der Häufigkeit z. B. der Anwendung von Musiktherapie in einem bestimmten Bereich, der Zufriedenheit mit der musiktherapeutischen Behandlung etc. hingegen erfordert die Anwendung quantifizierbarer Verfahren und statistischer Auswertungsmethoden" (Tüpker 2009b, 136).

Tüpker verweist auf die Komplexität musiktherapeutischer Forschungsmethoden, insofern sich Musiktherapie im Schnittfeld vieler verschiedener Disziplinen bewege, u. a. den Musikwissenschaften, der Psychologie, der Medizin, der Psychotherapie und den Sozialwissenschaften. Musiktherapieforschung müsse auf inhaltliches und methodisches Wissen besagter Disziplinen zurückgreifen, forschend auf ihnen aufbauen unter gleichzeitiger Berücksichtigung des eigenen Feldes. Tüpker spricht sich eindeutig gegen die Anwendung randomisierter Doppelblindstudien zum Wirkungsnachweis der Musiktherapie aus, zugunsten „aussagekräftige[r] Forschungsmethoden und -ansätze […] die die Stärken und Vorzüge musiktherapeutischer Behandlungen in geeigneter Form nachprüfbar machen" (Tüpker 2009b, 137). In ihren kritischen Überlegungen zur evidenzbasierten Forschung für die Musiktherapie sprechen sich Hillecke, Warth und Wormit (2017) ebenfalls gegen randomisierte Doppelblindstudien aus, u. a. wegen der quasi Unmöglichkeit ihrer Durchführungen. Die statistisch relevante Patientenzahl für experimentelle und Kontrollgruppe sei in der Musiktherapie-Realität nicht zu erreichen, noch weniger die Wiederholbarkeit. Sie erkennen bei praktizierenden Musiktherapeuten und Musiktherapeutinnen mangelndes Interesse und fehlende Kenntnisse, was die Bedeutung statistischer Ergebnisse betrifft. Den Praktikern sei an den Ergebnissen von randomisiert kontrollierten Untersuchungen (RCT) und Metaanalysen eher wenig gelegen, weil zu praxisfern. Die Autoren verweisen auf die bestehende Lücke zwischen Klinik und Forschung und plädieren für mehr praxisrelevante Forschungen unter Einbeziehung praktizierender Musiktherapeuten und deren Interessen, für verbesserte Kommunikation zwischen den Berufsgruppen und einer reiferen Diskussionskultur. Schließlich fordern sie zu einer selbstkritischeren Haltung auf und dazu, auch negative Ergebnisse transparent zu machen und in die Öffentlichkeit zu tragen (Hillecke et al. 2017, 253). Das Themenheft „Fehlerkultur" der Zeitschrift *Musiktherapeutische Umschau* (2019) greift diesen letzten Gedanken einige Jahre später auf.

## 5.3 Wirkungsstätten für Musiktherapieforschung – national und international

Eine erste Zusammenkunft forschungsinteressierter Musiktherapeutinnen fand auf der „Werkstatt für Musiktherapeutische Grundlagenforschung Ulm" im Februar 1989 statt. Erfahrene Musik- und Psychotherapieforscherinnen diskutierten mit Promovendinnen, Studierenden und Praktikerinnen über Voraussetzungen, Vorgehensweisen und Forschungsparadigmen in der Musiktherapie. Mitbegründer und Unterstützer der Werkstatt war Prof. Dr. Dr. Horst Kächele (1944–2020), Psychoanalytiker, Psychotherapieforscher, Leiter der Forschungsstelle für Psychotherapie Stuttgart, Lehrstuhlinhaber für Psychotherapie an der Universität Ulm, Ärztlicher Direktor der Klinik für Psychotherapie und Psychosomatik der Universität Ulm und langjähriger wissenschaftlicher Beirat der *Musiktherapeutischen Umschau.* Die seit ihrer Gründung jährlich stattfindende *Ulmer Werkstatt* entwickelte sich zu einem der wichtigsten Forschungsforen deutschlandweit. Zu ihrem 20. Jubiläum im Jahr 2009 wurde sie an das *Leopold-Mozart-Zentrum Augsburg* (heute *Universität Augsburg, Leopold-Mozart College*) verlegt, wo sie seitdem als „Forschungswerkstatt Musiktherapie" weitergeführt wird.

Im Jahr 1995 wurde auf Initiative von Prof. Dr. Hans Volker Bolay das *Heidelberger Zentrum für Musiktherapieforschung (HEIM)* gegründet, das im Jahr 2000 in *„Deutsches Zentrum für Musiktherapieforschung (Viktor-Dulger-Institut) DZM e. V."* umbenannt wurde. Im DZM e.V. fand über viele Jahre lang quantitative Forschung zur musiktherapeutischen Tinnitus- und Schmerzbehandlung statt (Argstatter et al. 2015; König et al. 2013). Das Forschungszentrum beherbergte bis vor kurzem ein ambulantes Behandlungszentrum zur musiktherapeutischen Tinnitus- und Schmerzbehandlung.

Im Jahr 2005 entstand an der Grieg Akademie in Bergen (Norwegen) das Musiktherapieforschungszentrum *The Grieg Academy Music Therapy Research Centre* (GAMUT) mit internationaler Besetzung (https://gamut.w.uib.no/). Es wird von Brynjulf Stige geleitet und ist zum Referenzzentrum für die nordeuropäische Musiktherapieforschung geworden. Zu den Professoren und Professorinnen gehören die deutschsprachigen Musiktherapieprofessoren und –professorinnen Christian Gold, Karin Mössler, Wolfgang Schmid und Monika Geretsegger, wodurch enge Kooperationen in Lehre und Forschung mit Deutschland und Österreich bestehen. GAMUT gibt die Zeitschriften *Nordic Journal of Music Therapy* (https://www.tandfonline.com/loi/rnjm20) und *VOICES – a World Forum for Music Therapy* (https://voices.no/index.php/voices/about) heraus. Ein wichtiges Forschungsgebiet ist die *Community Music Therapy.*

Im Jahr 2017 wurde am *Institut für Musiktherapie der Universität für Musik und Darstellende Kunst Wien* (mdw) durch eine Kooperation mit der Medizinischen Universität Wien der Grundstein für das seit 2021 fest verankerte *Wiener Zentrum für Musiktherapieforschung* (WZMT) gelegt. Forschungsschwerpunkte sind Musiktherapie und Neurobiologie, Musiktherapie mit Familien, Musiktherapie und Gesellschaft und Klinisch-differenzielle Musiktherapie (https://www.mdw.ac.at/wzmf/).

Ebenfalls im Jahr 2017 wurde die *Wissenschaftliche Fachgesellschaft für künstlerische Therapien e. V.* (WFKT) zur hochschulübergreifenden Förderung des wissenschaftlichen Nachwuchses gegründet. Zu den künstlerischen Therapien zählen die Musik,- Kunst,- Tanz- und Theatertherapie, sowie die Poesie- und Eurythmietherapie. Die Fachgesellschaft steht für den Ausbau von Kooperationen zwischen Hochschulen, Instituten, Universitäten und wissenschaftlichen Fachgesellschaften (http://wfkt.de/verein/). Die WFKT gibt das englischsprachige Online-Journal *Journal of Arts Therapies* heraus (http://wfkt.de/journal/) und lädt seit 2018 zu regelmäßigen Jahrestagungen ein.

In Nordamerika verbindet man die Musiktherapieforschung mit dem Namen der inzwischen emeritierten Professorin Barbara Wheeler. Neben etlichen Artikeln und Fachbüchern hat sie im Jahr 2016 das Grundlagenbuch zur musiktherapeutischen Forschung „Music Therapy Research" in seiner dritten Auflage herausgegeben (Wheeler/Murphy 2016). In Großbritannien und Australien ist Prof. Jane Edwards Hauptautorin und Herausgeberin einer Vielzahl von Büchern und Forschungsartikeln; sie ist Expertin für Qualitative Forschung, insbesondere der Grounded Theory. Ihr Hauptwerk zum Thema Praxis und Forschung ist „The Oxford Handbook of Music Therapy" (Edwards 2016). Viele Jahre lang war sie die Herausgeberin der Fachzeitschrift *The Arts in Psychotherapy.*

## 5.4 Qualitative und quantitative Forschungsmethoden – Beispiele

Als Beispiele für qualitative und quantitative Forschungsmethoden sollen zwei eigene Untersuchungen vorgestellt werden. Im ersten Fall handelt es sich um eine qualitative Studie zur Bedeutung der Stimme im psychotherapeutischen Kontext anhand eines selbstanwendbaren Fragebogens und ausgewählter ergänzender Patientinneninterviews. Es geht dabei um die Wahrnehmung von (Stimm-)Klang in Verbindung mit Affekt und therapeutischer Beziehung (Bauer 2010).

Im zweiten Beispiel handelt es sich um eine quantitative Studie aus der musiktherapeutischen Grundlagenforschung. Es geht um die Wahrnehmung von Emotionen in der Musik, den Ausdruck selbiger Emotionen auf Musikinstrumenten und um Dialogverhalten in einer experimentellen Gruppe (an Schizophrenie erkrankte Personen) und einer gematchten Kontrollgruppe (Personen ohne Diagnose) (Bauer 2000, 2018).

### Qualitative Forschung

Zwanzig Patienten und Patientinnen einer psychotherapeutischen Tagesklinik erhielten einen Fragebogen mit zwölf halboffenen Fragen zur Wahrnehmung und Bedeutung von Stimme im psychotherapeutischen Kontext. Alle Teilnehmer und Teilnehmerinnen haben die Diagnose „Depressive Störung“, einige leiden auch an einer Angststörung. Die Teilnahme ist freiwillig; am Tag des Interviews erhalten die Teilnehmer zusätzlich zum Fragebogen eine schriftlich ausformulierte Anleitung und die informierte Einverständniserklärung zur Unterschrift. Die Patienten haben zum Zeitpunkt der Untersuchung zwischen einer und dreißig Therapiesitzungen erhalten, individuell oder in der Gruppe. Nach einer ersten Durchsicht der 20 Fragebögen wurden drei Personen für ein zusätzliches Interview zur Sättigung der Informationen ausgewählt. Die Patienten wurden um die Vertiefung einiger ihrer Antworten und Klärung von Konzepten gebeten. Es wurden ihnen Fragen gestellt, die mehr und neues Wissen generieren sollten. Die Forschungsfragen lauten:

1. Nehmen Patienten unterschiedliche stimmliche Qualitäten bei sich selber und ihren Therapeuten wahr, wenn ja, welche und wie beschreiben sie diese?

2. Gibt es aus Sicht der Patienten eine Beziehung und/oder eine Regulation zwischen der eigenen Stimme und der des Therapeuten? Wie wird diese beschrieben?
3. Nehmen die Patienten Veränderungen in der Therapiesitzung auch im Stimmausdruck wahr? Wenn ja, wie klingen die Veränderungen?

Die Antworten des Fragebogens wurden einer qualitativ-beschreibenden Analyse unterzogen. Insbesondere wurde die offene Kodifizierung nach der Methode der Grounded Theory nach Strauss und Corbin (1990) verwendet. Es wurden geeignete Dimensionen zum Thema Stimmqualität und relevante Kategorien zum Thema der Wahrnehmung und Bedeutung von Stimme im psychotherapeutischen Kontext bei Patienten geschaffen. Kategorien und Subkategorien wurden nach dem Kriterium der „thick description" (Ponterotto 2006) aufgestellt, nach der Antworten in enger Anlehnung an den Kontext, in diesem Falle die psychotherapeutische Situation, interpretiert und verstanden werden. Die aufgestellten Kategorien und Hierarchien wurden zudem durch intersubjektives Vorgehen und gemeinsames Einverständnis aller beteiligten Untersucherinnen (N=3) validiert. Die deskriptive Analyse der Antworten erbrachte zwei für den psychotherapeutischen Kontext relevante Kategorien: a) „Stimmqualität von Psychotherapeuten" und b) „Stimme als Werkzeug". Mit den Subkategorien a) „reale Therapeutenstimme" – „ideale Therapeutenstimme" und b) „Stimme als Werkzeug zur Selbstregulierung" – „Stimme als Werkzeug zur interpersonellen gegenseitigen Regulierung.

Die Ergebnisse zeigen, dass die Patienten den eigenen und den Stimmklang ihrer Therapeutinnen differenziert beschreiben können und dass sie Affekte und Stimmungen mithilfe der eigenen Stimme regulieren. Sie können verschiedene Arten von Stimmklang und Tonfall unterscheiden und benutzen dafür musikalische und emotional-relationale Begrifflichkeiten und Dimensionen. Sie erleben die Stimme ihrer Therapeuten bewusst und können klare Aussagen über die „ideale Therapeutenstimme" machen: diese soll warm, langsam, eher tief-männlich und authentisch klingen. Patienten und Patientinnen hören aus dem Stimmklang der Therapeuten „therapeutische Absichten" heraus (z.B. beruhigen, auffordern, zum Ende kommen) und nehmen die Regulierung der therapeutischen Beziehung u.a. über stimmliche und musikalische Elemente wie Tonfall, Lautstärke und Tempo wahr. Es besteht ein Zusammenhang zwischen Therapiemotivation, therapeutischer Beziehung und stimmlichem Ausdruck.

Für die Praxis: Es konnte neues Wissen in Bezug auf den Umgang mit der (eigenen) Therapeutinnenstimme und deren Einfluss auf das zwischenmenschliche Geschehen im therapeutischen Prozess generiert werden. Patientinnen reagieren sensibel auf Veränderungen des Stimmklangs und schreiben diesem Absichten zu.

> „Die Ergebnisse bestätigen ferner die Notwendigkeit, Therapeuten auf dem Gebiet der nonverbalen Kommunikation in Psychotherapie verstärkt auszubilden, sowohl was die eigene als auch die „Sprache" der Patienten betrifft …" (Bauer et al., 2010, 48).

## Quantitative Forschung

In dieser Studie wird das musikalische Wahrnehmungs- und Ausdrucksverhalten von 24 chronisch schizophrenen Patienten und Patientinnen mit dem von 24 psychiatrisch unauffälligen Personen verglichen. In beiden Gruppen sind je 12 Männer und 12 Frauen beteiligt, die auf soziale Herkunft, Schulbildung und Alter gematcht sind. Das vierstufige Untersuchungsdesign sieht in Teil 1 (Repräsentation) die musikalische Darstellung der Emotionen „fröhlich", „traurig", „wütend" auf drei dafür zur Verfügung stehenden Instrumenten (Trommel, Glockenspiel und Kantele) vor, in Teil 2 (Wahrnehmung) das Beschreiben von Höreindrücken und Emotionen in eigens für die Untersuchung angefertigten Klavier-Kompositionen mit den Ausprägungen „fröhlich", „traurig" und „wütend", in Teil 3 einen musikalischen Dialog mit einer Musiktherapeutin (Interaktion) und in Teil 4 die erneute musikalische Darstellung der drei genannten Emotionen.

Verschiedene Hypothesen begleiten die Untersuchung. Die Hypothesen wurden aus der Literaturrecherche generiert. 1., die Personen der Experimentellen Gruppe stellen die drei Emotionen weniger differenziert dar als gesunde Kontrollpersonen; 2., die Personen der Experimentellen Gruppe verwenden für die Darstellung der drei Emotionen eher gleiche als unterschiedliche Instrumente, 3., bei der Darstellung der Emotionen spielen die Personen der Experimentellen Gruppe lauter, unregelmäßiger im Rhythmus und schneller, 4., die Personen der Experimentellen Gruppe spielen in „fröhlich" und „traurig" weniger melodisch, 5., die Rater identifizieren die emotionalen Darstellungen der experimentellen Gruppe weniger gut als die der Kontrollgruppe, 6., im Dialog treten die Interaktionsformen „Dominieren", „Fragmentieren", „Isolieren", „Imitieren", „Unterbrechen" und „Perseverieren" bei der Experimentellen Gruppe häufiger auf als „Wiederholen" (Ideen der Th. aufgreifen) und (Neues) „Anbieten", 7., im

Dialog entstehen in der Experimentellen Gruppe kürzere Antworten, 8., beim Beschreiben von Emotionen in der komponierten Klaviermusik bestehen keine Unterscheide zwischen den beiden Gruppen (0-Hypothese).

Alle 8 Items des Dialogs – Isolieren, Imitieren, Fragmentieren, Dominieren, Unterbrechen, Perseverieren, Wiederholen, Anbieten – wurden operationalisiert, Kriterien für die Bewertung wurden festgelegt mit einer Verteilung von Punkten von 1-5. Für die musikalischen Darstellungen „fröhlich", „traurig", „wütend" wurden nach einer Vorlage aus der Filmmusik ebenfalls Bewertungskriterien festgelegt, so dass eine Skalierung von 1-4 möglich war. Die drei Raterinnen wurden zur Bewertung des musikalischen Dialogs und der Darstellung von Emotionen über mehrere Sitzungen mit Material aus Probesitzungen geschult, die Interraterreliabilität lag danach bei einem Wert von 70 %. Die eigens für die Untersuchung von der Autorin komponierte Musik basierte auf einem Kompositionsschema für Filmmusik, in dem Kriterien für „traurig", „fröhlich" und „wütend" festgelegt waren. Die Dauer eines Stückes liegt zwischen 60 und 90 Sekunden. Die Musik wurde aufgeschrieben und für die Untersuchung auf einem Tonträger aufgenommen. Sie wurde zuvor in einer Pilotstudie mit 120 Studierenden auf ihre Wirksamkeit hin getestet und validiert. Die Untersuchung kann jederzeit wiederholt werden. Die Raterinnen waren nicht darüber informiert, welcher der beiden Gruppen die Hörbeispiele angehörten.

Die psychometrische Datenanalyse erfolgte u. a. mittels Korrelationskoeffizient von Spearman zur Bestimmung der Interraterreliabilitäten, dem nicht parametrische Test für verbundene Stichgruppen Wilcoxon, dem U-Test nach Mann-Whitney für nicht verbundene Stichproben und viele mehr. Der Signifikanzwert wurde auf das 5 %-Niveau festgelegt.

Die Ergebnisse zeigten signifikante Unterschiede im Ausdruck von „traurig" zugunsten der Kontrollgruppe, die diese Emotion so darstellte, dass sie von den Ratern signifikant besser erkannt wurde. Schizophrene Patienten spielen die traurige Musik signifikant lauter als die Kontrollgruppe. Schizophrene Patienten spielen insgesamt weniger differenziert und lauter als die Kontrollpersonen. Die Emotion „wütend" spielen schizophrene Patienten signifikant eindeutiger, ihre Intention wurde besser erkannt als die der Kontrollpersonen. Im dialogischen Verhalten zeigen schizophrene Patienten und Patientinnen signifikant mehr isolierte Verhaltensweisen („Isolieren") und kein Aufgreifen musikalischer Ideen der Dialogpartnerin („Wiederholen"). Keine signifikanten Unterschiede hingegen konnten in der Beschreibung und Wahrnehmung von Emotionen in vorgespielten Musikstücken nachgewiesen werden, hier bestätigte sich die 0-Hypothese: sowohl die Experimentelle Gruppe als auch die Kontrollgruppe erkennen „Trauer“, „Wut“ und „Freude“ gleichermaßen gut („Trauer“ und „Freude“) oder weniger gut („Wut“). Die assoziativen Beschreibungen ähneln sich zudem.

Für die Praxis: Die Ergebnisse der Untersuchung sind für die Anwendung der Musiktherapie mit schizophrenen Patienten und Patientinnen insofern relevant, als sie aufzeigen, dass emotionale Intentionen im Spiel des Musiktherapeuten erkannt werden, diese im eigenen Spiel aber nicht erkennbar dargestellt werden können. Dadurch ist die Verständigung, Verstehen und Verstandenwerden, erschwert. Musiktherapeuten können zur Verständigung beitragen, indem sie den differenzierten Ausdruck fördern, u. a. durch musikalisch differenziertes Spielen und Improvisieren, Laut-Leise-Abstufungen genauso wie Schnell-Langsam-Abstufungen. Im dialogischen Spiel kann das Aufgreifen von Ideen des anderen, in Imitations-, Spiegel- oder Echospielformen geübt werden, um nur einige musikzentrierte Interventionen zu nennen.

## 5.5 Forschung und Praxis im Verbund

Dass Forschungsfragen klinischen Ursprungs sind, wurde an anderer Stelle erwähnt. Dass Forschungsergebnisse in den praktischen musiktherapeutischen Alltag zurückfließen, soll an dieser Stelle noch einmal betont werden. Forschungsergebnisse, ob qualitativen oder quantitativen Ursprungs oder auf „Mixed Methods“ basierend, leisten heute einen wichtigen Beitrag zur „best practice“. Während qualitative Studien dank offener Fragestellungen und hermeneutischer Vorgehensweisen türöffnend sind und Therapeutinnen zum Perspektivenwechsel und neuen Behandlungsschritten einladen, können quantitative Studien zur Wirkungs- und Ergebnisforschung außerdem zur Anerkennung der Musiktherapie in anlehnenden Disziplinen beitragen. Randomisiert kontrollierte Studien, die in der Musiktherapie noch selten sind, ermöglichen die Durchführung von systematischen Übersichtsarbeiten, z. B. im Rahmen von Cochrane Reviews. In einem solchen Cochrane Review werden Forschungsergebnisse zu Fragen der Gesundheitsversorgung und -politik zusammengefasst. Diese Reviews sind international als Qualitätsstandard in der evidenzbasierten Gesundheitsversorgung anerkannt. Sie befassen sich mit der Wirksamkeit von Interventionen zur Prävention, Behandlung und Rehabilitation. Die Ergebnisse werden online in der Cochrane Library veröffentlicht (https://www.cochrane.de/systematische-uebersichtsarbeiten). Verschiedene Cochrane Reviews zur Musiktherapie liegen vor, zum Beispiel das im Jahr 2017 veröffentlichte Cochrane Review zur Musiktherapie bei Depression. Die systematische Übersichtsarbeit basiert auf 9 Studien mit insgesamt 421 Personen. Die in den Untersuchungen beteiligten Patientinnen wurden mit aktiven oder rezeptiven Verfahren behandelt, das Alter war variabel. Die Autoren (Aalbers et al. 2017) schlussfolgern, dass Musiktherapie plus Standardtherapie wirksamer ist als Standardtherapie allein und dass Musiktherapie depressive Symptome und Ängste mildern und die Funktionsfähigkeit verbessern kann. Musiktherapie sollte, wenn, dann in Kombination mit einer Standardbehandlung angewandt und immer von professionellen Musiktherapeutinnen durchgeführt werden. Es konnten keine Aussagen darüber getroffen werden, ob aktive oder rezeptive Verfahren eine bessere Wirksamkeit haben, aber darüber, dass die Methoden an die Bedürfnisse der Patienten angepasst werden müssen (https://www.cochrane.org/de/CD004517/DEPRESSN_musiktherapie-bei-depression).

In das Cochrane Review für Musiktherapie für Menschen mit Schizophrenie und Schizophrenie ähnlichen Störungen wurden 19 Studien mit insgesamt 1214 erwachsenen Teilnehmern in die Analyse einbezogen, die mit aktiven und rezeptiven Verfahren – meistens Gruppentherapie – behandelt wurden (Geretsegger et al. 2017). Therapiedauer und -Frequenz waren unterschiedlich. Auch hier konnte geschlussfolgert werden, dass Musiktherapie plus Standardtherapie zu besseren Ergebnissen führte als nur Standardtherapie. U.a. verbesserten sich die Negativsymptomatik, der Allgemeinzustand, die Angstsymptomatik und die Motivationslage. Eine Mindestanzahl von Sitzungen (N=20) scheint relevant, um diese Ziele zu erreichen, ebenso ein hohes Maß an Professionalität.

Wenn Evidenzen nachgewiesen werden, können Therapieverfahren in die medizinischen Leitlinien der Arbeitsgemeinschaft der Wissenschaftlichen Medizinischen Fachgesellschaften (AWMF) aufgenommen werden und eine „Muss“-, „Sollte“- oder „Kann“-Empfehlung bescheinigt bekommen. So hat Musiktherapie eine „Sollte-Empfehlung“ in den Leitlinien für „psychosoziale Therapien schwerer psychischer Erkrankungen“, „Schizophrenie“ und „Analgesie, Sedierung und Delirmanagement in der Intensivmedizin“ und eine „Kann-Empfehlung“ für „Demenzen“, „Schlaganfall“, „Rhythmische auditorische Stimulation bei subakuten und chronischen Schlaganfallpatienten“ und „Sedierung in der gastrointestinalen Endoskopie“ (Stegemann et al. 2021). Für die unipolare Depression wird Musiktherapie als eine „ergänzende Therapieoption“ aufgeführt. Mehr Forschung ist nötig, um Musiktherapie in der Versorgungslandschaft fest zu verankern. Leitlinien werden regelmäßig aktualisiert und können von jedem und jeder eingesehen werden, d. h. von Betroffenen (Patientinnen), Behandelnden und Arbeitgebern.

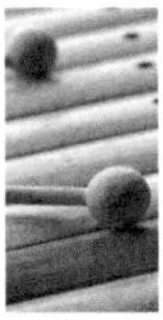

# 6 Zukünftige Entwicklungen

## 6.1 Anwendungsbereiche

Musiktherapie entwickelt sich weiter, neue Felder tun sich auf und einmal mehr zeigt sich, wie vielseitig Musik zum Einsatz kommen und sich methodisch und inhaltlich neuen Bedürfnissen zuwenden kann. Das ist gut und schmerzhaft zugleich, letzteres, weil es bedeutet, dass scheinbar immer mehr Menschen in Not sind und professioneller Unterstützung bedürfen. Gut, weil die Probleme als solche keine neuen sind, die Not nicht größer ist als in früheren Zeiten, es aber inzwischen ein vielseitigeres Angebot an Unterstützung gibt, u.a. durch Musiktherapie. Dahinter steht ein ganzheitliches Verständnis von Leid und die Anerkennung künstlerisch beziehungsstiftender Ansätze zur Re-Stabilisierung emotionalen und körperlichen Ungleichgewichts.

Im Folgenden sollen einige der mir als wichtig erscheinenden und zukunftsträchtigen neuen musiktherapeutischen Strömungen kurz beschrieben und diskutiert werden. Leser und Leserinnen, die mehr zu den Verfahren und Vorgehensweisen wissen möchten, sind eingeladen, die im Literaturverzeichnis angegebenen Quellen zu konsultieren.

### Musiktherapie an Musikschulen

Den Anstoß zur Gründung eines Verbandes zu „Musiktherapie an Musikschulen" gab die Musiktherapeutin Marjolein Kok. Sie arbeitete und leitete den Fachbereich Musiktherapie an der Musikschule Mannheim seit dem Jahr 1991. Im Jahr 2000 taten sich sie und ihre Hamburger Kollegin Gisela Peters zusammen und gründeten schließlich im Jahr 2002 mit 30 Teilnehmern und Teilnehmerinnen den *Bundesweiten Arbeitskreis für Musiktherapie an Musikschulen* (BAMMS). Im Jahr 2008 wurde dieser vom Vorstand des *Vereins der Musikschulen* (VdM) anerkannt und Musiktherapie als Förder- und Unterstützungsangebot in den Fächerkanon aufgenommen. Der BAMMS organisiert einmal jährlich Tagungen, vernetzt Kollegen und Kolleginnen bundesweit, ist berufspolitisch aktiv und bietet Fortbildungen an. Informationen zur Geschichte des BAMMS, zum ausführlichen Standardkatalog für Musikschulleiter zu personellen und materiellen Voraussetzungen, Zielsetzungen, Finanzierungsmöglichkeiten, Indikationen, Kooperationsmöglichkeiten und vieles mehr, sowie zur Literaturliste „Musiktherapie an Schulen und Musikschulen", können auf der Internetseite der Deutschen Musiktherapeutischen Gesellschaft (DMtG) nachgelesen werden (www.musiktherapie.de; 15.05.2018).

Sinn und Zweck von Musiktherapie an Musikschulen war zunächst die Ergänzung des pädagogischen Angebotes zur Inklusion von Kindern, Jugendlichen und Erwachsenen mit körperlichen und geistigen Behinderungen, Entwicklungsverzögerungen und leichten emotionalen Störungen, für die ein typisches „normales" musikalisches Lernangebot nicht oder noch nicht infrage kam. Durch ein niederschwelliges Musiktherapieangebot und eine auf die Person und ihre speziellen Bedürfnisse ausgerichtete Arbeitsweise, sollten die Grundvoraussetzungen für das Lernen-als-solches geschaffen werden.

> „Kinder, Jugendliche und auch Erwachsene, zu denen im pädagogischen Setting kein Zugang gefunden wird, erhalten in der therapeutischen Beziehung eine Chance, ihre Lern- und Handlungsfähigkeit wieder zu erlangen oder überhaupt erst zu entwickeln" (Holzwarth 2017, 116).

Holzwarth versteht die Musikschule als ein „Netzwerk von Familie, Schule und Beratung [... in dem ...] Musiktherapie [...] präventiv und integrativ intervenieren [kann]" (Holzwarth 2017, 116). Das gilt insbesondere auch für die zunehmende Zahl an Kindern und Jugendlichen mit Migrationshintergrund und Geflüchtete. Gerade für sie stellt das Musikangebot an Musikschulen zur Förderung von Sprache, sozialer Integration und kultureller Erweiterung eine große Chance und Bereicherung zugleich dar. Musiktherapie an Musikschulen könnte für sie und alle anderen „Betroffenen" also bedeuten, die Fähigkeit zum Lernen dank eines Musiktherapieangebotes wieder- oder überhaupt erst zu erlernen. Nicht-lernen-Können hat oftmals mit fehlenden guten - oder ganz und gar misslungenen Beziehungserfahrungen zu tun, auch mit traumatischen Erlebnissen wie Verlust und Heimatlosigkeit, fehlender Kindheit und Mangel an frühen natürlichen Spielsituationen. Misstrauen und fehlendes Selbstvertrauen verbauen den Weg, Neues und Gutes aufzunehmen, sich zu entwickeln und neue Informationen gewinnbringend und konstruktiv zu verarbeiten. Schlechte Erfahrungen führen zu einer Bestätigung der eigenen Unfähigkeit und zu einer depressiven Grundstimmung, sie verhindern eine positive Haltung und die „Lust auf mehr".

Inhaltlich mögen sich die musiktherapeutischen Angebote an der Musikschule im Fall eines psychotherapeutischen Grundverständnisses und einer psychotherapeutischen Herangehensweise wenig von denen in einer privaten Musiktherapiepraxis oder in einem sozialpädagogischen Zentrum (SPZ) unterscheiden. Immer geht es um die Förderung affektiver und kognitiver Fähigkeiten, um die Stärkung von Selbstwert, Selbstvertrauen und Bindung und damit auch um die Befriedigung von Grundbedürfnissen, um leistungsfreien Ausdruck und Kommunikation, auch um Krankheitsverarbeitung und Identitätsfindung, alles auf der Basis einer guten, vertrauenswürdigen und stabilen therapeutischen Beziehung. Die Erwartungen und Voraussetzungen an die Musiktherapie sind in allen Fällen gleich hoch:

> „Da Musiktherapeut_innen an Musikschulen eigenverantwortlich behandeln, wird eine fundierte psychologische und diagnostische Ausbildung benötigt“ (Holzwarth 2017, 116).

Der wesentliche Unterschied liegt im Kontext und dem dadurch bedingten Setting. Ein musiktherapeutisches Angebot an der Musikschule gehört von der Wahrnehmung her eher in den Bereich des „Öffentlichen“ und des „Normalen“ als in den Bereich von „Verschwiegenheit“ und „Krankheit“. Nicht die Behandlung von Krankheit, sondern die Stärkung von Ressourcen durch kulturelles Angebot steht im Vordergrund. Untersuchungen zum Verhältnis von Wahrnehmung von Kontext und Therapieerfolg und / oder Motivation wären interessant und stehen m.E. noch aus.

Andere musiktherapeutische Angebote in der Musikschule haben präventiven Charakter, z.B. wenn es „nur“ um die Konzentrations- oder Gruppenfähigkeit oder um die Sprachförderung im Vorschulalter geht, oder darum, trotz und mit Krankheit Musik zu machen und am Kulturleben inmitten der Community teilzuhaben. In diesem Fall vertritt Musiktherapie an Musikschulen ein diskriminierungsfreies Angebot für Menschen unterschiedlichster Herkunft. Sie ähnelt in ihrem Handlungsansatz der Community Music Therapy (Stige / AAro 2012) oder auch der Sozialmusiktherapie (Schwabe / Haase 2008).

Ein spezielles Augenmerk muss auf die Rolle der Musiktherapeutin in der Musikschule und das Verhältnis zu den Lehrerkolleginnen geworfen werden.

> „Im weiteren Sinne wirken Musiktherapeut_innen mit ihrem Fachwissen auch beratend im kollegialen Prozess, um pädagogische Angebote der Musikschule differenziert und individuell abzustimmen“ (Holzwarth 2017, 118).

Vorsicht geboten ist in dem Fall, wenn beide für und von sich den Anspruch erheben, bessere oder wertvollere Arbeit zu leisten, und wenn gegeneinander, statt miteinander, gearbeitet wird. Holzwarth berichtet, dass unter Musiktherapeuten verdeckte Ressentiments der Pädagogik gegenüber vorhanden sein können, die, bewusst oder unbewusst, ein wohlwollendes Miteinander behindern (pers. Mitteilung am 26.01.2018). Sie verweist auf einen Beitrag diesbezüglich von Juliane Gerland (2017) im Jahrbuch Musiktherapie. Austausch und Beratung unter Expertinnen sind wichtig für die perspektivische Weiterentwicklung der betroffenen musiktherapeutisch behandelten Kinder, Jugendlichen und Erwachsenen. Nicht selten kommt es vor, dass schon während oder nach einer musiktherapeutischen Phase ein „normaler" instrumentaler Unterricht gewünscht wird. Das Musikmachen mit der Musiktherapeutin beginnt, Spaß zu machen, eine Gruppe, die vorher als angsteinflößend und bedrohlich erlebt wurde, andere Kinder oder das musikschuleigene Kinderorchester, wirkt nun haltgebend. Der gesunde Ehrgeiz, Neues zu erlernen und mit anderen gemeinsam zu musizieren, wächst. Hier ist die Absprache mit den pädagogischen Kollegen und Kolleginnen Voraussetzung für das Gelingen einer weiteren Entwicklungsstufe. Niemand sollte für immer in Therapie und auch die Musiktherapie nur ein Durchgangsformat sein, das früher oder später, sofern gewünscht, durch ein alltägliches gemeinschaftliches musikalisches oder anderes kreatives Lern- und Lebensformat ersetzt wird. Holzwarth fasst es so zusammen:

> „Die Musiktherapie [an der Musikschule] ermöglicht ihnen [den Kindern, Jugendlichen und Erwachsenen] ein befriedigendes Lernen und schafft die Grundlage für kreative Lebensgestaltung" (Holzwarth 2017, 122).

Sinn und Zweck von Musiktherapie an Musikschulen kann in diesem Sinne als Grundlage für Mehr, das heißt als Grundlage für ein erfülltes Leben verstanden werden. Das ist sehr viel und spricht für verantwortungsvolles und verantwortungsbewusstes Handeln auf allen Ebenen.

### Musiktherapie in Schulen

Musiktherapie in der Schule bedeutet Arbeit mit Kindern und Jugendlichen in Vor-, Grund- und Regelschule. So wie im vorigen Beispiel dargestellt, kann es auch hier, auf der Grundlage der inklusiven Struktur und dem Recht auf Teilnahme im allgemeinen Bildungssystem von Menschen mit

Behinderungen, darum gehen, Kindern und Jugendlichen mit speziellem Förderbedarf ein musiktherapeutisches Angebot in der Schule zu machen. Wie Jordan (2017, 278) in einem Interview in der Musiktherapeutischen Umschau sagt, brauchen Schulen zur Durchführung des Gesetzes „sehr große Unterstützung“. Was so viel bedeutet wie: Musiktherapie kommt auch eine politische und gesellschaftliche Verantwortung zu, indem sie der Schule als staatliche Institution zur Durchsetzung von Regelungen zur Verfügung steht. Eine Erleichterung also, auf der einen Seite. Gleichzeitig auch eine Herausforderung, denn es bedarf einer kritischen Auseinandersetzung mit dem Thema Pädagogik versus Therapie, im Kleinen und im Großen. Von den Räumlichkeiten und der Neuanschaffung von Musikinstrumenten zur korrekten Einstufung der neuen Kollegin, einem gesonderten Finanzierungs- und Abrechnungsplan für Musiktherapiesitzungen und klaren Absprachen unter Kollegen und Kolleginnen zur Rollenverteilung. Für die Betroffenen ist ein schulinternes Therapieangebot sinnvoll, denn es erspart Eltern und Kindern zusätzliche Wege, vielleicht auch Behördengänge, was motivierend sein kann. Andererseits kann gerade die räumliche Nähe und die quasi öffentliche Bekundung „therapiebedürftig“ zu sein, von Kindern, Jugendlichen und deren Eltern als beschämend erlebt werden. Insbesondere dann, wenn es bei der Indikation Musiktherapie um emotionale Störungen und Verhaltensauffälligkeiten geht. Die Gefahr besteht, dass die Therapiesitzung als eine Art der „Bestrafung“ wahrgenommen wird. Aus dem Unterricht herausgenommen werden („Sonderrolle“) oder am Ende des Tages länger bleiben müssen („Nachsitzen“), wenn alle schon nach Hause gehen, kann kontraproduktiv sein. Das Angebot, einschließlich Setting, optimal zu gestalten, ist Aufgabe aller Beteiligten. Ein falsches Wort eines Mitschülers oder einer Mitschülerin oder der Lehrerschaft, kann den Therapieprozess infrage stellen, schlimmstenfalls stoppen. In Bezug auf die Rahmenbedingungen ist des Weiteren zu klären, ob die Therapiesitzung im Musikraum oder in einem speziell dafür eingerichteten Musiktherapieraum stattfinden wird („Konkurrenz“). Auch die Frage, ob Musiktherapie im schulischen Kontext als Psychotherapie bezeichnet werden soll, ist noch zu klären. Für die Musiktherapeuten, die in vielen Fällen im ersten Beruf eine pädagogische Qualifikation haben, stellt sich die Frage nach der professionellen Identität und danach, ob es möglich ist, an der gleichen Schule, an der man als Lehrer angestellt ist, Kinder musiktherapeutisch zu versorgen. Kann man z. B. mit Kindern, die man am Vormittag im Musikunterricht hat, am Nachmittag Musiktherapie machen? Wie kann man mit der doppelten Rolle umgehen und können die Kinder den Unterschied wahrnehmen und verstehen? Wie erklären Musiktherapeuten und Musiktherapeutinnen den Unterschied altersangemessen?

Musiktherapie in der Schule muss deshalb ebenso gut geplant und ethisch korrekt umgesetzt werden wie Musiktherapie an der Musikschule. Die Grenze zwischen Pädagogik und Therapie sollte klar gezogen, Zielsetzungen klar formuliert und Zuständigkeiten und Rollen eindeutig definiert werden. Jordan betont, dass Forschungen erforderlich sind, um „die langfristigen Effekte [der Interventionen] zu untersuchen“. Ebenso plädiert sie für „Öffentlichkeitsarbeit und politische Arbeit [...] wenn Musiktherapie an Schulen in Zukunft eine größere Rolle spielen soll“ (Jordan 2017, 281).

Ein interessantes Anwendungsgebiet von Musiktherapie in der Schule ist die Sprachförderung. Sie wird an mehreren Stellen gerade im Hinblick auf das Thema „Begrüßungsklassen“ erwähnt. Jordan und Kollegen (2016) haben zu dem Thema eine Untersuchung mit einem Mixed-Method-Forschungsdesign angestellt. In ihrem Projekt „Durch Musik zur Sprache“ verglichen sie zwei Gruppen von Grundschulkindern, eine Musiktherapiegruppe mit einer Vergleichsgruppe, und bekamen interessante, wenngleich nicht mehrheitlich signifikante Ergebnisse. Diese lagen nur im sozial-emotionalen Bereich vor, und auch hier nur in der Kategorie „Selbstbehauptung“, und nur dann, wenn man die Messwerte von Messzeitpunkt 1 und Messzeitpunkt 2 miteinander verglich. Selbstkritisch bemerken die Autorinnen, dass es weiterer Untersuchungen mit größeren Gruppen, eindeutigen Stichproben und einer alternativen Behandlung zur Musiktherapie bedarf, um aussagekräftigere und genauere Ergebnisse zu erzielen (Jordan et al. 2016).

## Musiktherapie mit Menschen mit Traumafolgestörungen

Die Frage danach, ob und wie Musiktherapie mit traumatisierten Menschen durchgeführt werden soll, wird seit vielen Jahren kontrovers diskutiert. Allerlei Fragen tun sich auf, vor allen Dingen immer wieder die Frage danach, ob das sogenannte „freie“ Spielen und Improvisieren nicht zu destabilisierend sei und ob bestimmte Klänge, Tonfolgen, Rhythmen und ganze Musikstücke einen Menschen mit Posttraumatischer Belastungsstörung (PTBS) nicht überfordern oder Flashbacks auslösen. Musik kann eine beruhigende Wirkung haben, aber immer auch angstauslösend und regressionsfördernd wirken, insofern sind die Diskussionen zum Thema relevant und Forschungen umso erforderlicher.

Traumatische Ereignisse werden immer mit intensiver Angst, Schrecken und Hilflosigkeit erlebt. Sie können vom Menschen oder der Natur verursacht, körperlicher oder seelischer Art sein, einmalig oder wiederholt auftreten, allein oder in der Gruppe erlebt werden. Traumatische Ereignisse werden unterschiedlich verarbeitet, je nach Persönlichkeit, Kontext, früheren Erfahrungen etc. Sie können zu akuten Belastungsreaktionen unmittelbar nach dem Erleben führen, zur posttraumatischen Belastungsstörung (PTBS), die auch Monate nach dem Ereignis auftreten kann, oder zu posttraumatischen Persönlichkeitsstörungen. Traumatische Erfahrungen können in erster Person durch direktes Betroffen-Sein oder indirekt, durch Miterleben und Zeuge-Sein von Trauma auslösenden Situationen, gemacht werden. Von Naturkatastrophen wie Erdbeben oder Überschwemmungen angefangen bis zum plötzlichen Tod einer nahestehenden Person nach Unfall, Mord oder Suizid. Es kann um körperlichen Missbrauch durch Schläge, Folter oder sexuelle Übergriffe oder psychischen Missbrauch durch Erniedrigung, Erpressung oder Schweigen gehen. Experten setzen sich immer häufiger mit der gezielten Behandlung von Traumafolgestörungen auseinander (Öri 2000).

Im Bereich der Musiktherapie sind in den vergangen Jahren mehrere Publikationen im deutsch- und englischsprachigen Raum zum Thema erschienen, dazu gehören eine Sammlung von Berichten zur Traumabehandlung aus verschiedenen Ländern mit unterschiedlichen Methoden, herausgegeben von Julie Sutton (2002) und ein Band mit Fallanalysen auf der Grundlage psychoanalytischer Musiktherapie nach Priestley von Sami Alanne (2010). Einen wichtigen Beitrag für die deutschsprachige Musiktherapie-Community hat Edith Wiesmüller (2012) in ihrer Dissertation geleistet, in der sie die bis dato bestehenden Behandlungsmethoden und deren theoretische Grundlagen darstellt und eine eigene qualitative Studie anschließt. Auch in weiteren Arbeiten werden verschiedene gut funktionierende Wege musiktherapeutischer Vorgehensweisen aufgezeigt, von der aktiven Instrumental- und Stimmarbeit bis hin zur rezeptiven Behandlung (Austin 2002; Amir 2004; Maack 2004; Scheiby 2010).

Eine korrekt gestellte Indikation für Musiktherapie setzt eine ausführliche musikalische Anamnese und die Frage nach einem direkten oder indirekten Zusammenhang zwischen der erlebten traumatischen Situation und einem musikalischen Ereignis voraus. Ist die Befragung aufgrund einer fehlenden Sprachverständigung nicht möglich, muss in der musiktherapeutischen Sitzung vorsichtig vorgegangen und auf vegetative Zeichen des Gegenübers geachtet werden. Im Allgemeinen gilt, dass eine Indikation dann gegeben ist, wenn Musik haltgebend und stabilisierend, auch ent-starrend und positiv berührend eingesetzt werden kann. Für eine Kontraindikation spricht, wenn Musik Re-Traumatisierung bewirkt durch Flashbacks oder wenn sie vegetative Übererregtheit (Hyperarousel) auslöst. Natürlich auch dann, wenn Musik für, während und bei der Traumatisierung eine Rolle gespielt hat. Das kann u.a. bei Folter und Vergewaltigung der Fall sein (Chornik 2013; Papaeti 2013).

Im Folgenden sollen zwei Vorgehensweisen zur musiktherapeutischen Behandlung mit Menschen mit Traumafolgestörungen etwas genauer dargestellt werden.

Die amerikanische Musiktherapeutin Diane Austin hat sich auf die stimmliche Arbeit mit traumaerfahrenen Menschen spezialisiert (Austin 2002). Sie geht davon aus, dass gerade die Stimme als Trägerin und Sprecherin von Emotionen in und unter traumatisierenden Situationen leidet. Kinder, die Gewalt erleben, werden zum Schweigen gezwungen oder verstummen von alleine. Wenn sie reden, ist die Stimme leise und monoton, piepsig oder ganz besonders freundlich. Schreie werden überhört, kommen nicht am Ziel an und verklingen in der Leere. Statt sich authentisch zu entwickeln, werden Stimme und Tonfall in Inkongruenzen verwickelt, klingen aufgesetzt oder gefühlsarm. Um ihre eigentliche hinter der versiegten oder auch unglaubwürdigen Stimme wiederzufinden, müssen Menschen in Kontakt mit ihrem Körper kommen. Atmen und die Stimme vorsichtig zum Klingen zu bringen sind erste Versuche, sich zu öffnen und den wahren Kontakt zu sich selbst wiederherzustellen. Dass das nur in einem besonderen Kontext erfolgen kann, in dem Vertrauen und professionelle Haltung im Vordergrund stehen, versteht sich von selbst. Gerade weil das Trauma meist durch Nähe und in der Beziehung entstanden ist, gehört sehr viel Einfühlungsvermögen in die Arbeit, um eine Re-Traumatisierung und ein neues „Verschließen“ zu verhindern. Singen heißt Atmen, tiefes Durchatmen verringert Herzschlag- und Pulsfrequenz, beruhigt das gesamte Nervensystem und bringt Entspannung mit sich. Neuromuskuläre Vibrations- und Resonanzphänomene wiederum wirken sich aktivierend auf den gesamten Körper aus. Die durch das Trauma emotional „eingefrorenen“ Zonen geraten in Bewegung, Gefühle dürfen sein, wahrgenommen, akzeptiert und integriert, negative Erfahrungen ästhetisch neu „verpackt“ und transformiert werden. Singen beeinflusst den Menschen ganzheitlich.

Austin stellt psychoanalytisch basierte Techniken vor, die die Verarbeitung des Traumas begünstigen. Dazu gehören u.a. das *vocal holding*, in dem auf der Grundlage einer vorgegebenen oder von Patient oder Patientin gewählten harmonischen Basisstruktur von mindestens zwei Akkorden, die Stimme von Therapeutin und Patientin miteinander in Kontakt gebracht werden. Die harmonische Abfolge ist einfach und voraussehbar, sie gibt Sicherheit und Gewissheit. Die Stimmen werden zu Beginn des therapeutischen Prozesses im Unisono erklingen, d.h., Musiktherapeutin und Patientin die gleichen Töne singen. Findet die Patientin allmählich eine eigene Melodie, wird die Therapeutin diese spiegeln. Den entwicklungspsychologischen Stufen folgend wird dann der Individuationsprozess durch Trennung und Loslösung von der Mutterstimme geübt. Zunehmend kommen frei improvisierende und unabhängige Elemente mit ins Spiel, so dass der Stimme, und damit der Person, der authentische Ausdruck emotionaler Zustände gelingen kann. Patienten und Patientinnen können im weiteren Verlauf ein Thema wählen, das sie stimmlich bearbeiten möchten oder sich auf eine freie Improvisation einlassen, aus der heraus sich das relevante Thema ergeben wird (Austin 2002).

Mit der Technik des *free associative singing* (Austin 2002) meint die Autorin die weitere Stufe des Prozesses, es handelt sich um die Einbeziehung von Wörtern, Sätzen und Sprache in die Stimmimprovisation. Patientin und Musiktherapeutin werden zunehmend aktiver und erarbeiten die relevanten Themen, indem sie sich „an- und zu-singen", indem die Musiktherapeutin im Gesang das Thema der Patientin spiegelt, indem sie fragt und deutet. Die anfangs einfach strukturierte harmonische Begleitung wird komplexer, denn sie unterstützt nun den emotionalen Inhalt und die zunehmende Dramatik des Gesungenen. Abgespaltene Inhalte können benannt und integriert werden.

Im zweiten Beispiel handelt es sich um Musiktherapie bei traumatischen Belastungen nach medizinischen Eingriffen in der Neurorehabilitation. Damit beschäftigt sich die amerikanische Musiktherapeutin Benedikte Scheiby (2010). Ihre Grundannahmen, dass Spielen, Singen und Komponieren zur Verarbeitung traumatischer Erlebnisse auf der sensorisch-emotionalen Ebene geeignet sind und dass musikalische Aktivitäten die Selbstfürsorge und Achtsamkeit begünstigen, werden anhand eines Fallbeispiels und durch Beschreibung von Interventionstechniken, Funktionen von Musik und Rolle der Musiktherapeutin beschrieben. Zu den Techniken gehören u. a.:

a. das assoziative Singen, das der vokalen und verbalen Kontrolle dient,
b. das freie Improvisieren zum Erleben eines wertefreien Ausdrucks,
c. das (musikalische) *Containment* durch Wiederholen von Klängen oder Rhythmen, das Sicherheit und emotionale Stabilität vermittelt,
d. die Kontrolle der musikalischen Parameter durch die Patientin zur Förderung der Selbstwirksamkeit und des Entscheidungsvermögens und
e. die symbolhafte Illustration von Wörtern durch Musik, um emotionale Erfahrungen zu integrieren (Scheiby 2010).

Musikalische Vorhersagbarkeit wecke Vertrauens- und Empathiegefühle, Schweigen und gemeinsame Pausen seien trostspendend. Die Aufgabe der Musiktherapeutin sei es, Körper, Geist und Seele zu integrieren und für einen gesunden Ausgleich von „Sein" und „Tun" zu sorgen, indem sie mal das Hören (Sein), mal das Spielen (Tun) in den Vordergrund rückt. Durch ihren stimmlichen Ausdruck ermögliche sie es der Patientin, das Unaussprechliche durch eigenes Singen und Vokalisieren zu „sagen“ (Scheiby 2010).

Für Musiktherapeuten und Musiktherapeutinnen stellt die Arbeit mit traumabelasteten Menschen eine ganz besondere seelische Herausforderung dar. Nicht jeder oder jede wird sich dieser Aufgabe gewachsen fühlen bzw. sollte sich dahingehend überprüfen, ob er oder sie geeignet ist. Eigene traumatische Erfahrungen müssen im Vorfeld bearbeitet worden sein. Gerade auch deshalb, weil Musik starke Gefühle auslösen und die Atmosphäre emotional aufladen kann. Tiefe Betroffenheit beim Musiktherapeuten kann Hilflosigkeit und Ohnmachtsgefühle auslösen und Therapieprozesse durch musikalisches Ausagieren behindern. Die Gefahr, sich mit der Opfer- oder der Täterrolle zu identifizieren, ist groß. Ein „ungewolltes“ zu leises und verängstigtes oder ein zu lautes und aggressives Spiel kann Ausdruck eines eigenen unbewältigten Prozesses sein. Ist die Musiktherapeutin mit der Opferrolle identifiziert, wird sie sich wenig abgrenzen können und den Symbiosewünschen der Patientin unbewusst nachgeben. Statt musiktherapeutischer Kooperation entsteht Verschmelzung, die Klänge vermischen sich und es fällt schwer, die Nähe aufzulösen, ohne den Patienten emotional zu treffen. Ist die Therapeutin mit der Täterrolle identifiziert, kann es bis zur musiktherapeutischen Demütigung kommen, indem vorwurfsvoll ablehnend reagiert wird oder die Patientin genötigt wird, ein bestimmtes Instrument oder auf eine bestimmte Weise zu spielen. Noch andere Therapeuten oder Therapeutinnen spüren Omnipotenzgefühle und sind der Überzeugung, dass nur und gerade sie der Patientin helfen können, das Trauma zu überwinden. Statt sich einzulassen, gehen sie auf emotionalen Abstand. Die Musik wird wie von außen an den oder die Patientin herangetragen, beschönigend, besänftigend, bezähmend – ohne Pausen und vor allem ohne Resonanz: kein wirkliches Zuhören, kein Mitfühlen, kein Mitschwingen, keine Verbindung.

Austin (2002) warnt vor heftigen Gegenübertragungsgefühlen und emotionalen Verwicklungen der Musiktherapeutin in der Stimmarbeit mit traumatisierten Patientinnen. Sie beschreibt Fälle, in denen Patientinnen das Trauma wieder und wieder re-initiieren und Therapeuten und Therapeutinnen große Schwierigkeiten haben, zwischen eigenen und fremden Gefühlen zu unterscheiden. Sie betont, dass auch aktuelle Krisen im Leben von Musiktherapeut oder Musiktherapeutin den Therapieprozess aufgrund der emotionalen Nähe durch den Einsatz der eigenen Stimme vorübergehend erschweren können. Mit dem Begriff „*The Wounded Healer*“, mit dem die Autorin ihren Beitrag betitelt, will sie auf Empfindlichkeiten von Musiktherapeuten und Musiktherapeutinnen und auf die besonders sensible Thematik der musiktherapeutischen Traumatherapie hinweisen (Austin 2002).

Musiktherapeuten und Musiktherapeutinnen können sich durch zusätzliche Informationen über historische, politische, kulturelle und geografische Hintergründe auf die Arbeit mit traumatisierten Menschen vorbereiten, insbesondere was politische oder religiöse Verfolgung und Folter betrifft, aber auch Naturkatastrophen. Wissen schützt vor Hilflosigkeit! Je mehr Kenntnisse Musiktherapeutinnen besitzen, desto besser können sie komplexe Zusammenhänge verstehen und eigenem emotionalen „Abgleiten“ entgegenwirken. Eine regelmäßige Supervision sollte zur Standardausrüstung gehören.

Ein spezielles und aktuelles Feld der Musiktherapie bei Menschen mit Traumafolgestörungen ist das der Musiktherapie mit Geflüchteten. Erste Erfahrungsberichte liegen vor, insbesondere aus der Arbeit mit Kindern und Jugendlichen, die in Form von Projekten in Flüchtlingsunterkünften und Wohnheimen stattgefunden haben. Auch in den sogenannten Begrüßungsklassen gibt es Musik(-therapie-)angebote, neben dem „Ankommen“ in der neuen Gruppe und dem gegenseitigen Umgang mit einer fremden Kultur, geht es auch um Sprachförderung, Selbstwertgefühl und Identitätsbildung. Erste Ergebnisse zeigen das Offensichtliche: Nur, wenn man zu seiner Herkunftsidentität stehen kann, ist es möglich, sich mit der neuen auseinanderzusetzen. Ablehnung führt zu Abgrenzung und dient nicht der Inklusion. Insofern schießen die Musikangebote die Musik aller Kulturen ein und geben jedem und jeder den Raum, zu seinen eigenen Wurzeln zu stehen, um sich neu zu verwurzeln (siehe: http://www.musiktherapie-initiative.de/der-verein/; 15.05.2018).

## Musiktherapie in der Neonatologie

> „Die wichtigste Aufgabe für Musiktherapie in einer NICU liegt in der Herausforderung, durch natürliche Klänge die Körperfunktionen des Neugeborenen zu unterstützen (Saugen, Kalorienaufnahme, Verbesserung des Schlafes, Schmerztoleranz bzw. -vermeidung) oder zu verändern (Verlangsamung des Herzschlags, Verbesserung der Sauerstoffsättigung, Atmung und Gewichtzunahme)“ (Loewy 2012, 197).

Musiktherapie in der Neonatologie wird im angloamerikanischen Raum seit den 1970er, in Deutschland seit den 1990er Jahren durchgeführt (Haslbeck 2009, 312 ff.). Erste Ansätze sind säuglingszentriert und darum bemüht, durch abgespielte Musik positiv auf die o. g. überlebenswichtigen Funktionen Einfluss zu nehmen (Schwartz 2012; Schwartz / Ritchie 1999). In Deutschland geht die Musiktherapeutin Monika Nöcker-Ribaupierre der Bedeutung der Mutterstimme für die Entwicklung eines gesunden Bindungsverhaltens nach und rückt diese in den Mittelpunkt ihrer Arbeit. Im Jahr 1995 publiziert sie das von ihr entwickelte Behandlungskonzept der *Auditiven Stimulation* mit Mutterstimme, das sowohl dem Säugling als auch der Mutter zur Bewältigung und ersten Überwindung der plötzlichen Trennung und dem Gelingen des Bindungsprozesses zugutekommen soll. Für die *Auditive Stimulation* wird die auf Band aufgenommene Sprech- und Singstimme der Mutter dem Säugling über die im Inkubator installierten Lautsprecher mehrmals am Tag vorgespielt. Die Stimme hat eine beruhigende oder positiv erregende Wirkung. Diesem rezeptiven Ansatz schließt sich die Musiktherapeutin Marie-Luise Zimmer an (Nöcker-Ribaupierre / Zimmer 2004). In einer späteren Untersuchung zu Kurz- und Langzeiteffekten der Auditiven Stimulation konnte Nöcker-Ribaupierre einen positiven Effekt auf das Bindungsverhalten und auf die emotionale Stabilisierung der Mutter nachweisen (Nöcker-Ribaupierre 2012, 136 ff.). Auf der Grundlage der anthroposophischen Musiktherapie (siehe Kap. 2.2) konzipierte Monica Bisseger ein aktives Modell durch Für- und Vorspiel von Klängen und Melodien auf Musikinstrumenten (Bissegger 2001). Interdisziplinäre Zusammenarbeit, wissenschaftlicher Austausch sowie einschlägige Ergebnisse aus der Säuglings- und Bindungsforschung führten zur Entwicklung weiterer musiktherapeutischer Konzepte in der Neonatologie: dem milieu- und dem familienorientierten Ansatz. Der milieuorientierte Ansatz arbeitet an der Reduktion des Geräuschpegels auf der Intensivstation, der zu einem erhöhten Stressniveau bei Mitarbeiterinnen, Eltern und Säuglingen führt. Die Minderung des Geräuschpegels verhindert zudem einen möglichen Gehörschaden beim Neugeborenen (Loewy 2012, 204 ff). Der familienzentrierte Ansatz setzt auf Interaktion und Kommunikation zwischen Neugeborenen und Eltern. Er fördert die frühkindliche Beziehungsaufnahme und-gestaltung durch Summen, Singen und besondere Formen des Instrumentalspiels (Haslbeck 2009). Allen Ansätzen zugrunde liegt die Beobachtung, dass das pränatale Umfeld in erster Linie ein musikalisches, insbesondere rhythmisch geprägtes ist und dass musikalische Elemente zu den ursprünglichsten angeborenen Regulatoren und Stabilisatoren menschlichen Daseins gehören. Fetales Hören trage wesentlich zur Entwicklung synaptischer Neubildungen und Verschaltungen im Gehirn, zur Reifung des Gehirns und zur Entwicklung eines gesunden emotionalen und sozialen Beziehungsaufbaus bei (Schwartz 2000, zit. in

Loewy 2012, 194). Bei frühgeborenen Kindern finden vibro-akustische Sinneserfahrungen – damit gemeint: rhythmische Bewegungen (Herzschlag, Puls und Atmung), diffuse Geräusche (Speiseröhre, Verdauungsorgane und Darmtrakt), Rausch- und Fließgeräusche (Körperflüssigkeiten), sowie Stimmklang, Sprachmelodie und Sprachrhythmus der mütterlichen Stimme – nur verkürzt statt. Bei sehr früh geborenen Kindern beträgt der Zeitraum 27-32 Wochen, bei extrem frühgeborenen Kindern nur 22-26 statt 40 Wochen. Die allmähliche neuronale Anbahnung von Ordnungen und Kategorien, die durch das wiederholte Erleben eben jener dynamischen Eindrücke von innerhalb und außerhalb des Mutterleibes erfolgt, wird durch die zu frühe Geburt auf traumatische Weise unterbrochen. Von nun an prägen Geräusche der Intensivstation – das Hämmern von Maschinen, das Piepsen aus Apparaturen, das Türenschlagen und fremde Stimmen – das Leben und Erleben des Neugeborenen. Reizüberflutung bei gleichzeitigem Mangel an natürlichen Reizen führen zu Dauerstress, sowohl beim Säugling als auch bei den von der Situation überforderten Eltern. Bei Müttern konnten Zustände von Angst und Depression verbunden mit Schuldgefühl und mangelndem Selbstwertgefühl diagnostiziert werden (Nöcker-Ribaupierre 2012, 130).

Musiktherapeutische Interventionen leisten in diesem frühen Lebensabschnitt einen wichtigen Beitrag, weil durch Summen, Singen und das Spielen zarter Saitenklänge eine beruhigende und entspannende Atmosphäre hergestellt werden kann. Wichtig hierfür ist, dass Eltern, wenn immer es ihnen möglich ist und angemessen erscheint, mit einbezogen werden, beobachtend oder selber gestaltend. Die Musiktherapeutin hilft ihnen dabei, sensorisches Mitschwingen und Synchronisieren durch Summen zu erlernen und die Bedeutung des Singens von Liedern zur Förderung ihres Kindes zu erkennen. Eltern sollen dazu ermutigt werden, einen resonanzreichen Kontakt zu ihrem Kind herzustellen und den lebensbedrohlichen Umständen aktiv entgegenzuwirken. Musikalische Vorlieben der Eltern und besondere Lieder oder Melodien der Familie werden in die musiktherapeutische Arbeit mit aufgenommen. Aber auch Situationslieder oder Songwriting werden als therapeutische Methoden eingesetzt, um den Gefühlen der Eltern Raum zu geben und sie zu unterstützen.

Eine wichtige Intervention findet in der Phase des Känguruhens statt. Hier liegt das Frühchen auf der unbedeckten Brust von Vater oder Mutter, im direkten hautnahen Körperkontakt. Haslbeck setzt ihre Stimme summend ein oder spielt mit zarten Klängen auf dem NICU-Monochord, einem hierfür besonders geeigneten Saiteninstrument. Indem das Monochord an dem Ellenbogen des Elternteils lehnt, auf dessen Brust der Säugling liegt, entsteht ein vibro-akustischer, tief-sonorer Klang, der den

Säugling implizit an das intrauterine Dasein „erinnert". Durch das Mitsummen des Vaters oder der Mutter entstehen über die Resonanz im Brustkorb weitere angenehme Vibrationen. Der Säugling spürt die Bewegungen des Ein- und Ausatmens und hört ihm bekannte Stimmen. Die stimmige Verknüpfung aller Elemente hat beruhigende Wirkung auf Kind und Eltern. Regelmäßigkeit und geplante Wiederholung führen zu Halt und Orientierung, Vertrauen und Nähe. Die Musiktherapeutin achtet auf die Körperspannung des Kindes, sucht das passende Tempo und die angemessene Lautstärke. Haslbeck bezieht sich in ihrer Arbeit auf die theoretischen Grundlagen und Grundprinzipien der *Kreativen Musiktherapie* (s. S. 101 ff.). Die Stimme wird zum Hauptinstrument der Therapeutin. Sie ermöglicht ein sanftes und subtiles Eingehen auf Mimik, Gestik und Atemrhythmus des Säuglings (Haslbeck 2009, 313). Improvisatorisch summend begleitet und synchronisiert die Musiktherapeutin mit den Bedürfnissen des Kindes.

In einer randomisiert-kontrollierten, prospektiven Studie am Universitätsspital Zürich konnte gezeigt werden, dass der gezielte musiktherapeutische Einsatz die funktionelle Gehirnaktivität und -konnektivität bei sehr frühgeborenen Kindern positiv beeinflusst und fördert. Bestimmte Bereiche aus präfrontalen, motorischen und temporalen Hirnregionen entwickelten, vernetzten und integrierten sich besser als bei Säuglingen, die keine Kreative Musiktherapie erhielten. Die *Kreative Musiktherapie* kann nachgewiesener Weise zur motorischen, affektiven und kognitiven Entwicklung beitragen und auf die Lebensqualität einwirken (Haslbeck / Bassler 2020).

Der von Musiktherapeutinnen im deutschsprachigen Raum gegründete Fachkreis Musiktherapie in der Neonatologie veröffentlichte im Jahr 2017 einen „Referenzrahmen für Musiktherapie in der Neonatologie", u. a. zum Schutz der Frühgeborenen und ihrer Eltern. In dem Referenzrahmen werden die für das neonatologische Setting geltenden Voraussetzungen, Indikationen und Kontraindikationen(!), Zielsetzungen, Rahmenbedingungen und Methoden festgelegt (Haslbeck et al. 2017).

### Musiktherapie in der Palliativmedizin mit Kindern und Erwachsenen*

Im englischsprachigen Raum wird musiktherapeutische Arbeit in palliativen Kontexten seit über 40 Jahren durchgeführt. In dem von Mercedes Pavlicevic 2005 herausgegebenen Sammelband „Music Therapy in Children's Hospices" finden wir Aufsätze und Fallbeispiele zu unterschiedlichen musiktherapeutischen Settings: Musiktherapie in Einzel- und Gruppensitzungen, in der Familie, unter und mit Geschwistern, im Hospiz und im häuslichen Kontext. Im deutschsprachigen Raum hat sich in diesem Themenfeld seit den 2010er Jahren viel bewegt. Zwei Studien möchte ich zitieren. Sie beziehen sich auf die Arbeit mit Erwachsenen.

In der einen konnte gezeigt werden, dass Musiktherapie zur Verbesserung der allgemeinen Lebensqualität beiträgt, indem sie zu Entspannung führt, Stress mindert und schmerz- und angstreduzierend wirkt (Warth et al. 2014). In der zweiten von Preißler und Kollegen (2016) durchgeführten Studie konnten erwachsene Patienten und Patientinnen ihre Bedürfnisse in der Musiktherapie ausführlich beschreiben. Sie erwähnten die Bedürfnisse nach Entspannung und Regression an erster Stelle, Beziehung und Ansprache an zweiter, danach aber auch das Bedürfnis nach Auseinandersetzung und Bewältigung der Situation, Aktivität und Lebensfreude, Ausdruck, Selbstwahrnehmung und Reflexion, Wunsch nach emotionaler Resonanz, Defokussierung und Ablenkung, nach Struktur und Sicherheit (Preißler et al. 2016). Hieraus können viele Schlüsse für die praktische Arbeit und die therapeutische Haltung gezogen werden. Zum einen geht daraus hervor, dass Musik über den Körper, durch Entspannung und Schmerzreduktion, psychisch entlastend wirkt. Stress und Angst werden reduziert, Aktivität und Lebensfreude bekommen einen neuen Raum. Gleichzeitig bietet sie die Möglichkeit, sich von negativen Gedanken abzulenken und sich guten Gedanken zu widmen. Die vom Musiktherapeuten angebotene Musik bietet Halt und Unterstützung in einer Situation der Verunsicherung und Ungewissheit. Vieles von dem wird auch aus der Arbeit mit Kindern berichtet, wie weiter unten beschrieben. Auf der anderen Seite kommt der Person des Musiktherapeuten eine große Bedeutung zu, wenn die Teilnehmerinnen berichten, dass Beziehung, Ansprache, Auseinandersetzung (innere und geteilte) und emotionale Resonanz wichtig sind. Musiktherapeutinnen müssen darauf gut vorbereitet und als ein integres Gegenüber wahrnehmbar und ansprechbar sein. Von ihnen wird erwartet, dass sie sprechend und spielend, einfühlsam, unterstützend, (auf-)klärend und offen zur Verfügung stehen. Das setzt emotionale Stabilität, vielschichtiges Denken, reflektiertes und verantwortungsvolles, gleichzeitig flexibles Handeln und Tun als therapeutische Grundhaltung voraus. Es erfordert aber vor allem die Klärung der eigenen inneren Haltung zu Tod und Sterben gerade auch in Bezug auf die eigene Lebensgeschichte. Das ist die Voraussetzung dafür, den vielfältigen unplanbaren Situationen auf Akut- und Palliativstationen und in Hospizen mit innerer Klarheit und Feinheit so zu begegnen, dass die Patienten und Patientinnen im Mittelpunkt stehen und individuelle Sterbewege adäquat unterstützt werden können, ohne von eigenem

Schmerz oder den Bewältigungsstrategien der Therapeutinnen überlagert zu werden (Rachl 2024).

Am Anfang musiktherapeutischer Interventionen steht meist eine ausführliche Anamnese der persönlichen Musikgeschichte des Patienten, oft auch mit Hilfe seines familiären Umfelds. Warth et al. (2014) unterscheiden drei Interventionsbereiche in der Musiktherapie und ordnen ihnen unterschiedliche musiktherapeutische Techniken zu: Besonders häufig werden im palliativen Setting Entspannungs- und Imaginationsverfahren eingesetzt. Diese Verfahren sind rezeptiv. Musiktherapeuten spielen z. B. für die Patienten, sie greifen die Stimmung auf und übersetzen diese in Musik, sie leiten Imaginationsreisen an, z. B. Spaziergänge durch Landschaften, die die betroffene Person sehr liebt und so vom Krankenbett aus noch einmal imaginativ genießen kann, und lassen gemeinsam mit dem Patienten und manchmal auch mit der Familie auf musikalische Weise die Geschichte des ausklingenden Lebens noch einmal lebendig werden. In aktiver und rezeptiver Weise können Lieder eingesetzt werden. Gemeinsam mit Patientinnen und Angehörigen gesungene bekannte Lieder, von den Beteiligten explizit gewünschte Lieder, therapeutisch einsetzbare einfache Lieder mit kurzen eingängigen Texten (z. B. „In mir ist Ruhe, in mir ist Stille, in mir ist Friede, in mir ist Kraft“ von Katrin Zojer), die später das Gedankenkarussel beim Einschlafen beruhigen können oder bei anstehenden Behandlungen helfen. Außerdem werden oft gemeinsam Lebenslieder oder Abschiedslieder geschrieben. Hier kommen Therapeut und Patient besonders gut ins Gespräch, weil sozusagen ein Leben in einem kurzen Text destilliert wird. Zufriedenheit entsteht, weil etwas bleiben wird. Als besonders wichtig für die Situationsbewältigung sind Improvisationen jeder Art. Musiktherapeutinnen stellen, neben ihrer Stimme, eine Auswahl an einfach spielbaren Instrumenten auf einem Wagen, mit dem sie das Zimmer betreten, zur Verfügung. Dazu gehören Zupf- und Saiteninstrumente wie Harfe, Körpertambura und Kantele, Blasinstrumente wie Flöten und Okarina, Klangschalen und andere lang klingende und nachschwingende Instrumente wie Metallstäbe und Gongs. Die Patientinnen suchen sich die Klänge aus, die ihnen aktuell am besten helfen, entweder ihre Gefühle zu beschreiben und im Raum verstärkt spürbar zu machen oder sich selbst mit Hilfe von Klängen zu beruhigen. Sie wirken möglichst aktiv mit. Die Improvisation kommt besonders in der Phase zum Einsatz, in der die Patienten mit dem Wechsel von kurativer zu palliativer Situation zu kämpfen haben und häufig von Gefühlen überwältigt sind.

Die *Ziele* all dieser eben beschriebenen Interventionen sind nach Warth et al. (2014) die Schmerz- und Stressreduktion, die Regulation von Emotionen, die Kommunikationsförderung und die Unterstützung spirituellen

Ausdrucks und Erlebens. Vor allem im letzteren trifft sich die Qualität von Musik mit der Qualität der bald anzutretenden „letzten Reise". Der Dirigent Sergiu Celibidache hat den überschreitenden Charakter der Musik einmal so zusammengefasst: „Das Wesentliche der Musik, also die Musik selbst, ist nicht einmal in den Tönen: sie ist nirgends. Außerzeitlich. Sie wird in der Transzendenz" (zit.n. Rachl 2024). Diese Qualität von Musik ist den Sterbenden oft spürbar und lässt sie ihre eigenen inneren Möglichkeiten erahnen. Ein 12-jähriges Mädchen hat es ihrer Musiktherapeutin einmal mit folgenden Worten beschrieben: „Manchmal höre ich das Leben singen in mir, ganz tief in mir drin. Bald werde ich selbst dieser Gesang, dann kannst du mich hören, wenn du in dich hineinhörst. Das ist schön und das tröstet mich." (Rachl 2017, 36).

*Kontraindikationen* sind das Nein der Patienten und körperliche Spannungszustände oder wachsende Unruhe während der Intervention, insbesondere bei Menschen, die nicht mehr sprechen können.

Des Weiteren müssen Musiktherapeutinnen beachten, dass bei Betroffenen, die selbst ein Instrument spielen möchten, Größe und Gewicht des Instrumentes passen und die einfache Handhabbarkeit gewährleistet ist. Musiktherapeutinnen oder andere beteiligte Personen können gemeinsam mit dem Patienten bzw. Angehörigen am Instrument spielen und so entgegenkommen, dass Klänge auf einfache Weise entstehen. Frustrationen sollten vermieden werden. Fällt es einer Person sehr schwer, selbst zu spielen, kann es sinnvoll sein, ein Für-Spiel vorzuschlagen und behutsam zum Zuhören und Entspannen einzuladen. Musiktherapie im palliativen Kontext kann in Institutionen, Hospizen oder Krankenhäusern stattfinden, ebenso aber auch im häuslichen Kontext. In allen Fällen ist es wichtig, dass der Raum und der äußere Rahmen so beschaffen sind, dass ungestört musiziert werden kann, egal, ob mit der Betroffenen alleine oder im Beisein von Angehörigen und / oder Pflegepersonal. Solange wie möglich sollte die Betroffene darüber entscheiden, wen sie gerne dabeihaben möchte, handelt es sich doch auch und insbesondere für sie um eine sehr persönliche und höchstwahrscheinlich sehr nahe Erfahrung mit Klang und Stimme. Im besten Fall strahlt der Außenraum die für diese stille Art der Begegnung notwendige Ruhe aus, damit diese sich auf den Innenraum oder innerseelischen Raum übertragen kann.

Musiktherapeutinnen von Kindern und Jugendlichen in palliativen Settings brauchen ein gutes Beobachtungsvermögen, um zu verstehen, welche Fragen z.B. das Kind mit einer lebenslimitierenden Erkrankung gerade hat, wo es sich in seinem Verständnis der eigenen Lebenssituation gerade befindet und was es gerade wissen möchte und braucht. Die Wege, dieses herauszufinden und musiktherapeutisch zu unterstützen, unterscheiden sich je nach Alter des Kindes und nach Erkrankung stark.

Ein Großteil der Gäste in den Kinderhospizen und der Patientinnen auf den pädiatrischen Palliativstationen leben mit schweren geistigen Beeinträchtigungen. Sie können ihre Wünsche nicht sprachlich mitteilen und so geht es im Miteinander vorwiegend um ein Ertasten ihrer Bedürfnisse. Sie drücken sich vor allem über ihre Körperlichkeit aus, durch unterschiedlichste Bewegungen, starken Gebrauch ihrer Stimme oder auch durch ihre Atmung (Kuntsche 2011). Jede Äußerung ist zugleich Ausdruck ihres Befindens und ihrer momentanen Gefühlslage und enthält als solche Elemente von Melodie, Rhythmus, Tempo und Dynamik (Chlebowitz / Zernikow 2022). Musikalisch improvisierend aufgegriffen entstehen kleine Augenblicksmusiken, die den Selbstausdruck verstärken, Nähe und Geborgenheit transportieren (Schäfer 2017), das Spiel vertiefen, animieren oder beruhigen (Timmermann 2018).

Der Einsatz musiktherapeutischer Methoden in der pädiatrischen Palliativmedizin ist vielfältig.

In der Arbeit mit Neugeborenen und Säuglingen geht es häufig um die Maskierung all der technischen Geräusche, von denen das Kleinstkind umgeben ist. Ferner um die Stabilisierung der körperlichen Funktionen (z. B. der Sauerstoffsättigung), um die Unterstützung in der Beziehung zur Familie durch die Einbeziehung der mütterlichen Stimme, um Beruhigung oder Entspannung. Therapeutisch eingesetztes Summen und Singen (Haus / Henneke 2003) bieten dem Säugling Kontakt, Halt und Orientierung und ermöglichen Erfahrungen der Interaktion mit der Familie. Auch feine vibrotaktile Instrumente wie Sansula oder Tamburina können obertonreich und sanft klingend umhüllend und schützend den Raum sichern.

Lebensbedrohlich erkrankte Kleinkinder mit längeren schweren Schmerzzuständen (z. B. durch Tumorerkrankungen) können durch die Arbeit mit z. B. Stofftieren als Übergangsobjekten für die zunächst musiziert wird, langsam in eigenes Mittun hineinwachsen (Chlebowitz / Zernikow 2022). Instrumentale und vokale Improvisationen integrieren die emotionale Befindlichkeit der Kinder (Heimweh, Schmerz, Angst) in einfachste Spiellieder (z. B. Kind, 3 Jahre alt, klopft mit einer Hand auf eine Trommel und singt dabei von der Therapeutin mit Gitarre und stimmlich unterstützt „Das tut mir weh, weh, weh".). Das Kind fühlt sich in seinem Selbstausdruck wahr- und ernstgenommen.

Kinder im Grundschulalter, die lebenslimitierend erkrankt sind und oft mit Symptomen wie Schmerzen, Übelkeit, Antriebsmangel, Atemnot etc. zu tun haben, vermissen in klinischen Kontexten häufig die Lernmöglichkeiten, die ihr Leben bis vor der Erkrankung noch stark bestimmt haben.

Durch neues musikalisches Erleben z. B. mit einfachen Perkussionsinstrumenten, die sie ohne zu üben spielen können, erfahren sie, dass sie auch in dieser Situation Neues lernen und Klänge hervorbringen können, die es vorher in ihrem Leben so nicht gab. Improvisationen gemeinsam mit der Musiktherapeutin können Ventil für Gefühle sein (Fischer 2018) und auch rhythmische Frage- und Antwortspiele enthalten. Erfundenes kann aufgenommen und Eltern später vorgespielt werden. Mit Familienliedern oder Liedern aus Kindergarten und Schule können Kinder an gesunde Zeiten anknüpfen, Vertrauen spüren und ihre Lebensfreude wieder neu entdecken. Und auch in diesem Alter bieten sich einfache Lieder dafür an, die Krankheitssituation zu verarbeiten, indem auf bekannte Melodien situationsbezogene Texte gedichtet werden. Schmerzhaftes und Bedrohliches kann zum Ausdruck kommen und geteilt werden. Das schafft Erleichterung, sowohl für die Kinder als auch für deren Eltern und Geschwister (Grießmeier 2016).

Schulkinder zwischen 10 und 14 Jahren, auf der Grenze zum Jugendlichen, können ihre Situation meist schon sehr klar einschätzen und spüren, besonders durch den Spiegel elterlicher Gefühle, die Ausweglosigkeit ihrer Situation. Sie fragen sich, warum es ausgerechnet sie selbst getroffen hat. Sie sind in einem Alter, in dem sie sich eigentlich Schritt für Schritt von zuhause abnabeln, und sind nun ganz und gar auf die elterliche Unterstützung angewiesen. Hier gibt es sehr unterschiedliche Reaktionen. Die einen versuchen, so lange wie möglich die Hoffnung der Eltern durch eigenes Bemühen in den Vordergrund zu stellen, andere erforschen durch Fragen, was Sterben eigentlich ist und wie es vor sich gehen wird (Rachl 2017), wieder andere reagieren aggressiv oder depressiv und spüren jede Unehrlichkeit in elterlicher oder ärztlicher Kommunikation mit großer Klarheit. Hier kann die Musiktherapie eine elementare Möglichkeit zum Selbstausdruck sein und manchmal bis zum Schluss bleiben. Raps, vertonte Wut- oder Mut-Texte, Danke-Texte an die Familie oder Lebenslieder entstehen. Je nach Alter können Kinderlieder oder bekannte Pop- und Rocksongs als Grundlage benutzt werden. Immer aber geht es um Ausdruck und Gestaltung der eigenen Gefühle, meist ohne viel darüber sprechen zu müssen (Haus 2004).

Für Jugendliche und junge Erwachsene, die sich in palliativen Situationen fast nur noch als Patient erleben, bettlägerig, passiv und auf die Hilfe der Erwachsenen angewiesen, von denen sie sich ablösen wollten, um selbstständig zu leben, können im Hospiz manchmal stark von musiktherapeutischen Gruppenangeboten profitieren. Mit einer altersgerechten Peer Group, durchaus auch mit Geschwisterkindern, möglichst mit Schlagwerk, Keyboard, Mikrophon und Verstärker ausgestattet, kann der Musiktherapeut dabei unterstützen, dass Frust abgelassen, Wut herausgeschrien, aber auch gemeinsam der Augenblick gefeiert wird. Gerade Jugendliche und junge Erwachsene möchten oft, dass ihre Stimme aufgenommen wird, dass etwas festgehalten wird und bleibt, wenn sie selbst gehen müssen. Die Musiktherapie ist hier immer ein Angebot, kein Muss. Die Jugendlichen können jederzeit selbst darüber bestimmen, ob und wann sie eine Musiktherapiesitzung haben wollen und was sie dort machen möchten. Sie sollen sich im Rahmen ihrer Möglichkeiten emotional weiterentwickeln dürfen, so wie jeder andere Jugendliche auch. Dazu gehört das Streben nach Autonomie und Selbstbestimmung genauso wie die Selbstverwirklichung. Diese kann u. a. bei Vorspielen und Aufführungen im Hospiz erlebt werden. Auftritte sind für die Jugendlichen und ihre Familien ein emotionaler Höhepunkt, mitunter ein unvergesslicher transzendentaler Moment.

Die musiktherapeutische Arbeit im palliativen Kontext ist für Musiktherapeutinnen eine große Herausforderung, die auch zu Erschöpfungszuständen und Burnout-Symptomen führen kann. Gerade wenn Kinder vom Trauerprozess mit betroffen sind, sei es, weil ihre Mütter, Väter oder Geschwister im Sterben liegen oder Kinder selbst unheilbar krank sind, kann die seelische Belastung für die betreuenden Therapeutinnen sehr groß sein. Selbstfürsorge ist deshalb ein wichtiges und nicht zu vernachlässigendes Thema. Zum einen ist der direkte und unmittelbare Austausch mit Kollegen und Kolleginnen eine entlastende Maßnahme, zum anderen tragen Supervision, Intervision und Teambesprechung dazu bei, Eigenes zu verarbeiten, Eigenes und Nichteigenes auseinanderzuhalten und mit Tod und Trauer angemessen umzugehen. Selbstfürsorge meint auch, Interessen und Aktivitäten außerhalb der beruflichen Tätigkeit zu pflegen, aus denen neue Kräfte geschöpft werden. Dazu gehören alle Arten der kreativen Betätigung einschließlich des Aufschreibens von Gedanken und des Musizierens.

*(*Die Autorin dankt Sabine Rachl für die Unterstützung bei der Bearbeitung dieses Kapitels für die 2. Auflage.*)

### Musiktherapie in der Gerontopsychiatrie

Wer mit alten Menschen arbeiten möchte, weiß, dass er in eine ganz besondere Welt eintreten wird: in die eines „fast fertigen“ Lebens. Alte Menschen haben viel erlebt und durchgemacht, sie können „aus Erfahrung“ sprechen und glücklich und zufrieden oder unglücklich und enttäuscht darauf zurückblicken. Alle haben immer gute und schlechte Erfahrungen gemacht und wägen ab, was und wer ihnen im Leben am wichtigsten gewesen ist. Manche schauen in die Zukunft und wünschen sich noch viele schöne Stunden, andere warten darauf, bald sterben zu dürfen. Altersbedingte Verluste, das können Verluste durch Einschränkung von Körperfunktionen sein – Sehen, Sprechen, Laufen, Hören, Denken – oder menschliche Verluste – z. B. durch Wegzug von Freunden ins Altenheim oder zu Angehörigen oder Tod von Freunden und Familienangehörigen. Auch der eigene Tod beschäftigt alte Menschen, genauso wie die Erinnerungen an frühe Zeiten. Die einen verdrängen das Sterbethema oder machen es im Stillen mit sich selbst aus, andere möchten offen damit umgehen und mit anderen darüber sprechen. Alte Menschen erzählen gerne aus dem Leben, holen Erinnerungen hervor und lassen Revue passieren und können wieder und wieder die gleichen Geschichten erzählen, von der Flucht aus der Heimat, dem Krieg und der Gefangenschaft, den Hungerzeiten und auch den glücklichen Jahren. Das Thema der Einsamkeit spielt eine große Rolle, die Auseinandersetzung damit führt zu alten Enttäuschungen und Trennungen, zu Momenten, die schmerzhaft waren und die irreversibel sind. Manche schaffen die Wiedergutmachung, sind resilient und ziehen eine positive Bilanz trotz schlechter Erfahrungen, andere trauern und jammern nicht erfüllten Träumen hinterher, sind verbittert und machen sich und anderen das Leben schwer. Altersdepressionen sind häufig, psychosomatische und psychiatrische Erkrankungen können auftreten, nicht selten kommt es auch im hohen Alter zum Suizid.

Die mit zunehmendem Alter auftretenden körperlichen Erkrankungen und der geistige Verfall, z. B. durch Verlust von Kurzzeitgedächtnis und Wortfindungsstörungen, erschweren das Leben der Betroffenen genauso wie das der Angehörigen. Altersdemenz und Alzheimererkrankungen, aber auch Parkinson, Schlaganfall oder Herzinfarkt, die mit motorischen und sprachlichen Defiziten einhergehen, belasten das Zusammenleben und erfordern Kraft und Geduld. Die ist bei Angehörigen nicht immer gegeben oder ist irgendwann, nach Jahren der Pflege, erschöpft.

Wer mit alten Menschen arbeitet, heilend, pflegend oder in der Sterbebegleitung, ist bereit, sich mit den genannten Lebensbedingungen gedanklich und konkret auseinanderzusetzen und bringt vermutlich eine besondere Motivation und Grundhaltung dafür mit. Jeder und jede kann sich berufen fühlen, auch sehr junge Männer und Frauen fühlen sich zu alten Menschen hingezogen. Neben der für alle sozialen Berufe geltenden respektvollen Haltung brauchen Therapeutinnen oder Betreuer alter Menschen ein besonders hohes Maß an Geduld und Toleranz und Menschenliebe. Sie müssen imstande sein, zuzuhören, zu trösten, gut zuzureden, ernst zu nehmen, freundlich und höflich zu reagieren, Humor zu zeigen und emotional mitzuschwingen. Bei Hörverlust müssen sie laut und deutlich reden können, sich im Falle motorischer Einschränkungen und Behinderungen auch im Umgang mit Behelfsmitteln wie Rollstühlen und Rollatoren auskennen. Betreuer und Betreuerinnen dürfen keine Berührungsängste haben. Kommt es aufgrund von Altersdemenz oder Altersdepression zu Veränderungen im Sozialverhalten mit verbaler und körperlicher Distanzlosigkeit und hemmungslosem Verhalten, muss auch damit angemessen umgegangen werden können. Des Weiteren sollte der Therapeut wissen, wie er Angehörige mitbehandeln kann, solche, die sich allmählich entfernen, obwohl der alte Mensch – Vater, Mutter, Ehepartner, Bruder oder Schwester – sie gerne in der Nähe haben würde, und solche, die sich dem alten Menschen gegenüber ungehalten oder respektlos verhalten.

Als Musiktherapeut oder Musiktherapeutin begibt man sich, egal mit wem man arbeitet, immer auch in die musikbiografische Welt eines Menschen. Im Falle von alten Menschen ist die Musikgeschichte sehr lang, ein ganzes Leben lang, 70, 80 oder 90 Jahre, bei manchen sogar 100 Jahre (Muthesius 2010). Jeder und jede hat Erinnerungen an Lieder, Musikstücke, die sie oder ihn begleitet haben, Kinder-, Jugend- und Hochzeitslieder, lustige und traurige Lieder. Andere haben Instrumente gespielt und Erinnerungen an eigene Aufführungen, Konzerte oder an Begegnungen mit anderen Musikern. Diese Erinnerungen zu teilen ist vielen ein Anliegen. Wenn Erinnerungen über die Musik ins Gedächtnis rücken, können wir von einem spezifischen musiktherapeutischen Wirkfaktor sprechen. Musiktherapeutinnen dürfen neugierig sein und vertiefende Fragen zum Musikerleben stellen, solange sie bereit und imstande sind, Betroffenheit zu teilen und emotionalen Halt zu geben.

Wer mit Musik und Liedgut arbeitet, d. h. dessen Handwerkszeug die Musik ist mit allem was dazu gehört, muss sich ein breites Repertoire an Musik aus früheren Zeiten aneignen und um die musikalischen Gepflogenheiten früherer Zeiten Bescheid wissen. Patientinnen haben das Alter von Eltern oder Großeltern von Musiktherapeutinnen, teilen vielleicht auch deren Musikgeschmack, der den jungen Musiktherapeutinnen bis dahin eher befremdlich oder unangenehm war. Denken wir an die Musik der 1930er und 1940er Jahre, an Marschmusik, Propagandalieder aus der Nazizeit und alte Schlager. Wie werden junge aber auch ältere Musiktherapeutinnen damit umgehen? Können sie wertfrei und tolerant sein und bleiben? Wollen sie sich in politische oder religiöse Diskussionen verwickeln lassen oder den Patientinnen ihre Erinnerungen und damit verbundenen Gefühle gönnen? Nicht selten kommen alte Menschen aus anderen Kulturen und möchten gerne Kinderlieder aus der Heimat hören. Dank der Medien ist es heute einfacher als früher, an globales Material heranzukommen und Patienten und Patientinnen ihre Musikwünsche zu erfüllen. Musik ist ein wichtiges Kulturgut und immer identitätsstiftend bzw. identitätsklärend.

Musik mit alten Menschen kann zur Vorbeugung und zur Behandlung kognitiver Verluste wie Sprache und Gedächtnis oder auch der Aufrechterhaltung oder Verbesserung von sozialen Kontakten und der Lebensqualität benutzt werden. Im subklinischen Bereich gibt es zunehmend Angebote in Stadtteilen und Gemeinden wie Seniorenchöre und Seniorenorchester und an Musikschulen häufen sich die „Schüler 60+". Im klinischen Bereich wird Musiktherapie an vielen Stellen auf unterschiedliche Weise angewandt, im Einzel- oder Gruppensetting. Sie kommt in der geriatrischen Rehabilitation, in der Gerontopsychiatrie, in der psychosomatischen und der psychotherapeutischen Behandlung älterer Menschen sowie in der Palliativmedizin vor (Tüpker 2009a). Eine psychotherapeutische Behandlung älterer Menschen war bis vor zwanzig Jahren kaum denkbar, heute ist das Gegenteil nicht mehr vorstellbar!

Im gerontopsychiatrischen Kontext kommen der Musik viele verschiedene Funktionen zu. Angelehnt an das biopsychosoziale Medizinmodell, dem die spirituelle und die kulturelle Komponente nicht fehlen sollte, bedient sie alle genannten Bedingungen und Bedürfnisse und kann funktional oder symbolhaft eingesetzt werden. Mit ihr können Körperfunktionen verbessert und Gefühlszustände getragen und stabilisiert werden. Im Falle der Demenz kann musiktherapeutisch an sensomotorischen Verknüpfungen und auftretenden Wahrnehmungsverarbeitungsstörungen gearbeitet werden. Unterschiedliche Arbeitsweisen und theoretische Auffassungen führen zu unterschiedlichen Anwendungen und Schwerpunkten.

Dehm-Gauwerky (2010) fasst ihre Arbeit mit an Demenz Erkrankten als Sterbebegleitung auf. Sie begründet ihre Haltung damit, dass der Verlauf von progressiven Verlusten geprägt sei und immer zum Tod führe. Zu den Verlusten zählten Intelligenzminderung, Gedächtnis- und Sprachverlust, Realitätsentfremdung und allgemeiner hirnorganischer Abbau. Die Autorin geht nach psychoanalytischen Grundprinzipien vor und bezieht sich dabei insbesondere auf die Interaktionstheorie Lorenzers (Lorenzer 1983, zit. nach Dehm-Gauwerky 2006) und den Ansatz des „szenischen Verstehens". In der musikalischen Begegnung, so Dehm-Gauwerky, entfalte sich optimalerweise ein Symbolbildungsprozess, verstanden als Zusammenspiel von Übertragung und Gegenübertragung, in dem der Musik die Funktion zukomme, diesen Prozess mitzugestalten. Sogenannte musikalische Formulierungen dienten dazu, dass sich der altersdemente Mensch gehalten fühle und dass am Ende des Prozesses „das Urszeneerleben mit dem dyadischen Erleben verschmilzt", Ich-Funktionen würden entlastet" (Lorenzer 1983, zit. nach Dehm-Gauwerky 2006, 15). Gelingt die Verschmelzung nicht, würde der altersdemente Mensch „zwangsläufig Chaos her[stellen], an Stereotypien fest [halten] oder somatische Beschwerden [bekommen].“ Es käme zu „reagierenden Aktivitäten“ und zum Mitagieren der Umwelt auf die Abwehrmechanismen (Lorenzer 1983, zit. nach Dehm-Gauwerky 2006, 15). Zu den musiktherapeutischen Interventionsmöglichkeiten zählen die freie Improvisation, das Lied oder die komponierte Musik. Die Autorin beschreibt nicht, wie die musikalische musiktherapeutische Gestaltung im Einzelnen klingen mag, sei es in dem gelungenen oder dem misslungenen Fall, mit welchen Instrumenten sie oder der Patient gegebenenfalls intervenieren, ob und wann Stimme oder Instrumentalspiel zum Einsatz kommen und wie.

Was das körperliche Wohl betrifft, kann dieses durch gezielte Bewegungen beim Instrumentalspiel durch trommeln, zupfen, rasseln oder blasen, beim Singen durch Atmung, aufrechte Haltung sowie An- und Entspannung der Muskeln gefördert werden. Regelmäßigkeiten beruhigen das System als Ganzes, führen zu Entspannung und verbessern die Lebensqualität.

Die Hauptmotivation von Musiktherapeutinnen, mit alten Menschen zu arbeiten, scheint im musik-emotionalen Beziehungsangebot zu liegen. Sie möchten Menschen, deren sprachliche und kognitive sowie motorische Fähigkeiten beeinträchtigt sind, über Musik zu Kontakt und Kommunikation verhelfen (Auch-Johannes 2015; Tüpker 2010). Davon ausgehend, dass die menschlichen (affektiven) Grundbedürfnisse nach Autonomie und Zugehörigkeitserleben trotz Krankheit und kognitiver Beeinträchtigungen weiter bestehen, machen Musiktherapeutinnen Angebote mit dem Ziel, diese Bedürfnisse weiter zu erfüllen. Im gemeinsamen Spielen und Singen fühlen Menschen sich zugehörig und gehalten, gleichzeitig werden individuelle Bedürfnisse und Wünsche berücksichtigt, indem Lieblingslieder oder Lieblingsstücke verwendet werden bzw. Musik sehr individuell gestaltet wird. Gewarnt wird davor, Menschen nach ihren Wünschen zu fragen, deren Sprache und Gedächtnis eingeschränkt sind und für die derartige spezielle Fragen und Entscheidungen eine Überforderung und als Folge Frustration darstellen. Musikalischer Halt kann des Weiteren bedeuten, mit Musikstrukturen (laut-leise, schnell-langsam, hoch-tief) Orientierungsmöglichkeiten zu schaffen und Identitätsverlust entgegenzuwirken. Alte Menschen erkennen sich aufgrund ihrer körperlichen und geistigen Veränderungen oft nicht mehr wieder und fühlen sich wie Fremde im eigenen Körper. Hier können Musik und Musiktherapeutin zur Integrität beitragen, wenn das ganzheitliche Verstehen zur Geltung kommt.

Bei Demenzerkrankung können Musiktherapeutinnen emotionale Unterstützung leisten und Verlusterleben begleiten, indem sie wertschätzend handeln, Verständnis entgegenbringen und eine positive klangliche Atmosphäre herstellen. Auch-Johannes (2015) berichtet, dass es mit diesen Patienten häufig zu fröhlichen, besinnlichen, kreativen und humorvollen Momenten kommt. Sie beschreibt in ihrem Aufsatz über die ambulante musiktherapeutische Arbeit in der häuslichen Versorgung von an Demenz erkrankten Menschen, dass dem besonderen Setting Aufmerksamkeit gebührt. Zum einen ist es von Vorteil, dass der oder die Betroffene sich in einem sicheren und dadurch angstreduzierten Umfeld befindet. Zum anderen kann es passieren, dass Angehörige oder Pflegende sich und ihre Bedürfnisse mehr in den Vordergrund stellen und den Besuch für sich nutzen wollen. Hier braucht es viel Einfühlungsvermögen. Interessanterweise gibt es keinen festen Platz, an dem die Musiktherapie stattfindet, darüber bestimme der Patient. Während einer Sitzung kann es unterschiedliche Szenarien geben, je nachdem wo der Patient sich aufhalten möchte oder wo seine innere Unruhe ihn hintreibt. Instrumentalspiel und Stimme können mit Bewegung verbunden werden und Laufbewegungen singend begleitet werden. Musiktherapeutinnen müssen sich schnell anpassen und sich selbst immer wieder neu sortieren können.

Muthesius (i. V.) verweist auf Kontraindikationen bei Demenz bzw. ermahnt zur Achtsamkeit von Musiktherapeutinnen und Umfeld in Bezug auf Musiküberforderung und -überreizung:

> „Eine Demenz kann – auch bei gleichzeitiger Schwerhörigkeit, die im Alter häufig vorliegt – akustische Überempfindlichkeit mit sich bringen, weil aufgrund eingeschränkter kognitiver Fähigkeiten keine akustische Selektion mehr vorgenommen werden kann; auch andere Wahrnehmungs- oder Verarbeitungsstörungen können Musikaufnahmen lästig machen“.

Hieran sei zu denken, insbesondere in Institutionen, aber auch in Familien, in denen Musik im Hintergrund mitläuft – mit der Annahme, sie würde beruhigen – können Patienten überfordert und ausgeliefert sein, wenn sie sich nicht verbal äußern können. Ebenso könnten unbekannte Musikstücke „Irritation, Ratlosigkeit oder Fremdheitsgefühle bei Menschen mit Demenz aus[lösen]“ (Muthesius i. V.). Sinnvoll und wertvoll benutzt werden kann Musik nach Muthesius, um eine angenehme einhüllende Atmosphäre zu schaffen, Sinneserfahrungen zu synchronisieren oder die starken Affekte zu regulieren.

Abschließend sei bemerkt, dass Musiktherapie inzwischen in den S3 Leitlinien Demenzen der *Deutschen Gesellschaft für Psychiatrie und Psychotherapie, Psychosomatik und Nervenheilkunde e. V.* und der *Deutschen*

*Gesellschaft für Neurologie e. V. (DGN)* empfohlen wird (https://www.dgppn.de/leitlinien-publikationen/leitlinien.html, 4.6.2018).

## Digitale Medien in der Musiktherapie

Der Einsatz digitaler Technologien in der Musiktherapie ist in Deutschland spätestens mit dem Ausbruch der Covid-19-Pandemie im Jahr 2020 „spruchreif" geworden. Therapeutische Sitzungen durften während dieser Zeit nicht in Präsenz stattfinden, Gruppenunterricht sowie gemeinsames Singen und Improvisieren waren untersagt. Studiengänge mussten sich auf Online-Lehre umstellen und Musiktherapeutinnen ihre Patientinnen im virtuellen Raum behandeln. Praktizierende, lehrende und forschende Musiktherapeutinnen waren aufgefordert, umzudenken, neu und anders zu handeln und die Krise schließlich als Chance für Neues zu nutzen.

Aber schon vor der Pandemie interessierten sich Musiktherapeutinnen für das Neue, das Andere, das Digitale. Neben der eigenen Neugier erschien es ihnen natürlich und normal, Patienten, die von Klein an Umgang mit digitalen Medien hatten, Musik-Apps herunterluden und iPads und / oder Tablets im Alltag benutzten, da „abzuholen", womit sie vertraut waren, insbesondere Jugendliche und junge Erwachsene (Claus et al. 2013; Unterberger 2013). Kollegen, die in der Neuro-Rehabilitation mit funktionalen Musiktherapieansätzen arbeiten, nutzten sehr bald die Vorteile moderner Technologien u. a. im Gangtraining mit Parkinsonpatienten oder im Laufbandtraining mit Herzinfarktpatienten (Mainka et al. 2018; Mainka 2016; Benoit et al. 2014). Die meisten ihrer Forschungsergebnisse stammen aus randomisierten Studien (Mainka et al. 2023; Mainka et al. 2021). Die Mehrheit der an psychiatrischen oder psychosomatischen Kliniken praktizierenden Musiktherapeutinnen aber äußerte sich bis vor Kurzem sowohl elektronischen Instrumenten als auch digitalen Medien gegenüber eher kritisch und skeptisch, wovon man sich auf Tagungen oder bei Gesprächen unter Kolleginnen überzeugen konnte. Musiktherapie, so hatte man es gelernt und so steht es auch in diesem Buch, lebt von „echter" Beziehung, von Resonanzphänomenen, die von Instrumenten und Menschen ausgehen, sie funktioniert analog und ist ein zwischenleibliches Geschehen – warum sollte sich das ändern? Fehlende Kenntnisse verstärkten die Vorurteile. Die im Folgenden beispielhaft und in chronologischer Reihenfolge zitierten Initiativen, Aktivitäten und Publikationen sollen Tendenzen und Entwicklungen des weiterhin ambivalent besetzten Themas seit den 2010er Jahren in Deutschland widerspiegeln, ohne Anspruch auf Vollständigkeit.

Im Jahr 2010 schreibt der Augsburger Musiktherapiestudent Markus

Sommerer seine Masterarbeit über das Thema „Das klingt wie die Stimme meines Papas!“ Musiktherapie mit ausgewählten digitalen Medien – Möglichkeiten und Grenzen“. Im Jahr 2011 veröffentlicht er Auszüge seiner Arbeit in der Zeitschrift „Musik und Gesundsein“. Er listet eine Vielzahl digitaler Medien für die Musiktherapie auf und beschreibt den therapeutischen Einsatz des Vocalisten, eines digitalen Effektgeräts zur Stimmmodulation. Der Benutzer kann damit Klang, Tonhöhe und Geschwindigkeit der eigenen Stimme verändern, sich von der eigenen Stimme entfernen, sich der Stimme anderer signifikanter Personen annähern, in deren Rolle schlüpfen, um dann wieder zur eigenen zurückfinden. Sommerer beschreibt Nutzen und Gefahren des Vocalisten, weist auf die Bedeutung einer differenzierten Indikationsstellung für die Verwendung digitaler Medien hin und plädiert für ein hybrides Modell mit sowohl analogen als auch digitalen Instrumenten (Sommerer 2011). Um ein Hörspielprojekt mit einer Gruppe Jugendlicher mit Asperger-Syndrom unter Verwendung eines digitalen Mikrofons und einer Loopbibliothek im Computer geht es in einer kurzen Falldarstellung desselben Autors (Sommerer 2013). Er beschreibt Neugier und Vorsicht beim Aufnehmen und Wiederanhören der eigenen Stimme während des Erzählens der frei erfundenen Geschichte. Diese bot symbolhaft Raum für Emotionen und im Alltag Erlebtes an. Das Experimentieren mit der Stimme ermutigte zum Ausdruck von Gefühlen, auch unangenehmen. Die Jugendlichen zeigten Interesse am gemeinsamen kreativen Prozess während der musikalisch-atmosphärischen Untermalung und Freude am fertigen Produkt. Sein Fazit: Digitale Medien sind ebenso gut geeignet für Beziehungs- und Vertrauensaufbau wie andere Medien.

Im gleichen Heft stellt die in den Vereinigten Staaten ansässige deutsche Musiktherapeutin und Professorin für Musiktherapie, Petra Kern, in ihrem Artikel „Apps Starter Kit für Musiktherapeuten“ unterschiedliche Apps für das iPad vor, u. a. eine App für digitale Instrumente „touch instruments“, eine Liederkennungs-App, „SoundHound“ und ein digitales Tonstudio, „GarageBand“. Auch Apps für die Organisation der Arbeit und für die klinische Dokumentation werden aufgezählt (Kern 2013). Für Kern, die im Jahr 2010 das interaktive E-Magazin „Imagine“ (https://www.imagine.musictherapy.biz / wp / , 25.05.2025) gegründet hatte, war der digitale Ansatz in der Musiktherapie nichts Neues. Die über ihre Aktivitäten als Präsidentin der World Federation of Music Therapy (WFMT) bekannte Autorin war zu dem Zeitpunkt bereits an mehreren amerikanischen Universitäten online-lehrend und forschend tätig, außerdem als praktizierende Musiktherapeutin mit autistischen Kindern und deren Familien. Für letztere Zielgruppe war „Imagine“ einst entworfen worden. Tele-health und der Gebrauch digitaler Medien in der Gesundheitsversorgung, einschließlich Musiktherapie, sind in den U.S.A. nicht erst seit Corona verbreitet. Die Autorin versteht die digitalen Medien und Technologien als ein innovatives Mittel, um Kreativität und Kommunikation zu fördern, spricht sich aber gleichzeitig für eine klare Indikationsstellung aus. Kern ist geistige Eigentümerin des online-Portals „music therapy consultant". Es handelt sich hierbei um eine interaktive Plattform, über die musikbasierte Interventionen für Familien, Telesupervision, Webinare und weitere digitale Aktivitäten rund um Musik, Gesundheit und Musiktherapie seit über 15 Jahren angeboten werden (https://musictherapy.biz/, 28.05.2025).

Im Jahr 2018 erscheint das Themenheft „Digitale Instrumente in der Musiktherapie" der Zeitschrift *Musik und Gesundsein*. Noch im Vorwort „gesteht" der Herausgeber der Zeitschrift – der Musiktherapeut und langjähriger Leiter des Studiengangs Musiktherapie an der Hochschule für Musik und Theater Hamburg, Prof. Hans-Helmut Decker-Voigt – der Leserschaft seine jahrzehntelang währenden Vorurteile gegenüber dem Einsatz medialer und technologischer Hilfsmittel in der Musiktherapie. Inzwischen sehe er es anders. Wenngleich seine Präferenz weiterhin im Analogen liege, könne er den kommunikativen und interaktiven Zweck digitaler Medien durchaus nachvollziehen und gutheißen (Decker-Voigt 2018). Die Titel zweier Beiträge seien an dieser Stelle exemplarisch genannt, des Neurologen, Kinder- und Jugendlichenpsychiaters und Musiktherapeuten, Thomas Stegemann, Professor für Musiktherapie und Leiter des Zentrums für musiktherapeutische Forschung (WZMF) an der Universität für Musik und darstellende Kunst Wien (mdw) und der Schweizer Musiktherapeutin Eva Merckling-Mihoks: „Von Mozarts Geistesblitzen über Brain-Computer-Interfaces zum Encephalophone" (Stegemann) und „Einsatz der Computermusik in der Musiktherapie – Love Bytes" (Merckling-Mihoks). Zunehmende Offenheit und Originalität einer digitalisierten Musiktherapie sind unübersehbar.

Im September 2019 findet anlässlich des 40-jährigen Jubiläums des Studiengangs Musiktherapie an der SRH Hochschule Heidelberg das Symposium „Musiktherapie und Digitalisierung" statt. Die Leitung des Organisationsteams übernimmt die Musiktherapeutin und Absolventin selbiger Hochschule, Josephine Geipel. In den Diskussionen geht es über Vor- und Nachteile digitaler Medien, Herangehensweisen in aktiven und rezeptiven Verfahren, Chancen und Herausforderungen im Hinblick auf psychotherapeutische und ethische Aspekte. Zur Abrundung der Veranstaltung wird mit Tablet, E-Drumset, Keybord und Soundprism improvisiert (Roth 2020).

Im Jahr 2020 probieren sich Musiktherapeutinnen notgedrungener Weise mit Online-Musiktherapiesitzungen aus. Technische Schwierigkeiten bestehen vor allem beim gleichzeitigen Spielen und Improvisieren. Das Synchronisieren gelingt nicht, dennoch wird die Möglichkeit, den verbalen und visuellen therapeutischen Kontakt, wenngleich begrenzt und über digitale Medien, aufrecht zu halten, als positiv bewertet. Interviews mit praktizierenden Musiktherapeutinnen aus dieser Zeit finden sich auf der Homepage der Deutschen Musiktherapeutischen Gesellschaft (https://www.musiktherapie.de/blog/tag/corona-pandemie/; 28.05.2025). Die Zeitschrift *Musik und Gesundsein* widmet sich dem Thema „Online-Therapie" in ihrer Nummer 39 (2021), mit Beiträgen aus Musik- und Psychotherapie mit Erwachsenen, Kindern und alten Menschen in Zeiten von Corona. Videosprechstunden im ärztlichen und psychotherapeutischen Kontext hätten ab März 2020 sprunghaft zugenommen und seien u. a. für Besprechungen von Untersuchungsergebnissen und Anamnesen durchaus geeignet. Musiktherapeutinnen sollten sich dem nicht verschließen, wenn digitale Formate Patientinnen zugutekämen, wenngleich Atmosphärisches verloren ginge (Schmidt 2021, 15).

Kappelhoff und Güting laden zum Ausprobieren neuer digitaler Technologien in der Arbeit mit Kindern und Jugendlichen ein und stellen eine Liste ausgewählter Musik-Software und Apps für spielerische und therapeutische Anwendungen zusammen. Das typische Zusammenwirken aller Sinne sei in digitalen Sitzungen nicht gegeben, es gebe aber durchaus Neues und Spielerisches zu entdecken. Die beiden Musiktherapeuten geben Empfehlungen für das geeignete Online-Setting und Spielideen für Online-Musiktherapiesitzungen. Sie verweisen zudem auf den korrekten Umgang mit dem Datenschutz (Kappelhoff / Güting 2021). In der digitalen virtuellen musiktherapeutischen Arbeit in der geriatrischen Pflege konnten größtenteils gute Erfahrungen gemacht werden. Angewandt und beforscht wurden in dem von der Volker-Homann Stiftung geförderten Projekt „Musiktherapie in der geriatrischen Pflege", das webbasiertes Singen in der Gruppe und im Zimmer und die Anwendung von Playlists als Hintergrundmusik im Pflegealltag. Die Autoren stellten bei den livegestreamten Angeboten einen stabilen Beziehungsaufbau und eine Mobilisierung der Bewohner fest, wenngleich der eine oder die andere vom Eindruck des die virtuelle Gitarre spielenden Musiktherapeuten irritiert gewesen sei. Dass manche Bewohner auf die Unterstützung Dritter in der Handhabung z. B. von Tablets angewiesen waren, stellt die Interventionen nicht infrage (Wormit et al. 2021).

Im Jahr 2021 gründet Markus Sommerer den „Arbeitskreis Digitale Medien und Musiktechnologien in der Musiktherapie", den er bis heute zusammen mit Josephine Geipel (seit 2022 als Professorin für Musiktherapie an der Universität Augsburg tätig) leitet.

In den Jahren 2021/22 entwickelt die damalige Doktorandin Josephine Geipel ein Konzept zur Förderung der digitalen und technologischen Kompetenzen für Musiktherapiestudierende. Das zweijährige Projekt „digiTeKMut“ wird von der Junior-Fellowship für Innovationen in der Hochschullehre der Baden-Württemberg Stiftung und des Stifterverbandes gefördert, an der SRH Hochschule Heidelberg umgesetzt und schließlich verstetigt (Geipel 2023). Ob und wie sich das Selbstbild von Musiktherapeutinnen durch den Einsatz digitaler Technologien und die Durchführung von Online-Sitzungen verändert, untersuchen und beschreiben wiederum Geipel und Wormit in ihrem Artikel „Zum Wandel der Identität von Musiktherapeut.innen durch die Digitalisierung“. Ihr Appell geht insbesondere in Richtung Erweiterung der Kompetenzen und Aufklärung, mit dem Ziel eines professionellen Umgangs mit digitalen Technologien durch Verstärkung der Angebote in Ausbildung und Studium (Geipel/Wormit 2021).

Im November 2023 findet an der UdK Berlin Career College unter der Leitung der Studiengangsleiterinnen Prof. Susanne Bauer und Prof. Dorothea Muthesius die 12. Fachtagung des Masterstudiengangs Musiktherapie unter dem Motto „Digitale Dimensionen in der Musiktherapie“ statt. Vortragende sind Prof. Petra Kern (University Rhode Island), mit einem Beitrag zum digitalen Wandel in der Musiktherapie und Prof. Josephine Geipel (Universität Augsburg), deren Thema „Im Takt der digitalen Transformation“ lautet. In der lebhaften Diskussion dreht es sich auch hier erneut um das Für und Wider des Einsatzes digitaler Medien. Kliniker und Klinikerinnen tauschen sich am round table über praktische Erfahrungen mit unterschiedlichen Zielgruppen aus. Von einem Potenzial für Kontaktanbahnung und Beziehungsgestaltung mit und unter Jugendlichen, z.B. durch digitales Songwriting, ist die Rede. Die Erstellung von Playlists funktioniere gut im Einzelsetting, sowohl mit jüngeren als auch mit geriatrischen Patientinnen. Das einst von Sommerer vorgeschlagene „hybride Modell“ scheint am Ende der Tagung auf allgemeine Zustimmung zu stoßen.

In einer der jüngsten Ausgaben der „Musiktherapeutische Umschau“ (Band 45 (2)) greifen Josephine Geipel und Anne-Katrin Jordan ein noch aktuelleres Thema der digitalisierten Welt auf. Unter dem Titel „Der Einbezug von ChatGPT in die musiktherapeutische Praxis – ein Selbstversuch“ spielen die beiden Autorinnen in drei fiktiven Rollenspielen Anwendungsmöglichkeiten Künstlicher Intelligenz in der musiktherapeutischen Praxis durch. Gefragt wird ChatGPT nach einem Text für eine Liedstrophe (Songwriting) im Kontext einer Einzeltherapie mit einer Jugendlichen, nach einem für eine personalisierte Fantasiereise geeigneten Musikstück für eine psychosomatische Schmerzpatientin und nach geeigneten Musikstücken für eine personalisierte Playlist für eine geriatrische onkologische Patientin. Die Autorinnen diskutieren kritisch das Einbeziehen einer „dritten Instanz" in die therapeutische Beziehung und wägen Möglichkeiten und Grenzen des Einsatzes von ChatGPT ab (Geipel / Jordan 2024). Anne-Katrin Jordan, die als Professorin an der Medical School Hamburg tätig ist, wo sie den Bachelorstudiengang Musiktherapie leitet, führt seit 2023 einen Blog auf der Homepage der DMtG zum Thema „Künstliche Intelligenz in der Musiktherapie" (https://www.musiktherapie.de/blog/blick-von-aussen/2023/06/kuenstliche-intelligenz-in-der-musiktherapie-mit-chatgpt-co/; 27.05.2025).

Soweit ein erster Überblick und möglicherweise Ausblick auf das, was da noch kommen mag. Alle Autoren und Autorinnen sind sich darüber einig, dass digitale Medien, gut platziert und richtig „dosiert", einen Mehrwert bedeuten und einen positiven Einfluss auf das therapeutische Beziehungsgeschehen haben können. Digitale Technologien ermöglichen andere und neue Zugänge zu Menschen in besonderen Notlagen – zu Kindern, Jugendlichen und alten Menschen – und stellen eine Erweiterung für die Musiktherapie dar. Voraussetzung hierfür ist – wie auch bei analogen Instrumenten und bei der Verwendung von Musikstücken in der rezeptiven Musiktherapie – das Know-how und die Vorbereitung im Umgang mit digitalen Medien, bestenfalls bereits im Studium, ansonsten durch Schulungen und Weiterbildungen. Die Technik darf nicht zum „Bestimmer" der Therapeutin werden, sondern muss handhabbar bleiben und in den Dienst der Therapie gestellt werden. Indikation und Kontraindikation gelten hier genauso wie im analogen Bereich. Der Einsatz digitaler Medien und von Touch-Instrumenten in die Musiktherapiewelt scheint heute unumstrittener als noch vor 10 Jahren, nichtsdestotrotz ist es die Entscheidung jedes und jeder einzelnen, ob und in welchem Maße er / sie diese nutzen möchte. Bis heute ist es ein „Kann", kein „Muss". Ob das so bleibt, wird sich in den kommenden Jahren herausstellen.

## 6.2 Berufliche Situation

### Aus- und Weiterbildungen in Deutschland

Musiktherapie wird in Deutschland seit den 1970er Jahren gelehrt. Was mit Selbsterfahrungs- und Improvisationsworkshops, Wochenendseminaren und Fortbildungskursen bei und mit den Pionieren der Musiktherapie begann, hat sich zu mehrjährigen Studiengängen und privatrechtlichen Ausbildungen weiterentwickelt. Daneben existieren Ausbildungen im Kurzzeitformat, die ebenfalls zum Titel „Musiktherapeut“ führen. Die Unterschiede sind aber zu groß, um von „Musiktherapeut = Musiktherapeut“ zu sprechen. In allen mehrsemestrigen Studiengängen und mehrjährigen Ausbildungen sind die musiktherapeutische Selbsterfahrung und mehrere supervidierte Praktika vorgesehen. Gelehrt werden theoretische Inhalte wie musiktherapeutische Diagnostik und Indikation, Anwendungsgebiete und Methoden, Interventionstechniken und Forschung, neben Medizin- und Psychotherapiefächern und Musikfächern wie Klavierimprovisation, Stimmimprovisation oder Ähnliches. Viele diese Inhalte fehlen und können aufgrund der Kürze in einjährigen oder mehrwöchigen Kursen gar nicht oder nur in sehr eingeschränktem Maße und oberflächlich angeboten werden. Insbesondere die musiktherapeutische Gruppenselbsterfahrung, die zur Entwicklung der Person der Musiktherapeutin ausschlaggebend beiträgt, macht einen großen Unterschied aus. Damit bestehen grundsätzliche Unterschiede zwischen den anwendungsorientierten, selbsterfahrenen, wissenschaftlich fundierten Musiktherapeutinnen und solchen, die es nicht sind. Um dem entgegenzutreten, dass sich jeder und jede als Musiktherapeut bezeichnen kann, führt die DMtG seit einigen Jahren Zertifizierungen zum „Musiktherapeuten/-in DMtG“ durch.

Welche Studienmöglichkeiten es gibt, kann man der Broschüre „Studien- und Ausbildungslandschaft Musiktherapie“ entnehmen, die in regelmäßigen Abständen von der DMtG neu aufgelegt wird und dessen letzte 17. Auflage im April 2021 erschienen ist. Dort sind alle staatlich anerkannten Studiengänge mit einer Übersicht zu Studieninhalten und -schwerpunkten, Dauer und Kosten des Studiums, Zulassungsvoraussetzungen und Aufnahmeverfahren, Anzahl der Studienplätze und Anmeldefristen verzeichnet. Neben den Studiengängen in Deutschland sind auch die aus Österreich, der Schweiz, Belgien und den Niederlanden aufgeführt.

Einen Überblick zur aktualisierten Ausbildungssituation und berufsrechtlichen Lage findet der interessierte Leser zudem im Kapitel 9 „Ausbildungswege der Musiktherapie“ von Hans Ulrich Schmidt und Thomas Stegemann in der 2. überarbeiteten Auflage des Buches „Musiktherapie bei psychischen und psychosomatischen Störungen“ (Schmidt, Stegemann, Spitzer in Druck).

Die Möglichkeit zur Promotion auf dem Gebiet der Musiktherapie besteht an der Hochschule für Musik und Theater Hamburg, der Universität Augsburg und an der Universität der Künste Berlin Career College. Allen staatlich anerkannten Studiengängen gemein ist die Qualitätsprüfung durch umfangreiche unabhängige Akkreditierungsverfahren alle fünf bis sieben Jahre durch externe Agenturen.

Neben den staatlich anerkannten Weiterbildungen gibt es in Deutschland eine größere Zahl privatrechtlicher Ausbildungen, einige von ihnen bestehen seit mehr als zwanzig Jahren (Dülberg 2013). Sie vertreten Musiktherapierichtungen und -methoden oder sind auf Anwendungsgebiete spezialisiert. Im Jahr 1995 schlossen sich die Leiter der privatrechtlichen Ausbildungen aus berufspolitischen Gründen zu einem übergeordneten Gremium mit der Bezeichnung *Ständige Ausbildungsleiterkonferenz Musiktherapie* (SAMT) zusammen. Auftrag und Ziel der SAMT war u. a. die Festlegung von Mindeststandards der Ausbildungen, die den Standards der staatlich anerkannten Studiengänge entsprachen, was den Umfang an Lehre und Selbsterfahrung, den Prakikumsbezug und die Berufsethik betrifft. Die Veröffentlichung der Standards mit Zielkompetenzen erfolgte im Jahr 2022 (https://bag-musiktherapie.de/media/pages/dokumente/9d35adf919-1710604397/standards-samt_stand_2022-11-06.pdf, 28.05.2025). Die Abschlüsse der in der SAMT gelisteten Ausbildungen sind von der DMtG zur Zertifizierung als „Musiktherapeut/in DMtG" anerkannt. Zu den Ausbildungsinstituten der SAMT gehören: Akademie für Angewandte Musiktherapie, Crossen, Bad Klosterlaunitz; Europäische Akademie für psychosoziale Gesundheit, Fritz-Perls-Institut (FPI), Hückeswagen; Berufsbegleitende Weiterbildung Musiktherapie (BWM) am Freien Musikzentrum, München; Berufsbegleitende Weiterbildung in Orff-Musiktherapie an der Deutschen Akademie für Entwicklungsförderung und Gesundheit des Kindes und Jugendlichen, München (https://bag-musiktherapie.de/ausbildung-studium).

Die staatlich anerkannten Ausbildungen sind durch die *Arbeitsgruppe musiktherapeutischer Ausbildungen im Tertiärbereich* (AMA) vertreten. Auch hier treffen sich Ausbildungsleiter und -leiterinnen in regelmäßigen Abständen zur Überprüfung der allgemeinen Standards ihrer Studiengänge und zur Diskussion inhaltlicher, wissenschaftlicher und berufspolitischer Fragestellungen. Trotz unterschiedlicher Schwerpunkte in Lehre und Forschung und Beibehaltung von Alleinstellungsmerkmalen bestehen Übereinkünfte u. a. bzgl. Mindeststandards in Aufnahmeverfahren, Durchführung und Supervision von Praktika und Anfertigung von Masterarbeiten. Vertreter von AMA, SAMT und DMtG treffen sich einmal jährlich zum direkten Austausch.

Wissenschaftlicher Austausch und Weiterbildung findet auf Kongressen und Tagungen statt. Seit dem Jahr 1974 gibt es den Weltkongress für Musiktherapie, der zum ersten Mal in Paris stattfand und seitdem alle drei Jahre ausgetragen wird. Der letzte Weltkongress fand im Jahr 2023 in Vancouver (Kanada) statt, Veranstaltungsort für den kommenden 18. Weltkongress im Jahr 2026 ist Bologna (Italien). Die Teilnehmerzahl liegt bei circa 2000 Personen. Des Weiteren gibt es den *Europäischen Kongress für Musiktherapie*. Er wird von der im Jahr 1991 gegründeten *European Music Therapy Confederation* veranstaltet und fand erstmalig als *European Conference* im Jahr 1992 in Cambridge statt. Auch hier ist der Rhythmus dreijährig. Der letzte Kongress fand im Juli 2025 in Hamburg statt, der kommende wird im Jahr 2028 ausgetragen. Mit ca. 600 Teilnehmern ist der Europäische Kongress ebenfalls sehr gut besucht.

In kleinerem Umfang und von den Ausbildungsstätten organisiert, finden im deutschsprachigen Raum in regelmäßigen Abständen ein- bis zweitägige Musiktherapie-Tagungen statt. Sie sind über das ganze Jahr verteilt und beginnen im Januar an der *Zürcher Hochschule der Künste* im Zweijahresrhythmus, im Februar bietet die Universität Augsburg ihre jährliche Forschungswerkstatt an, im März folgt das Freie Musikzentrum München, und im November der Masterstudiengang Musiktherapie der UdK Berlin Career College, die letzten beiden ebenfalls jährlich.

Für Zusatzqualifikationen und Vertiefung von Methoden besteht ein breites Angebot an Fort- und Weiterbildungen sowie Zertifikatskursen. Den aktuellsten Stand samt Veranstaltungskalender findet man auf der Homepage der DMtG, die auch für die Vergabe der Zertifizierungspunkte für die Veranstaltungen zuständig ist (https://www.musiktherapie.de/events/).

## Berufliche Anerkennung

Für die Musiktherapie gibt es trotz der seit über vierzig Jahren bestehenden staatlich anerkannten Studiengänge noch kein Berufsgesetz und insofern keinen Schutz für die Berufsbezeichnung „Musiktherapeut/Musiktherapeutin“. Timmermann und Kollegen (2013, 71ff.) schlagen zur berufsrechtlichen Regelung und für die Einordnung der Musiktherapie in das Gesundheitssystem vor, dass sich Musiktherapie-Studiengänge auf „Basisdisziplinen theoretischen Wissens und praxeologischer Kompetenzen“ einigen, die, unabhängig vom Profil eines Studiengangs oder einer Ausbildung, eine Grundlage für den „Allgemeinen Musiktherapeuten“ sein könnten. Basisdisziplinen sollten sein: musikalische Ausbildung, interdisziplinäre wissenschaftliche Grundlagen, musiktherapeutische Ausbildung in Theorie und Praxis, allgemeine und spezielle medizinische Grundlagen, psychotherapeutische Grundlagen, Selbstreflexion und Persönlichkeitsentwicklung. Sowohl für die Außendarstellung als auch für die Profilierung innerhalb der psychotherapeutischen Gemeinschaft halten die Autoren so ein Vorgehen für wünschenswert. Tatsächlich gibt es dank AMA und SAMT bereits sehr viele Überschneidungen im Fächerspiegel der Ausbildungen und sämtliche von den Autoren genannten Disziplinen finden sich in den Modulen wieder. Was die Autoren vorschlagen und erwarten, bezieht sich vermutlich neben der inhaltlichen auf die sprachliche Regelung und auf die Darstellung und Gliederung der Inhalte in überschaubaren Kategorien. Ein Berufsgesetz für Musiktherapie gibt es im deutschsprachigen Raum nur in Österreich. Es unterscheidet zwischen der Berechtigung zum angestellt praktizierenden Musiktherapeuten (mit Bachelorabschluss Musiktherapie) und dem selbständig praktizierenden Musiktherapeuten (Bachelor plus Masterabschluss Musiktherapie). Es mag unterschiedliche Gründe für die sehr zähe berufsrechtliche Entwicklung in Deutschland geben, die historisch gewachsen sind und die auch auf die jahrelangen internen berufspolitischen Zwiste von Musiktherapeuten und Musiktherapeutinnen unterschiedlicher Schulen, zumal in Ost und West, zurückgehen. Hierzulande gab es bis nach der politischen Wende im Jahr 1989 und darüber hinaus sehr viele unterschiedliche musiktherapeutische Interessensverbände, Vereine und Gesellschaften, die eher darauf bedacht waren, sich voneinander abzugrenzen als sich auf ein Profil und eine für alle akzeptierbare Identität zu einigen. Erst im Jahr 1998 schlossen sich die meisten von ihnen, darunter auch die Deutsche Gesellschaft für Musiktherapie und der Berufsverband Musiktherapie zur *Deutschen musiktherapeutischen Gesellschaft (DMtG)* zusammen. Eine zusätzliche Schwierigkeit für einen Gesetzesentwurf ist die fehlende kritische Masse. In der DMtG registriert sind derzeit etwa 1600 aktive Musiktherapeuten und Musiktherapeutinnen. Musiktherapie ist und bleibt ein Orchideenfach. In der *Bundesarbeitsgemeinschaft Musiktherapie* (BAG-MT) und der *Bundesarbeitsgemeinschaft Künstlerische Therapien* (BAG-KT) wird deshalb daran gearbeitet, sich auf eine Vorlage für ein gemeinsames Berufsgesetz für alle künstlerischen Therapien zu einigen. Da hier aber umso unterschiedlichere Voraussetzungen und Durchführungen von Studium und Ausbildung bestehen und auch der Forschungsstand zwischen Musik-, Kunst-, Tanz- oder Dramatherapie nicht vergleichbar ist, sind noch längere Annäherungsprozesse vonnöten, um Einigung zu erreichen.

In Anbetracht der prekären rechtlichen Grundlage und zum Schutz von Musiktherapeutinnen und Patientinnen führt die DMtG seit einigen Jahren Zertifizierungen zum „Musiktherapeut/in DMtG“ für all diejenigen durch, die eine der akkreditierten Studiengänge (AMA oder SAMT) durchlaufen haben und weitere Bedingungen erfüllen können.

„Dieses [Zertifikat] vergeben wir an Musiktherapeuten, die Berufserfahrung nachweisen können und mindestens auf Bachelorniveau ausgebildet sind. So leisten wir einen entscheidenden Beitrag zur Qualitätssicherung, denn unsere Kriterien entsprechen den Standards einer ernst zu nehmenden professionalisierten Fachdisziplin […]" (http://docplayer.org/32022037-Musik-wirkt-die-dmtg-stellt-sich-vor.html, 25.05.2018).

Das fehlende Berufsgesetz und der nach außen hin nicht eindeutig wahrzunehmende Unterschied zwischen einer zertifizierten und einer nicht zertifizierten Musiktherapeutin, wirken sich auch auf die Bezahlung aus, die im Verhältnis zu dem mit dem Studium verbundenen zeitlichen und finanziellen Aufwand viel zu niedrig ist. Viele Musiktherapeutinnen arbeiten zu häufig gleichzeitig in unterschiedlichen Arbeitskontexten zu unterschiedlichen Arbeitsbedingungen, als Angestellte und Selbständige oder im alten und im neuen Beruf (Schumacher 2010). Sie haben mehrere Arbeitgeber, Arbeitsplätze und Zugehörigkeiten, was dazu führen kann, sich professionell zu verlieren, keine berufliche Identität als Musiktherapeutin zu entwickeln und schnelle, statt tiefgehende Beziehungen zu den Patientinnen einzugehen. Die Arbeit als Musiktherapeutin kann als Nebenjob verstanden werden, wenn sie nur wenige Stunden in der Woche ausgeübt wird. Andererseits können Vielfalt und Vielseitigkeit auch als bereichernd und anregend erlebt werden und der berufliche Kontakt (z. B. als Musiker oder Musikschullehrer) zu Menschen ohne Störungen als Ausgleich – im Sinne von Selbstfürsorge – zur Arbeitsbelastung durch die Arbeit mit kranken Menschen verstanden werden.

### Musiktherapeuten im Angestelltenverhältnis

Als Angestellte können Musiktherapeutinnen in öffentlichen und privaten Einrichtungen wie Krankenhäusern, Kliniken, Reha-Zentren und Seniorenheimen, sozialpädiatrischen Zentren (SPZ), sozialpsychiatrischen Diensten (SPD), Schulen und Kindergärten mit Inklusionskonzept und Musikschulen tätig sein. Die Bezahlung ist niedrig und entspricht bei Weitem nicht der einer Doppelqualifikation. Musiktherapeutinnen haben einen Bachelorabschluss in Instrumentalpädagogik, sind Musiker oder Musiklehrer und erhalten nach dreijähriger kostenpflichtiger Weiterbildung den Zusatztitel „M.A. Musiktherapie". Aufgrund der finanziellen Lage arbeiten fertig ausgebildete Musiktherapeutinnen zum Teil nur stundenweise oder auf Honorarbasis in dem neuen Beruf, während sie den Hauptberuf weiterhin ausüben. Andere, z. B. freischaffende Musiker, erfahren durch eine feste Anstellung als Musiktherapeut erstmalig eine stabile finanzielle Situation.

Egal, ob in Teil- oder Vollzeit: Ausbildungsleiterinnen legen es ihren Absolventinnen nahe, dass erste therapeutische Erfahrungen am besten in der klinischen Einrichtung gemacht werden. Berufsanfängerinnen müssen meistens schon vom ersten Tag an eigenverantwortlich Gruppen leiten. Im Studium haben sie während des Praktikums und von einer Mentorin begleitet damit begonnen, Gruppen verbal und musikalisch zu unterstützen und anzuleiten. Nun haben sie Gelegenheit, ihren eigenen (Be-)Handlungsstil zu entwickeln. Das ist sinnvoll und gut, dennoch geht es im Therapieberuf um sensible Themen und um komplexe Beziehungsgestaltungen, bei denen nicht einfach von der Theorie auf die Praxis geschlossen werden kann. Sinnvoller und ergiebiger ist es, sich mit den Fragen an erfahrene Kollegen und Kolleginnen zu wenden oder Rücksprache mit Vorgesetzten zu halten, an Teamsupervision und Intervision teilzunehmen, um Unsicherheiten und Zweifel anzubringen und zu besprechen und das eigene Vorgehen zu überdenken. Die Institution bietet den Vorteil des multiprofessionellen Teams, das sich aus Ärztinnen, Psychologinnen und weiteren Spezialtherapeuten, darunter auch Musiktherapeuten, zusammensetzt. In Teambesprechungen wird die Musiktherapeutin dazu eingeladen, ihre Arbeit mit den Patientinnen vorzustellen und über gemeinsame und ergänzende Zielsetzungen zu reflektieren. Dadurch können das spezifische Potential und der Stellenwert der Musiktherapie im Gesamtbehandlungsplan zur Geltung kommen. Protokollieren und Dokumentieren gehören im klinischen Kontext ebenfalls zum „Muss“. Die Herausforderung für Musiktherapeuten und Musiktherapeutinnen besteht darin, den Ablauf der Sitzung auf den Punkt zu bringen, sich dabei über den Zusammenhang zwischen musikalischem Verhalten, biografischen Daten und Störungsbild Gedanken zu machen und das Ganze professionell niederzuschreiben. Dazu gehören die spezifisch musiktherapeutischen Ausdrücke genauso wie die korrekte Verwendung medizinischer und psychotherapeutischer Fachbegriffe.

Dass und zu welchem Anteil Musiktherapeutinnen in psychiatrischen und psychosomatischen Einrichtungen arbeiten, geht u.a. aus ersten Untersuchungen des *Deutschen Krankenhausinstituts* (DKI) hervor. Im Auftrag der Träger des DKI informiert seit dem Jahr 2011 das *PSYCHiatrie Barometer* über aktuelle Fragestellungen und bundesweite Versorgungslagen in Psychiatrie und Psychosomatik. Die jährlichen Ausgaben sind auf der Homepage der DKI abrufbar (www.dki.de; 17.05.2018). Die Ergebnisse beruhen auf einer Vollerhebung in den psychiatrischen und psychosomatischen Fachkrankenhäusern sowie den Allgemeinkrankenhäusern mit psychiatrischen oder psychosomatischen Fachabteilungen.

Einige Ergebnisse, in denen über Musiktherapie und Kreativtherapie berichtet wird, seien hier erwähnt. Die erste durchgeführte Befragung von PSYCHiatrie Barometer 2011, an der sich insgesamt 178 Institutionen beteiligten, ergab, dass Musiktherapie in 56% der Psychiatrischen Fachkrankenhäuser „standardmäßig" und in 29% „manchmal" angewandt wurde. In den Allgemeinen Krankenhäusern lag der Prozentsatz bei 40% für die „standardmäßige" Anwendung und bei 42% bei „manchmal".

Laut einer Befragung im Jahr 2012, an der sich insgesamt 126 Institutionen beteiligten, wird Musiktherapie als standardmäßiges Behandlungsangebot für Menschen mit Depressionen in 31,6% der Allgemeinen Krankenhäuser und in 41% der Psychiatrischen Fachkrankenhäuser angeboten. Zählt man die „Manchmal"-Werte dazu, kommt man im ersten Fall auf insgesamt 77,2% und im zweiten auf insgesamt 83,6%.

Für die Behandlung von Menschen mit Schizophrenie ergab die Befragung des PSYCHiatrie Barometers 2014, an der sich 140 Einrichtungen beteiligten, dass kreativtherapeutische Verfahren in 57% „standardmäßig" und in 37% „manchmal" eingesetzt werden. Leider sind in dieser Umfrage die einzelnen Verfahren – Musik-, Kunst-, Tanztherapie, kreatives Schreiben – nicht gesondert behandelt worden. In den Ausgaben 2015/16, 2017/18, 2018/19, 2019/20, 2020/21 erscheinen im PSYCHiatrie Barometer keine Ergebnisse in Bezug auf die Kreativtherapien, was größtenteils mit den Umfragethemen zu tun hat. In den Ausgaben 2021/22, 2022/23 und 2023/24 erscheint bei den Umfragen zum Thema „Erfüllung der Personalmindestvorgaben nach PPP-RL" neu die Rubrik „Spezialtherapeuten", zu denen mit großer Wahrscheinlichkeit auch die Musiktherapie zählt. Hier ist nachzulesen, dass die Erfüllung von 40 % im Jahr 2021 auf 42 % im Jahr 2022 und auf 52 % im Jahr 2023 steigt.

Zusammenfassend kann auf der Grundlage dieser Ergebnisse dennoch gesagt werden, dass Musiktherapie eine wichtige Rolle in der Versorgung psychiatrischer und psychosomatischer Patienten und Patientinnen spielt. Umso dringlicher sind die Regulierung des Berufes und damit die Schaffung des Berufsgesetzes. Das sollte Arbeitgeberinnen genauso interessieren wie Arbeitnehmerinnen, u.a. im Hinblick auf Qualitätssicherung und Gehaltseinstufung, die bis heute uneinheitlich ist. So gibt es Träger und Arbeitgeber, die die Arbeit des Musiktherapeuten als gleichwertig zu der eines Psychologen einstufen, andere und die meisten von ihnen aber zu der eines Ergotherapeuten, unabhängig von Ausbildung und akademischen Graden. Die meisten Arbeitsverträge orientieren sich an den Grundstrukturen des Tarifvertrages für den Öffentlichen Dienst (TVöD) oder sind im Rahmen der Arbeitsvertragsrichtlinie (AVR) geregelt. Die Bezeichnung „Musiktherapeut/Musiktherapeutin" erscheint hier aber nicht, weshalb die Frage nach dem Gehalt nicht eindeutig beantwortet werden kann. Nicht selten entsteht dabei der Eindruck, dass die Einstufung vom Wohlwollen oder der Wertschätzung des Arbeitgebers abhängt.

## Selbständig arbeitende Musiktherapeuten

Wer selbständig arbeiten möchte, hat mehrere Optionen. Er oder sie hat entweder eigene oder mit Kolleginnen geteilte Arbeits- oder Praxisräume, besucht seine Klientinnen in deren Wohnung oder arbeitet auf Honorarbasis, z. B. in Seniorenheimen, Hospizen oder Demenz-Wohngemeinschaften u. a. Die Arbeit in freier Praxis kann von Musiktherapeutinnen ohne spezielle Genehmigung durchgeführt werden, denn es gibt keine „Sitze" und jeder Ort kann zur privaten Praxis erklärt werden. Die gesetzlichen Bestimmungen (Regelungen) bezüglich Größe des Therapieraumes, Toiletten und Parkplätzen sind beim zuständigen Ordnungsamt oder auch der Baubehörde zu erfragen.

Selbständig arbeitende Musiktherapeuten müssen (aber) den *Kleinen Heilpraktiker für Psychotherapie nach Heilpraktikergesetz* (HeilprG) besitzen und sich der schriftlichen und mündlichen Prüfung „zur Ausübung eines heilenden Verfahrens" beim zuständigen, d. h., wohnortgebundenen Gesundheitsamt unterziehen. Diesen Titel müssen auch diejenigen Musiktherapeutinnen besitzen, die in Institutionen selbständig auf Honorarbasis arbeiten und ihre Arbeit als „Musiktherapie" bezeichnen. Da die Kosten für musiktherapeutische Leistungen üblicherweise nicht von den gesetzlichen Krankenkassen übernommen werden, sind Musiktherapeutinnen auf Privatzahler angewiesen. Die Honorare sind frei verhandelbar, einen Richtwert stellt die Gebührenordnung für Heilpraktiker dar oder das ortsübliche Honorar für Psychotherapeuten und Psychotherapeutinnen. Namen, Adressen und Spezialgebiete selbständig praktizierender zertifizierter Musiktherapeuten und Musiktherapeutinnen sind auf der Homepage der DMtG nachzulesen (www.musiktherapie.de; 09.05.2018).

# 7 Zusammenfassung

Musiktherapie - ein Thema mit Variationen: vielseitig, vielschichtig, dynamisch und facettenreich - wie Musik auch, oder: Musik mit allem, was dazugehört.

In dem Buch sollte eine alte-neue Disziplin von ihren historischen Anfängen bis zur aktuellen Entwicklung hin beschrieben werden. Theorie und Praxis, Forschung und Berufspolitik wurden separat behandelt, gingen an vielen Stellen aber auch direkt ineinander über. So finden Leserinnen und Leser erste Forschungsergebnisse bereits in den Abschnitten zur funktionalen Musiktherapie oder berufspolitische Aspekte in der Durchführung von Musiktherapie in Institutionen.

Ich möchte allen Interessierten am Ende noch die Definition von Musiktherapie aus den „Thesen zur Musiktherapie" mitgeben, wie sie auf der Homepage der DMtG veröffentlicht ist.

> „Musiktherapie ist der gezielte Einsatz von Musik im Rahmen der therapeutischen Beziehung zur Wiederherstellung, Erhaltung und Förderung seelischer, körperlicher und geistiger Gesundheit. Musiktherapie ist eine praxisorientierte Wissenschaftsdisziplin, die in enger Wechselwirkung zu verschiedenen Wissenschaftsbereichen steht, insbesondere der Medizin, den Gesellschaftswissenschaften, der Psychologie, der Musikwissenschaft und der Pädagogik. Der Begriff ‚Musiktherapie' ist eine summarische Bezeichnung für unterschiedliche musiktherapeutische Konzeptionen, die ihrem Wesen nach als psychotherapeutische zu charakterisieren sind, in Abgrenzung zu pharmakologischer und physikalischer Therapie. Musiktherapeutische Methoden folgen gleichberechtigt tiefenpsychologischen, verhaltenstherapeutisch-lerntheoretischen, systemischen, anthroposophischen und ganzheitlich-humanistischen Ansätzen. (https://www.musiktherapie.de/musiktherapie/was-ist-musiktherapie/; 28.05.2025)

Im Jahr 2019 veröffentlichte die Bundesarbeitsgemeinschaft Musiktherapie (BAG-MT) das Berufsbild Musiktherapie als Grundlage für einen Gesetzesentwurf zur Ausübung der Musiktherapie (https://www.musiktherapie.de/

wp-content/uploads/2019/11/2019_11_Berufsbild-BAG_MT_Final.pdf; 28.05.2025).

Die Musiktherapie entwickelt sich weiter… Neue Felder tun sich auf. Die Prävention rückt ins Blickfeld der Gesundheitspolitik in einem System, das an sich selbst zu ersticken scheint und das die in und auch von ihm produzierten „Problemkinder und -Erwachsenen“ immer weniger in den Griff bekommt. Die Zahl der an psychischen Erkrankungen leidenden Menschen steigt in Schwindel erregenden Zahlen, Depressionen und Burnout allen voran, und das nicht nur bei Erwachsenen. Viele Kinder und Jugendliche leiden unter Stress, haben Lern- und Konzentrationsstörungen, erleben emotionale Einbrüche und leiden unter psychosomatischen Erkrankungen, Essstörungen oder Angstzuständen. Es ist an der Zeit, dem entgegenzuwirken, hier etwas auf- und abzufangen, bevor es zu Chronifizierung und Stigmatisierung kommt. Musiktherapeuten und Musiktherapeutinnen können an vielen Stellen wichtige Arbeit leisten, indem sie Angebote machen, die das kreative Potential und die Ressourcen von Kindern fördern. Dabei müssen die Angebote so gut abgestimmt sein, dass auch die schwächsten mitgenommen werden. Ein gesunder Selbstwert ist Gold wert.

Warum Musik? Musik gehört zum Menschen wie Gefühle und Gedanken auch, Musik ist ursprünglich und lebenssinnstiftend. Persönliche Weiterentwicklung und Therapieerfolg hängen von Patient und Patientin, deren persönlichen Ressourcen, Motivationslage und Umfeld ab, aber auch von der Person der Musiktherapeutin, deren Wesen, Wissen und Intuition, deren beruflichen und persönlichen Erfahrungen, am Ende aber vor allem von dem, was entsteht, wenn Patientin und Therapeutin sich im therapeutischen Raum begegnen.

Musiktherapeutinnen besitzen die Fähigkeit, Menschen ganzheitlich wahrzunehmen, ihnen wertefrei zu begegnen und ihren Bedürfnissen mit musikalischen Mitteln „ent-gegen“ zu kommen, was das gleichzeitige Zusammen-und-Auseinander quasi beinhaltet. In ihrer Offenheit und gleichzeitigen Gerichtetheit, durch ihr zugewandtes und immer auch kreatives Gestalten, dienen Musiktherapeutinnen auch als Vorbild und Modell für ihre Patienten und Patientinnen.

# Glossar

**Ästhetische Grundfaktoren:** Aisthesis (Wahrnehmung), Katharsis (affektive Entladung) und Poiesis (Gestaltung) werden als menschliche Grundbedürfnisse definiert. Das Gleichgewicht trägt zum Kohärenz- und Identitätsgefühl des Selbst bei.
**Akzeptierende Wahrnehmung:** Begriff aus der Regulativen Musiktherapie nach Schwabe, Annehmen einst als unbequem, befremdlich, beängstigend und bedrohlich erlebter Inhalte.
**Aktive Musiktherapie:** Methode der Musiktherapie, bei der Patienten aktiv und auf Instrumenten spielend, singend und vokalisierend beteiligt sind.
**Baby-Talk:** die von Daniel Stern so benannte intuitive Art des Redens von Erwachsenen mit Säuglingen, entspricht dem von Stephen Malloch entworfenen Konzept der „Infant directed speech", beide meinen die sprachlich-affektive Zuwendung.
**Beziehungsmuster:** sind die in der frühen Kindheit erfahrenen Beziehungsentwürfe, affektive Beziehungsformate, wie sie jemand mit dem oder der „signifikanten Anderen" kennengelernt, erlebt und dann verinnerlicht hat. Beziehungsmuster überdauern bis ins Erwachsenenalter, prägen spätere Beziehungen und können auf Partner übertragen werden.
**Cochrane Reviews:** werden von Cochrane-Review-Groups angefertigt, die evidenzbasierte Forschungsergebnisse zu Themen aus dem Gesundheitswesen systematisch zusammenfassen und in der Cochrane Library dem Publikum zur Verfügung stellen.
**Copingstrategien:** Bewältigungsstrategien oder Bewältigungsverhalten nach oder bei Lebenskrisen, Umgang mit schwierigen Situationen und Krankheit.
**Evidenzbasierte Forschung:** wird vor allem in der Medizin praktiziert, weniger in der Psychotherapie und sehr selten in der Musiktherapie, setzt empirisch nachgewiesene Wirksamkeit voraus, valide Messinstrumente und randomisierte kontrollierte Studien (RCTs).
**Gestaltfaktoren:** beschreiben die von Wilhelm Salber für die morphologische Psychologie entworfenen dynamischen Voraussetzungen, die der Bewegung einer Gestalt zugrunde liegen. Dazu gehören die Aneignung und die Umbildung, die Anordnung und die Einwirkung, die Ausrüstung und die Ausbreitung.

**Flashback:** blitzartiges Wiederauftauchen von bedrohlichen, traumatisch erlebten Situationen.
**Implizites Gedächtnis:** frühes Körpergedächtnis, dessen Inhalte nicht durch Denken, sondern durch Erleben erreicht werden können.
**Indikation:** liegt dann vor, wenn die Therapiemethode dem Patienten bei der Bewältigung seiner aktuellen Lebenssituation weiterhelfen kann.
**Individuation:** Entwicklungsprozess in Richtung emotional-kognitiver Unabhängigkeit, der Zugehörigkeit als Bedingung hat, daher auch als „bezogene Individuation" bezeichnet wird (Helm Stierlin).
**Introjekt:** verinnerlichte frühe Objekte, die aus Beziehungserfahrungen hervorgehen. Gute Introjekte wirken stabilisierend und entwicklungsfördernd, schlechte Introjekte behindern den Reifungsprozess.
**Konfliktzentriert:** kann in der Therapie dann gearbeitet werden, wenn ein neurotischer Grundkonflikt vorliegt, der dem Patienten oder der Patientin bewusst gemacht werden kann, z. B. Unterwerfung versus Kontrolle.
**Kontraindikation:** liegt dann vor, wenn die Therapiemethode für eine Person aus klaren Gründen nicht geeignet ist.
**Ko-Therapie:** Behandlungsformat aus der Gruppen- und Familientherapie, auch Musiktherapie, bei dem zwei Therapeutinnen die Sitzung gemeinsam leiten. Gleichwertige Rollen, die mit unterschiedlichen Aufgaben verbunden sein können.
**Leitlinien:** fassen die Ergebnisse von Wirksamkeitsstudien zu bestimmten Erkrankungen zusammen und zeigen auf, welche Therapiemethoden sich als wirksam herausgestellt haben und zur Behandlung empfohlen werden. In Deutschland sind die Leitlinien nach drei Qualitätsstufen, von S1 bis S3 (höchste Stufe), unterteilt.
**Mentalisierung:** Fähigkeit, in anderen Menschen und sich selbst Wünsche, Gedanken und Gründe zu vermuten, die dem Handeln zugrunde liegen. Auch die Fähigkeit, eigenes aktuelles Handeln im Zusammenhang mit vergangenen Erfahrungen zu reflektieren und zu verstehen.
**Musikalische Anamnese:** fragt nach allen musikbezogenen Erfahrungen, die eine Person mitbringt, von der frühesten Kindheit angefangen bis zur aktuellen Situation, Geräusche und Klänge einbezogen. „Gute" sowie „schlechte" Musikereignisse spielen in der musiktherapeutischen Behandlung eine wichtige Rolle.
**Musikalische Improvisation:** intuitives Spielen auf Instrumenten oder mit der Stimme, mit wenigen bis keinen Vorgaben, einzeln oder in der Gruppe.
**Musikalisches Für-Spiel:** in der Musiktherapie verwendetes Spielformat, bei dem die Musiktherapeutin sich auf die Atmosphäre und wahrgenommenen Bedürfnisse der Patientin einstellt und für sie auf Instrumenten

spielt, während die Patientin aktiv zuhört und die Gesamtsituation auf sich wirken lässt.

**Psychische Grundbedürfnisse:** sind nach Klaus Grawe die Bedürfnisse nach Bindung, Orientierung, Selbstwerterhöhung und Lustgewinn. Sie sind bei allen Menschen vorhanden, Verletzung oder dauerhafte Nichtbefriedigung führt zu Schädigung der psychischen Gesundheit und des Wohlbefindens.

**Randomisierte kontrollierte Studie (RCT):** Begriff aus der evidenzbasierten Forschung. Es handelt sich um ein Versuchsdesign, bei dem die Versuchsobjekte zwei oder mehr Vergleichsgruppen per Zufall zugeordnet werden. Experimentelle Gruppe und Kontrollgruppe erhalten unterschiedliche Behandlungen.

**Rezeptive Musiktherapie:** Methode der Musiktherapie, bei der Patienten nicht aktiv spielend, sondern aktiv zuhörend beteiligt sind.

**Selbstregulierung:** die Möglichkeit, sich selbst affektiv zu regulieren und Spannungszustände zu reduzieren.

**Setting:** institutionelle, räumliche, materielle, personelle und zeitliche Rahmenbedingungen, in denen Therapie stattfindet, auch bezogen auf die Absprachen zwischen Therapeutin und Patientin, die therapeutischen Methoden, Zielsetzungen und die Haltung.

**Signifikante Andere:** Personen, zu denen enge emotionale Bindungen bestehen, im frühen Alter auch Abhängigkeiten, schließt frühe Beziehungen und Beziehungen im Erwachsenenalter ein.

**Resonanzkörperfunktion:** nach Mechtild Langenberg ein ganzkörperliches Erleben des Anderen und die emotionale Durchlässigkeit während des gemeinsamen Spielens, ohne Auflösung von Grenzen.

**Strukturelles Funktionsniveau:** bezieht sich auf die Entwicklung der strukturellen Dimensionen des psychischen Apparates, dazu gehören die Fähigkeit der Selbst- und Objektwahrnehmung, der Selbst- und Objektregulierung, der emotionalen Kommunikation nach innen und nach außen und der Bindung an innere und äußere Objekte. Das Funktionsniveau kann gut, mäßig, gering integriert oder desintegriert sein.

**Therapeutische Haltung:** innere Einstellung zum Patienten und zum Beruf als solchem, konsistentes Verhalten mit sozialen und emotionalen Kompetenzen wie Wertschätzung, Respekt, Toleranz, Offenheit und Flexibilität.

**Turn-taking:** abwechselnde Kommunikation zwischen zwei Personen, auch Säugling und Bezugsperson, bei gegenseitigem Zuhören, Aufnehmen, Imitieren und Stimulieren.

**Therapeutische Wirkfaktoren:** es wird unterschieden zwischen den allgemeinen Wirkfaktoren, die für alle Psychotherapiemethoden gültig sind, wie die therapeutische Beziehung oder der zweckfreie Raum, und den spezifischen, wenn sie einer Methode eigen sind und nur für diese zutreffen, wie die Gruppenkohäsion und das Feedback in der Gruppenpsychotherapie oder die musikalische Mitbeteiligung der Musiktherapeutin während des Spiels und das musikalische Durcharbeiten von Konflikten in der Musiktherapie.

**Wirksamkeitsstudien:** messen die Effektivität einer Behandlung durch Vergleich zweier Gruppen, von denen eine die Behandlung bekommt, die andere nicht. Wirksamkeit wird in Effektstärke gemessen.

**Zwischenleibliche Erfahrungen:** sind nach Thomas Fuchs die in der Psychotherapie erlebbaren ganzheitlich körperlich-sinnlichen Wahrnehmungserfahrungen, vergleichbar mit den frühen (zweckfreien) Mutter-Kind-Erfahrungen.

# Empfohlene Literatur

## Haupttexte Musiktherapie

Alanne, S. (2010). Music Therapy with Refugee Survivors of Torture. Helsinki: Sibelius Academy

Aldridge, D. (1999). Musiktherapie in der Medizin. Bern: Hans Huber

Alvin, J. (1983). Musiktherapie. Kassel: Bärenreiter

Bauer, S. (2025). Regulierung der innerseelischen Verfassung. Tiefenpsychologische Aspekte des Improvisierens in der Musiktherapie. üben & musizieren. Tiefenpsychologie, 1/2025, 22-31

De Backer, J. (2004). Music and Psychosis: The Transition from sensorial Play to Musical Form by Psychotic Patients in a Music Therapeutic Process. Ph.D. Thesis, Aalborg Universitet Research Portal

Decker-Voigt, H.H. (2001). Schulen der Musiktherapie. München: Ernst Reinhardt

Decker-Voigt, H.H., Weymann, E. (2010). Lexikon Musiktherapie. 2. überarbeitete Auflage. 3., vollständig überarbeitete und erweiterte Auflage 2021. Göttingen: Hogrefe

Edwards, J. (ed.) (2016). The Oxford Handbook of Music Therapy. Oxford: Oxford University Press

Edwards, J. (2011). Music Therapy and Parent-Infant Bonding. Oxford: Oxford University Press

Frohne-Hagemann, I. (2004). Rezeptive Musiktherapie. Theorie und Praxis. Wiesbaden: Reichert

Grootaers, F. (2001). Bilder behandeln Bilder. Musiktherapie als angewandte Morphologie. Münster: Lit

Harrer, G. (1975). Grundlagen der Musiktherapie und Musikpsychologie. Stuttgart: Gustav Fischer

Jochims, S. (2005). Musiktherapie in der Neurorehabilitation. Internationale Konzepte, Forschung und Praxis. Bad Honnef: Hippocampus

Langenberg, M., Augen, K., Frommer, J. (1996). Qualitative Music Therapy Research. Beginning Dialogues. Barcelona Publishers

Loos, G. (1986). Spiel-Räume. Kassel: Bärenreiter

Lutz Hochreutener, S. (2009). Spiel – Musik – Therapie. Methoden der Musiktherapie mit Kindern und Jugendlichen. Göttingen: Hogrefe

Müller, L., Petzold, H. (1997). Musiktherapie in der klinischen Arbeit. Integrative Modelle und Methode. Stuttgart: Gustav Fischer

Nordoff, P., Robbins, C. (1986). Schöpferische Musiktherapie. Stuttgart: Gustav Fischer

Pavlicevic, M. (2005). Music Therapy in Children's Hospices. London: Kingsley

Priestley, M. (1983). Analytische Musiktherapie. Stuttgart: Klett-Cotta

Schumacher, K., Calvet, C. (2008). Synchronisation / Synchronization. Musiktherapie bei Kindern mit Autismus – Music Therapy with Children on the Autistic Spectrum. Göttingen: Vandenhoeck & Ruprecht

Schwabe, C. (1983). Aktive Gruppenmusiktherapie für erwachsene Patienten. Stuttgart: Fischer

Stegemann, Th., Lutz Hochreutener, S., Schmidt, H.U. (Hrsg.) (2023). Literaturkompass Musiktherapie. Gießen: Psychosozial-Verlag

Stegemann, Th., Weymann, E. (Hrsg.) (2019). Ethik in der Musiktherapie: Grundlagen und Praxis. Gießen: Psychosozial-Verlag

Stige, B., Aaro, L.E. (2012). Invitation to Community Music Therapy. London: Routledge

Sutton, J.P. (2002). Music, Music Therapy and Trauma. International Perspectives. London: Kingsley

Teirich, H.R. (1958). Musik in der Medizin. Beiträge zur Musiktherapie. Stuttgart: Gustav Fischer

Thayer Gaston, E. (1968). Music in Therapy. New York: Collier-Maximilian Company

Tüpker, R. (2024). Gruppenimprovisation. Spielformen aus der Musiktherapie. Norderstedt: BoD

Tüpker, R. (1988). Ich singe, was ich nicht sagen kann. Zu einer morphologischen Grundlegung der Musiktherapie. Münster: LIT

Weymann, E. (2004): Zwischentöne. Psychologische Untersuchungen zur musikalischen Improvisation. Gießen: Psychosozial-Verlag

Wheeler, B., Murphy, K. (eds) (2016). Music Therapy Research. Third Edition, Dallas: Barcelona Publishers

Wigram, T. (2004). Improvisation. Methods and Techniques for Music Therapy Clinicians, Educators and Students. London: Kingsley

### Haupttexte anderer Disziplinen

Dannecker, K. (2018). Arts Therapies and New Challenges in Psychiatry. London: Routledge

Federici, S., Scherer, M. (eds) (2018). Assistive Technology Assessment Handbook (2nd ed.), Boca Raton, London, New York: CRC Press

Grawe, K. (2004). Neuropsychotherapie. Göttingen: Hogrefe

Klausmeier, F. (1978). Die Lust, sich musikalisch auszudrücken. Reinbek: Rowohlt

Salber, W. (1977). Kunst – Psychologie – Behandlung. Bonn: Bouvier

Spitzer, M. (2002). Musik im Kopf. Stuttgart: Schattauer

Stern, D. (1985). The Interpersonal World of the Infant. London: Karnac Books

Tschuschke, V. (2003). Kurzgruppenpsychotherapie. Theorie und Praxis. Wien: Springer

Werger, C., Groothius, M., Jaschke, A.C. (2021). Navigating Music Technology. Arnhem: ArtEZ Press

Wöller, W., Kruse, J. (2010). Tiefenpsychologisch fundierte Psychotherapie, 3. überarb. u. erw. Auflage, Stuttgart: Schattauer

Yalom, I.D. (2007). Theorie und Praxis der Gruppenpsychotherapie, Stuttgart: Klett-Cotta

**Zeitschriften und Jahresbücher**

Deutsche Musiktherapeutische Gesellschaft e.V. (Hrsg.): Musiktherapeutische Umschau, Göttingen: Vandenhoeck & Ruprecht
Deutsche Musiktherapeutische Gesellschaft e.V. (Hrsg.): Jahrbuch Musiktherapie, Wiesbaden: Reichert
Akademie für Angewandte Musiktherapie Crossen (Hrsg.): Crossener Schriften zur Musiktherapie
Wiener Institut für Musiktherapie (Elena Fitzthum, Dorothea Oberegelsbacher und Dorothee Storz, Hrsg.): Wiener Beiträge zur Musiktherapie, Wien: Präsens
Grieg Akademie Music Therapy Research Center (GAMUT): Nordic Journal of Music Therapy
Online Journal

**Englischsprachige Literaturzusammenstellung zur Musiktherapie**

https://www.nordoff-robbins.org.uk/ResearchAndResources; 17.05.2018

**Webseiten Musiktherapieverbände**

Deutsche Musiktherapeutische Gesellschaft (DMtG): www.musiktherapie.de; 17.05.2018
Bundesarbeitsgemeinschaft Musiktherapie (BAG-Mt): bag-musiktherapie.de; 17.05.2018
European Music Therapy Confederation (EMTC): www.emtc-eu.com; 17.05.2018
World Federation of Music Therapy: www.wfmt.info; 17.05.2018

Comité Latinoamericano de Musicoterapia: https://www.musicoterapiaclam.com/; 28.05.2025

# Zitierte Literatur

Aalbers, S., Fusar-Poli, L., Freeman, R.E., Spreen, M., Ket, J.C., Vink, A.C., Maratos, A., Crawford, M., Chen, X.J., Gold, C. (2017). Music Therapy for Depression. Cochrane Database Syst Rev. 2017 Nov 16;11(11):CD004517. doi: 10.1002/14651858.CD004517.pub3. PMID: 29144545; PMCID: PMC6486188.

Alanne, S. (2010). Music Therapy with Refugee Survivors of Torture. Helsinki: Sibelius Academy

Aldridge, D. (1999). Musiktherapie in der Medizin. Bern: Hans Huber

Altmann de Litvan, M., Weigensberg de Perkal, A., González, E., Bauer, M., Ángulo, B., Brovetto, E., Bonifacio, N., ist, G., Sazón, E. & Vieira, M. (2001): Arrullos, ritmos y sincronías en la relación madre-bebé. Revista Iberoamericana de Psicomotricidad y Técnicas Corporales (1), S. 49–62

Altenmüller, E. (2018). Vom Neandertal in die Philharmonie. Berlin: Springer Alvin, J. (1983). Musiktherapie. Kassel: Bärenreiter

Amir, D. (2007). Meine Kindheit – ich erinnere mich – ich erlebe sie erneut – ich beweine sie. Ravels "Bolero" und Erinnerungen an den Holocaust. Musiktherapeutische Umschau, 28 (2): 77–92

Amir, D. (2004). Giving Trauma a Voice: The Role of Improvisational Music Therapy in Exposing, Dealing with and Healing a Traumatic Experience of Sexual Abuse. Music Therapy Perspectives, 22 (2): 96–103

Arbeitskreis OPD (Hrsg.) (2024). OPD-3 – Operationalisierte Psychodynamische Diagnostik: Das Manual für Diagnostik und Therapieplanung. Bern: Hogrefe

Argstatter, H., Grapp, M., Hutter, E., Plinkert, P.K., & Bolay, H.-V. (2015). The Effectiveness of Neuro-music Therapy according to the Heidelberg Model compared to a single session of educational counseling as treatment for tinnitus: A controlled trial. https://www.sciencedirect.com/science/article/abs/pii/S0022399914003146?via%3Dihub, 02.02.2025; Volume 78, Issue 3, 285-292

Argstatter, H., Hillecke, Th., Thaut, M. & Bolay, H.V. (2007). Musiktherapie in der neurologischen Rehabilitation. Evaluation eines musikmedizinischen Behandlungskonzepts für die Gangrehabilitation von hemiparetischen Patienten nach Schlaganfall. Neurologie und Rehabilitation 13 (1): 42–48

Auch-Johannes, I. (2015). Ambulante Musiktherapie. In: I. Auch-Johannes & E. Weymann (Hrsg). Klangbrücken. Musiktherapie in der häuslichen Versorgung von Menschen mit Demenz – ein Leitfaden für die Praxis. Wiesbaden: Reichert, S. 49–76

Austin, D. (2002). The Wounded Healer. The Voice of Trauma: A Wounded Healer's Perspective. In: Sutton, J.P. (ed.). Music, Music Therapy and Trauma. International Perspectives. London: Kingsley

Austin, D., Dvorkin, J. (1993). Resistance in individual music therapy. The Arts in Psychotherapy (20) 5: 423-429

Bauer, M., Ito, S. (2015). Musiktherapie im tiefenpsychologischen Setting. Strukturbezogene Musiktherapie im Rahmen klinischer Komplexbehandlung. In: K. Wöller & J. Kruse (Hrsg.). Tiefenpsychologisch fundierte Psychotherapie, 4. aktualisierte Auflage. Stuttgart: Schattauer, S. 484–499

Bauer, S. (2018). Music Therapy. Differentiation of Emotions in Schizophrenia. In: Dannecker, K. (ed.). Arts Therapies and New Challenges in Psychiatry. London: Routledge, S. 1–26

Bauer, S. (2014). Musiktherapie in Psychotherapie und Psychiatrie. In: Altenmüller, E. & Willich, S. (Hrsg.). Klang, Körper und Gesundheit, Augsburg: Wißner, S. 27–40

Bauer, S. (2010). Music Therapy and Eating Disorders – A Single Case Study about the Sound of Human Needs. In: Voices – A World Forum for Music Therapy www.voices.no/mainissues/258.php; 17.05.2018

Bauer, S. (2008). Jenseits des Ortes des Geschehens oder: Wiederbelebung deutscher Geschichte in einer musiktherapeutischen Behandlungssituation in Santiago de Chile. In: Jahrbuch Musiktherapie Band 4, Wiesbaden: Reichert, S. 11–31

Bauer S. (2000). Schizophrene Patienten und musikalische Verständigung. Eine experimentelle Studie zum Vergleich musikalischer Repräsentation, Interaktion und Wahrnehmung von paranoid schizophrenen Patienten und gesunden Kontrollpersonen. Ein Beitrag zur musiktherapeutischen Grundlagenforschung. Unveröfftlichte Dissertation, Universität Ulm

Bauer, S., Tomicic A., Martínez, C., Reinoso, A., Schäfer, H., Peukert, A. & Frangkouli, A. (2010). Die Bedeutung von Stimme und Stimmklang im Psychotherapeutischen Prozess aus der Sicht der Patienten und Patientinnen. Psychoanalyse und Körper, Nr. 17, 9. Jg., Heft II: 27–50

Beebe, B., Lachmann, F.M. (1994). Representation and Internalization in Infancy: Three Principles of Salience. Psychoanalytic Psychology 11: 127–165

Beebe, B., Lachmann, F.M. & Jaffé J. (1997). Mother-Infant Interaction Structures and Presymbolic Self and Object Representations. Psychoanalytic Dialogues 7(2): pp. 133–182

Benenzon, R. (1998). La Nueva Musicoterapia. Buenos Aires: Lumen

Benoit, C.E., Dalla Bella, S., Farrugia, N., Obrig, H., Mainka, S. & Kotz, S.A. (2014). Musically Cued Gait-training Improves both Perceptual and Motor Timing in Parkinson's Disease. Frontiers in Human Neuroscience. doi: 10.3389/fnhum.2014.00494

Bissegger, M. (2001). Anthroposophische Musiktherapie. In: Decker-Voigt, H.H. (2001). Schulen der Musiktherapie. München: Ernst Reinhardt, S. 357–386

Blanke, K.F. (1964). Musiktherapeutin – Musiktherapeut. Materia Medica Nordmark XVI/7, 1. Maiheft 1964, Uetersen: Nordmark: 299–304

Blum, K., Löffert, S., Offermann, M. & Steffen, P. (2013). PSYCHiatrie Barometer. Umfrage 2012. Deutsches Krankenhaus Institut e.V. (DKI). Online im Internet unter: https://www.dki.de/sites/default/files/downloads/psychiatrie_barometer_2012.pdf; 18.05.2018

Blum, K., Löffert, S., Offermann, M. & Steffen, P. (2014). PSYCHiatrie Barometer. Umfrage 2013. Deutsches Krankenhaus Institut e.V. (DKI). Online im Internet unter: https://www.dki.de/sites/default/files/downloads/2014-11-dki-psychiatrie_barometer_2013_-_finale_fassung.pdf; 18.05.2018

Bonny, H., Savary, L. (1973). Music and Your Mind: Listening with a new Consciousness. New York: Harper & Row

Bossinger, W. (2005). Die heilende Kraft des Singens – Von den Ursprüngen bis zu modernen Erkenntnissen über die soziale und gesundheitsfördernde Wirkung von Gesang, Norderstedt: BoD

Bradt, J., Burns, D. S., & Creswell, J. W. (2013). Mixed Methods Research in Music Therapy Research. Journal of Music Therapy, 50 (2), 123-148

Bruhn, H. (1999). Musiktherapie. Geschichte – Theorie – Methoden. Vorlesungsskript, 3. und vollständig neue Fassung vom Februar 1999. Christian-Albrechts-Universität zu Kiel

Bruscia, K. (1987). Improvisational Models of Music Therapy. Springfield: Charles C. Thomas

Chlebowitz A., Zernikow, B. (2022). Musiktherapie. In: Zernikow, B. (2022). Pädiatrische Palliativversorgung – Schmerzbehandlung und Symptomkontrolle. Berlin: Springer, S. 435-443

Chornik, K. (2013). Music and Torture in Chilean Detention Centers: Conversations with an Ex-Agent of Pinochet's Secret Police. In: The world of Music, Vol.2 (2013), 1: 51–66

Collins, I. (2013). Dictionary of Music Education. Plymouth: The Scarecrow Press Inc

Cross, I. (2009). The Evolutionary Nature of Musical Meaning. In: Musicae Scientiae, Special Issue: Music and Evolution: 179–200

Dalla Bella, S., Benoit, C.E., Farrugia, N., Obrig, H., Keller, Peter E., Mainka, S. & Kotz, S.A. (2017). Gait Improvement via Rhythmic Stimulation in Parkinson's Disease is linked to Rhythmic Skills. Sci Rep Feb 2017; 24(7):42005. https://doi.org/10.1038/srep42005

Danner, B., Oberegelsbacher, D. (2001). Spezifische und unspezifische Wirkfaktoren der Musiktherapie. Nervenheilkunde 2001, 20: S. 434–441

Decker-Voigt, H.H. (2018). Editorial: Das Tablet zieht ins Altersheim. https://musik-und-gesundsein.net/mug-ausgaben/mug-34; 28.05.2025

Decker-Voigt, H.H. (2013). "Mein Erfolg hat viele Väter – aber Mütter noch viel mehr". Ein Interview mit Frau Musiktherapia über die Entwicklung der Musiktherapie. In: Jahrbuch Musiktherapie Band 9 (2013). Wiesbaden: Reichert, S. 11–50

Dehm-Gauwerky, B. (2010). Altersdemenz und Musiktherapie. In: H.H. Decker-Voigt und E. Weymann (Hrsg.). Lexikon Musiktherapie, 2. überarbeitete Auflage. Göttingen: Hogrefe, S. 11–17

Deutsche Krankenhausgesellschaft e.V. (2025). Stationsäquivalente psychiatrische Behandlung. https://www.dkgev.de/themen/versorgung-struktur/psychiatrie-psychosomatik/stationsaequivalente-psychiatrische-behandlung/; 27.05.2025

Deutsche Musiktherapeutische Gesellschaft e.V. (Hrsg.) (2014). Mentalisierung und Symbolbildung in der musiktherapeutischen Praxis. Jahrbuch Musiktherapie, Band 10 (2014). Wiesbaden: Reichert

Dülberg, D. (2013). Privatrechtliche berufsbegleitende Weiterbildungen: Musiktherapie in Deutschland. In: Jahrbuch Musiktherapie, Band 9. Wiesbaden: Reichert, S. 85–96

Eaves, N. (2005). A Bohemian Rhapsody`: Using Music Technology to Fulfil the Aspirations of Teenage Lads with Muscular Dystrophy. In: M. Pavlicevic (ed.). Music Therapy in Children's Hospices. London: Kingsley, S. 95–109

Federico, G. (2000). El embarazo musical: comunicación, estimulación y vínculo prenatal a través de la música. Buenos Aires: Kier

Fent, J. (2014). Musiktherapie und Mentalisierung. Eine Beleuchtung musiktherapeutischer Theorie und Praxis auf der Grundlage des Mentalisierungskonzeptes. In: Jahrbuch Musiktherapie, Band 10 (2014). Wiesbaden: Reichert, S. 73–88

Fischer, B. (2018). Musiktherapie im Kinderhospiz – eine Konzeptentwicklung auf Basis einer internationalen Literaturanalyse. Musiktherapeutische Umschau 39(4):354–365

Frohne-Hagemann, I. (2004). Rezeptive Musiktherapie. Theorie und Praxis. Wiesbaden: Reichert

Frohne-Hagemann, I. (2001). Musiktherapie vor dem Hintergrund integrativer Theorie und Therapie. In: H.H. Decker-Voigt: Schulen der Musiktherapie. München: Ernst Reinhardt, S. 159–182

Frohne-Hagemann, I. (1999). Integrative Musiktherapie als psychotherapeutische, klinische und persönlichkeitsbildende Methode. In: I. Frohne-Hagemann (Hrsg.). Musik und Gestalt. Klinische Musiktherapie als integrative Psychothe rapie. Göttingen: Vandenhoeck & Ruprecht, S. 101–123

Frohne-Hagemann, I. (1996). Integrative Musiktherapie. In: Decker-Voigt, H.H., Knill, P., Weymann, E. (Hrsg). Lexikon Musiktherapie, Göttingen: Hogrefe, S. 150–155

Fuchs, T. (2003). Non-verbale Kommunikation. Phänomenologische, entwicklungspsychologische und therapeutische Aspekte. Zeitschrift für Klinische Psychologie, Psychiatrie und Psychotherapie: 333–345

Fukui, H. (2001). Music and Testosterone: A New Hypothesis for the Origin and Function of Music. In: Zatorre, R., Peretz, I. (eds.). The biological foundations of music. Annals of The New York Academy of Sciences, Vol. 950: pp. 448–451

Geiger, E. (2004). GIM-The Bonny Method of Guided Imagery and Music. In: I. Frohne-Hagemann (Hrsg.). Rezeptive Musiktherapie. Theorie und Praxis. Wiesbaden: Reichert

Geipel, J. (2023). Improving technological competences in music therapy students. In: Proceedings of the 17th World Congress of Music Therapy. Special Issue of Music Therapy Today 18(1), 358-359

Geipel, J., Jordan, A.-K. (2024). Der Einbezug von ChatGPT in die musiktherapeutische Praxis: Ein Selbstversuch. Musiktherapeutische Umschau, 45(2): 160–168

Geipel, J., Wormit, A. (2021). Zum Wandel der Identität von Musiktherapeut.innen durch die Digitalisierung. Musiktherapeutische Umschau 42 (3): 240-249

Geretsegger, M., Bergmann, T. (2017). Musiktherapie für Menschen aus dem Autismus-Spektrum (2): Praxis, Prozess- und Wirksamkeitsforschung. Musiktherapeutische Umschau 38 (2): 256–265

Geretsegger, M., Mössler, K. A., Bieleninik, Ł., Chen, X. J., Heldal, T. O. & Gold, C. (2017). Music Therapy for People with Schizophrenia and Schizophrenia-like Disorders. The Cochrane Database of Systematic Reviews, 5(5), CD004025. https://doi.org/10.1002/14651858.CD004025.pub4

Gerland, J. (2017). Dimensionen des Übergangs in pädagogischen und therapeutischen Handlungsfeldern. Kritisch-wertschätzende Überlegungen zu Musiktherapie und -pädagogik. Jahrbuch Musiktherapie, Band 13, Wiesbaden: Reichert, S. 37–48

Grapp, M., Hutter, E., Argstatter, H., Bolay, H.V. (2012). Heidelberger Musiktherapie bei Tinnitus. Kurzzeittherapie mit Langzeitwirkung. Musiktherapeutische Umschau 33 (1): 23–35

Grawe, K. (2004). Neuropsychotherapie. Göttingen: Hogrefe

Gretsch, R. (2010). Verbundenheit und soziale Resonanz als therapeutischer Wirkfaktor beim Heilsamen Singen bei Patienten mit psychischen Erkrankungen. Masterarbeit zum Abschluss des Masterstudiengangs Musiktherapie, Universität der Künste Berlin

Grießmeier, B. (2016). "Alle meine Ärzte"... Lieder in der musiktherapeutischen Arbeit mit krebskranken Kindern. Musiktherapeutische Umschau 37 (4): 337-360

Gustorff, D. (2001). Schöpferische Musiktherapie nach Nordoff-Robbins. In: H.H. Decker-Voigt (2001). Schulen der Musiktherapie. München: Ernst Reinhardt, S. 208–241

Harrer, G. (1975). Grundlagen der Musiktherapie und Musikpsychologie, Stuttgart: Gustav Fischer

Haslbeck, F. (2009). Musiktherapie mit Frühgeborenen und ihren Eltern. Musiktherapeutische Umschau 30 (4): 311-321

Haslbeck, F., Bassler, D. (2020). Clinical Practice Protocol of Creative Music Therapy for Preterm Infants and Their Parents in the Neonatal Intensive Care Unit. Jove, (January): 1–10, https://doi.org/10.3791/60412

Haslbeck F., Nöcker-Ribaupierre M., Zimmer M.-L., Schrage-Leitner L. & Lodde, V. für den Fachkreis Musiktherapie Neonatologie (2017). Musik von Anfang an. Referenzrahmen zur Anwendung von Musiktherapie in der Neonatologie. Deutsche Gesellschaft für Musiktherapie verfügbar unter: https://www.musiktherapie.de/arbeitsfelder/neonatologie/; 27.05.2025

Haus, R. (2004). Musik hilft krebskranken Kindern. Theo Prax Sozialpädagogik (7):44–47

Haus, R., Hennecke, K.H. (2003). Musiktherapie bei Frühgeborenen. Z Geburtshilfe Neonatol 207(6):225-227

Hegi, F. (2001). Gestalt-Musiktherapie. In: H.H. Decker-Voigt (2001). Schulen der Musiktherapie. München: Ernst Reinhardt, S. 125–158

Hegi-Portmann, F., Lutz Hochreutener, S. & Rüdisüli-Voerkel, M. (2006). Musiktherapie als Wissenschaft. Zürich

Herold, D. (2014). Mentalisierung und Symbolbildung in der klinischen Arbeit mit Guided Imagery and Music (GIM), modifiziertem GIM und musikimaginativen Methoden. In: Jahrbuch Musiktherapie, Band 10, Wiesbaden: Reichert, S. 45–72
Hillecke, T. & Wilker, F.-W. (2007). Ein heuristisches Wirkfaktorenmodell der Musiktherapie. Verhaltenstherapie und Verhaltensmedizin 28 (1): 62–85
Hillecke, T., Warth, M. & Wormit, A. (2017). Auf der Suche nach dem heiligen Gral der Evidenzbasierung oder angemessenen Forschungsmethoden? (2): Praxis, Prozess- und Wirksamkeitsforschung. Musiktherapeutische Umschau 38 (2): 242–255
Holm-Hadulla, R.M. (2007). Kreativität. Konzept und Lebensstil. Göttingen: Vandenhoeck und Ruprecht
Holzwarth, K. (2017). Musiktherapie zur Unterstützung des öffentlichen Auftrags von Musikschulen. In: Verband deutscher Musikschulen (Hg.). Spektrum Inklusion – wir sind dabei! Wege zur Entwicklung inklusiver Musikschulen. Bonn: VdM Verlag (i. E.), S. 115–122
Hüther, G. (2004). Ebenen salutogenetischer Wirkungen von Musik auf das Gehirn. Musiktherapeutische Umschau 25 (1): 16–26
Jaeggi, E. (1989). Das präsentative Symbol als Wirkfaktor in der Psychotherapie. Forum Psychoanalyse (1989) 5: S. 140–152
Jochims, S. (2005). Musiktherapie in der Neurorehabilitation. Internationale Konzepte, Forschung und Praxis. Bad Honnef: Hippocampus
Jochims, S. (2003). Musiktherapie im Spannungsfeld zwischen funktioneller Therapie und Psychotherapie. Neurol Rehabil (9)1: 23-31
Jochims, S. (1996). Emotionale Krankheitsverarbeitungsprozesse in der Frühphase erworbener zerebraler Läsionen. In: Wiener Beiträge zur Musiktherapie: Weltkongresse Wien Hamburg, S. 138–165
Jordan, A.K. (2017). Impulse für Integration und Inklusion-zur musiktherapeutischen Arbeit im pädagogischen Kontext. Musiktherapeutische Umschau 38 (3): 278–281
Jordan, A.K., Menebröcker, E. & Keil,. N. (2016). Zur Sprache finden – Evaluation eines integrativen musiktherapeutischen Förderprojekts in der Grundschule. Musiktherapeutische Umschau 37 (2): 125–137
Kappelhoff, G., Güting A. (2021). Musiktherapie mit Kindern und Jugendlichen – digital unterwegs unter Coronabedingungen. Musik und Gesundsein (39): 17–21
Kern, P. (2013). Apps Starter kit für Musiktherapeuten. Musiktherapeutische Umschau 34 (4): 370–376
Klausmeier, F. (1978). Die Lust, sich musikalisch auszudrücken. Reinbek: Rowohlt
Kohut, H. (1951). The Psychological Significance of Musical Activity. In: Esther G. Gilliland (Ed.). Music Therapy 1951, Kansas: Lawrence, S. 151–157
Knoblauch, S. H. (2019). Die Spannungen zwischen Struktur und Fließen. In: Leikert, S. & Bauer, S. (Hrsg.): Transformationsprozesse in Psychoanalyse und Musik. Jahrbuch für Psychoanalyse und Musik, Band 3: 13–32.
Knust, S. (2018). 30 Jahre musiktherapeutische Forschung – Entwicklungen und Tendenzen am Beispiel der Ulmer / Augsburger Forschungswerkstatt. Unver-

öffentlichte Masterarbeit, Leopold Mozart College of Music (LMZ), Universität Augsburg

Kohut, H. (1955). Some Psychological Effects of Music and Their Relation to Music Therapy. Journal of Music Therapy, 4 (1): 17–20

Kohut, H. (1951). The Psychological Significance of Musical Activity. In: E.G. Gilliland (Ed.). Music Therapy 1951, Kansas: Lawrence, S. 151-157

König, J., Kaess, M., Oelkers-Ax, R., Parzer, P., Lenzen, C., Hillecke, T. K., Resch, F. (2013). Wiederkehrende, primäre Kopfschmerzen im Jugendalter. Psychotherapeut 58, 285–291. https://doi.org/10.1007/s00278-012-0941-9

Körlin, D. (2004). The Spektrum Group GIM Therapy. In: I. Frohne-Hagemann: Rezeptive Musiktherapie. Theorie und Praxis. Wiesbaden: Reichert Verlag

Krause, R. (1996). Umgang mit Leiden. Empathie, Mitleid und Handeln aus psychotherapeutischer Sicht. In: Hilpert, K., Witerhoff-Spurk, P. (Hrsg.). Zwischen Nächstenliebe und Betroffenheitsritual, St. Ingberg: Röhrig Universitätsverlag, Sonderdruck, S. 59–79

Kuntsche, A. (2011). Kinder mit schweren Behinderungen in der Musiktherapie. Zwischen Annehmen, Spüren, Begegnen und Erleben. Wiesbaden: Reichert

Langenberg, M (1988). Vom Handeln zum Be-Handeln. Heidelberger Schriften zur Musiktherapie, Band 3. Stuttgart: Fischer

Lenz, M. & Tüpker, R., (1998). Wege zur musiktherapeutischen Improvisation. Münster: Lit-Verlag

Loewy, J.V. (2012). Ein klinisches Modell für Musiktherapie in der Neugeborenen-Intensivstation. In Nöcker-Ribaupierre, M. (Hg.). Hören – Brücke ins Leben: Musiktherapie mit früh- und neugeborenen Kindern, zeitpunkt Musik,, 2. überarbeitete Auflage. Wiesbaden: Reichert, S. 193-208

Ludwig, A. (2019). Music Therapy in Children and Young People's Palliative Care. London: Jessica Kingsley Publishers

Lutz Hochreutener, S. (2009). Spiel – Musik – Therapie. Methoden der Musiktherapie mit Kindern und Jugendlichen. Göttingen: Hogrefe

Lutz Hochreutener, S. (2011). Methoden, Modalitäten und Interventionstechniken in der Musiktherapie. Versuch einer Methodologie. In: J. Illner & M. Smetana (Hrsg.). Wiener Schule der differenziellen klinischen Musiktherapie – ein Update. Wiener Beiträge zur Musiktherapie 9, Wien: Praesens, S. 65–77

Maack, C. (2004). Rezeptive Musiktherapie als Psychotherapie für Menschen mit Persönlichkeitsstörungen. In: Timmermann, T. (Hrsg.). Empfinden – Hören – Sehen: Welche Zugänge wählen nonverbale Psychotherapien? Am Beispiel der Diagnose: Persönlichkeitsstörung. Wiesbaden: Reichert

Mainka, S. (2024). Persönlicher Musikgebrauch von Parkinson-Patienten beim Gehen. Neurol Rehabil 20(1): 27-30.

Mainka, S., Lauermann, M. & Ebersbach, G. (2023). Arm Swing Deviations in Patients with Parkinson's Disease at Different Gait Velocities. J Neural Transm. 2023 May; 130(5):655-611. https://doi.org/10.1007/s00702-023-02619-4

Mainka, S., Schroll, A., Warmerdam, E., Gandor, F., Maetzler, W. & Ebersbach, G. (2021). The Power of Musification: Sensor-based Music Feedback Improves Arm Swing in Parkinson's Disease. Mov Dis Clin Prac 2021 Oct 22; 8(8):1240-1247. https://doi.org/10.1002/mdc3.13352

Mainka, S., Wissel, J., Völler, H. & Evers, S. (2018). The Use of Rhythmic Auditory Stimulation to Optimize Treadmill Training for Stroke Patients: A Randomized Controlled Trial. Front Neurol Sep 2018; 14(9):755. https://doi.org/10.3389/fneur.2018.00755

Mainka, S. (2016). Music Stimulates Muscles, Mind, and Feelings in One Go. In: Sound, Music and Movement in Parkinson's disease. Ed. Marta Bienkiewicz, Cathy Craig Front Psychol. http://dx.doi.org/10.3389/fpsyg.2015.01547

Mainka, S., Mallien, G. (2014). Rhythmic Speech Cueing. In: M. Thaut & V. Hoemberg (eds.). Handbook for Neurologic Music Therapy. Oxford: University Press

Malloch, S. (1999). Mothers and Infants and Communicative Musicality. In: Rhythm, Musical Narrative and Origins of Human Communication, 1999–2000. Belgien: Ed. Musicae Scientiae, S. 29–58.

Marinovic, M (1994). Las Funciones Psicólogicas de las Artes. Letras de Deusto, Vol.24 (62): 199–208

Metzner, S. (2001). Psychoanalytische Musiktherapie. In: H.H. Decker-Voigt. Schulen der Musiktherapie. München: Ernst Reinhardt, S. 33–54

Möller, H. J. (1974). Psychotherapeutische Aspekte in der Musikanschauung der Jahrtausende. In: J.W. Revers et al. (Hrsg.). Neue Wege der Musiktherapie, Düsseldorf: Econ, S. 53–160

Mössler, K. (2011). Mixed Methods Forschung am Beispiel Musiktherapeutischer Forschungsarbeiten. In: J. Illner und M. Smetana (Hrsg.). Wiener Beiträge für Musiktherapie, Band 9, S. 153–160

Muthesius, D. (i.V.). o. T. In: Decker-Voigt, H.H. & Weymann, E. (Hrsg.). "Lexikon Musiktherapie, 3. Auflage. Göttingen: Hogrefe

Muthesius, D. (2010). "Haus-Musik" für Menschen mit Demenz und ihre pflegenden Angehörigen. Abschlussbericht eines Modellprojekts. DMtG (Hrsg.). Dokumentationen zur Musiktherapie

Nöcker-Ribaupierre (1995). Auditive Stimulation nach Frühgeburt. Stuttgart: Gustav Fischer

Nöcker-Ribaupierre, M., Zimmer, M.-L. (2004). Förderung frühgeborener Kinder mit Musik und Stimme. München: Ernst Reinhardt

Nöcker-Ribaupierre, M. (2012). Die Mutterstimme – eine Brücke zwischen zwei Welten. Kurz- und Langzeitergebnisse Auditiver Stimulation mit Mutterstimme. In M. Nöcker-Ribaupierre (Hg.). Hören – Brücke ins Leben: Musiktherapie mit früh- und neugeborenen Kindern, 2. überarbeitete Auflage 2012. zeitpunkt Musik, Wiesbaden: Reichert, S. 129-144

Nordoff, P., Robbins, C. (1986). Schöpferische Musiktherapie. Stuttgart: Gustav Fischer

Öri, C. (2000). Posttraumatische Störung. In: G. Rudolf (Hrsg.). Psychotherapeutische Medizin und Psychosomatik, Stuttgart: Thieme, S. 266–276

Oster, J., Melches, J. & Hamberger, C. (2014). Berufsgruppenanalyse Künstlerische Therapeutinnen und Therapeuten (BgA-KT) – Erste Ergebnisse. Musiktherapeutische Umschau 35 (4): 314–326

Papaeti, A. (2013). Music, Torture, Testimony: Reopening the Case of the Greek Military Junta (1967–1974). In: The World of Music (New Series), Vol.2 (2013), 1: 66–90

Papoušek M. (1981): Die Bedeutung musikalischer Elemente in der frühen Kommunikation zwischen Eltern und Kind. Sozialpädiatrie in Praxis und Klinik 3 (10): 412–415, 468–472

Papoušek, M., Papoušek, H. (1988). Musikalität am Anfang des Lebens. Üben und Musizieren 5 (1): 25–30

Pavlicevic, M. (2005). Music Therapy in Children's Hospices. London: Kingsley

Petzold, H. (1997). Integrative Musiktherapie-eine Ausbildung mit klinischer, ästhetischer und psychotherapeutischer Schwerpunktbildung. In: Müller, L., Petzold, H. (Hrsg.). Musiktherapie in der klinischen Arbeit. Integrative Modelle und Methoden. Stuttgart: Gustav Fischer, S. 278–295

Ponterotto, J. (2006). Brief Note on the Origins, Evolution and Meaning of the Qualitative Research Concept "Thick Description". The Qualitative Report 11 (3): 538-549.

Preißler, P., Kordovan, S., Bokemeyer, C., Oechsle, K. (2016). Musiktherapie auf der Palliativstation. Ergebnisse einer Studie über ein musiktherapeutisches Angebot. Musiktherapeutische Umschau 37 (3), 233–249

Priestley, M. (1983). Analytische Musiktherapie. Stuttgart: Klett-Cotta

Rachl, S. (2024). Sterben üben, damit das Leben sich entfalten kann. Grundlagen, Fallgeschichten und Selbstreflexionen für die Sterbe- und Trauerbegleitung. Ostfildern: Patmos

Rachl, S. (2017). Ich wohne bald im Zeitlosraum. Mutgeschichten vom Sterben und vom Leben. Kinder und ihre Familien erzählen. Ostfildern: Patmos

Revers, W. J., Harrer, G. & Simon, W.C.M. (1974). Neue Wege der Musiktherapie. Düsseldorf: Econ

Rizzonelli, M., Kim J.H., Gladow, T., Mainka, S. (2017). Musical Stimulation with Feedback in Gait Training for Parkinson's Disease. Psychomusicology: Music, Mind, and Brain. Vol 27(3), 213–218. http://dx.doi.org/10.1037/pmu0000182

Rorke, M.A. (2008). Music and the Wounded of World War II. In Jahrbuch Musiktherapie, Band 4. Wiesbaden: Reichert Verlag, S. 149–164

Roth, M. (2020). Musiktherapie und Digitalisierung. Ein Symposium in Heidelberg fragte nach den Einsatzmöglichkeiten digitaler Medien für therapeutische Zwecke. Ein Bericht. üben & musizieren 01/2020: 50

Salber, W. (1977). Kunst – Psychologie – Behandlung. Bonn: Bouvier

Schäfer A. (2017). Lebensverkürzend erkrankte Kinder: Ihre Bedürfnisse und das Potenzial musiktherapeutischer Behandlung. Musiktherapeutische Umschau 38(2): 192–195

Scheiby, B. (2010). Analytical Music Therapy and Integrative Medicine. In: K. Stewart (ed.). Music Therapy and Trauma. Bridging Theory and Clinical Pratcice. New York: Satchnote Press

Schmid, J. (2014). Music Therapy Training Courses in Europe. Diplomarbeit zur Erlangung des akademischen Grades Magistra artium, Diplomstudium Musiktherapie, Universität für Musik und Darstellende Kunst Wien

Schmidt, H.U. (2021). Ambulante Psychotherapie in Zeiten von Corona. Musik und Gesundsein (39): 11-16

Schmidt, H.U., Stegemann, Th., Spitzer, C. (Hrsg.) (in Druck). Musiktherapie bei psychischen und psychosomatischen Störungen. München: Elsevier

Schmidt, H.U., Kächele, H. (2009). Musiktherapie in der Psychosomatik. Psychotherapeut 54 (1): 6–16

Schröter, T., Heim, M.E. (2017). Schwingen und Summen statt Pfeifen und Brummen. Musiktherapie zur Behandlung von Menschen mit chronischem Tinnitus. Musiktherapeutische Umschau 38 (1): 5–16

Schumacher, K. (2010). 20 Jahre Musiktherapie an der UdK Berlin – Alumnitage 2008. Universität der Künste, Berlin

Schumacher, K., Calvet-Kruppa, C. (2005). "Untersteh dich!" – Musiktherapie bei Kindern mit autistischem Syndrom. In: Ch. Plahl & H. Koch-Temming (Hrsg.). Musiktherapie mit Kindern. Grundlagen-Methoden-Praxisfelder. Bern: Huber, S. 285–295

Schwabe, C. (2004a). Regulative Musiktherapie (RMT) – Wegmarken einer Konzeptionsentwicklung. In: Frohne-Hagemann, I. (Hrsg.). Rezeptive Musiktherapie. Theorie und Praxis. Wiesbaden: Reichert

Schwabe, C. (2004b). Zehn musiktherapeutische Dokumente zur Wendezeit. Akademie für Angewandte Musiktherapie Crossen (Hrsg.). Crossener Schriften zur Musiktherapie, Band XVSchwabe, C. (1987). Regulative Musiktherapie. 2. überarbeitete Auflage. Leipzig: Georg-Thieme

Schwabe, C. (2003). Regulative Musiktherapie (RMT). Die Entwicklung einer Methode zu einer Konzeption. Crossener Schriften zur Musiktherapie, Band XIV Schwabe C (1995). Das Jahr 1991 oder Der weite Weg zur Musiktherapie. Akademie für Angewandte Musiktherapie Crossen (Hrsg.). Crossener Schriften zur Musiktherapie, Band II

Schwabe, C. (1995). Das Jahr 1991 oder Der weite Weg zur Musiktherapie. Akademie für Angewandte Musiktherapie Crossen (Hrsg.). Crossener Schriften zur Musiktherapie, Band II

Schwabe, C. (1983). Aktive Gruppenmusiktherapie für erwachsene Patienten. Stuttgart: Fischer

Schwabe, C., Haase, U. (2008). Die Sozialmusiktherapie (SMT). 3. neu überarbeitete Auflage. Crossener Schriften zur Musiktherapie, Band VII

Schwabe, C., Röhrborn, H. (1996) (Hrsg.). Regulative Musiktherapie. Entwicklung, Stand und Perspektiven in der psychotherapeutischen Medizin. 3. überarbeitete und erweiterte Auflage, Stuttgart: Jena

Schwaiblmair, F. (2008). Säuglingsforschung und Musiktherapie. Papoušek-Stern-Trevarthen: Bedeutung für die Musiktherapie. Musiktherapeutische Umschau 29, 2: 119–127

Schwartz, F.J., Ritchie, R. (1999). Musical Listening in Neonatal Intensive Care Units. In: C. Dile (Ed.): Music Therapy and Medicine: Theoretical and Clinical Applications. St. Louis: 13-22

Schwartz, F.J. (2012). Medizinische Musiktherapie für das frühgeborene Baby – ein Forschungsüberblick. In: Nöcker-Ribaupierre, M. (Hg.). Hören – Brücke ins Leben: Musiktherapie mit früh- und neugeborenen Kindern, 2. überarbeitete Auflage 2012. zeitpunkt Musik, Wiesbaden: Reichert, S. 109-127

Simon, W. (1974). Abriß einer Geschichte der Musiktherapie. In: Harrer, G. (Hrsg.). Grundlagen der Musiktherapie und Musikpsychologie. Stuttgart: Gustav Fischer, S. 135–142

Sommerer, M. (2013). Ein musiktherapeutisches Hörspielprojekt. Digitale Medien in der Musiktherapie in der Kinder- und Jugendpsychiatrie. Musiktherapeutische Umschau 34 (4): 377-382

Sommerer, M. (2011): „Das klingt wie die Stimme meines Papas!" Musiktherapie mit ausgewählten digitalen Medien. Musik und Gesundsein (20): 12-14

Spitzer, M. (2002). Musik im Kopf. Stuttgart: Schattauer

Stegemann, Th., Dannecker, K. & Bauer, S. (2025). Künstlerische Therapien am Beispiel von psychodynamisch fundierter Musik- und Kunsttherapie. Weinheim: Beltz Verlagsgruppe

Stegemann, Th., Riedl, H., Evers-Grewe, B. & Körber, A. (2021). Musiktherapie in Medizinischen Leitlinien – Eine systematische Literaturrecherche der AWMF-Leitlinien. Musiktherapeutische Umschau 42 (2)

Stern, D. (1985). The Interpersonal World of the Infant. Karnac Books

Stern, D. (1991). El Mundo Interpersonal del Infante. Paídos, Buenos Aires

Stige, B., AAro, L.E. (2012). Invitation to Community Music Therapy. London: Routledge

Strauss, A., Corbin J. (1990). Basics of Qualitative Research. Grounded Theory Procedures and Techniques. Newbury Park: Sage

Strauß, B., Speidel, H., Probst, P. & Seifert, A. (1991). Zeitlich begrenzte Kontakte mit einer psychosomatisch-psychotherapeutischen Ambulanz. Psychotherapie, Psychosomatik, Medizinische Psychologie 41: 53–60

Streich, H. (1986). Rückschau zu den Anfängen – Paul Friedrich Scherber (1899-1970). Ein Pionier der Musiktherapie des 20. Jahrhunderts. Musiktherapeutische Umschau 7: 69–81

Stucki, C., Grawe, K. (2007). Bedürfnis- und motivorientierte Beziehungsgestaltung. Psychotherapeut 52: 16–23

Sutton, J.P. (2002). Music, Music Therapy and Trauma. International Perspectives. London: Kingsley

Süselberg-Schulz, B. (2004). Guidad Imagery and Music und Trauerarbeit. Ein Fallbeispiel. In: Frohne-Hagemann, I.(Hg). Rezeptive Musiktherapie. Theorie und Praxis. Wiesbaden: Reichert

Teirich, H. R. (1958). Musik in der Medizin. Beiträge zur Musiktherapie. Stuttgart: Gustav Fischer

Teirich, H.R. (1960). Die Heilkunst. Zeitschrift für praktische Medizin und die Synthese aller Heilverfahren, 73. Jahrgang, Heft 5, München

Thayer Gaston, E. (1968). Music in Therapy. Collier-Maximilian Company: New York

Thaut, M.H., Nickel, A.K. & Hömberg, V. (2004). Neurologische Musiktherapie. Übersicht zum wissenschaftlichen Hintergrund und zur klinischen Methodik. Musiktherapeutische Umschau 25 (1): 35–44

Timmermann T. (2018). Musik in der Musiktherapie. In: Nöcker-Ribaupierre, M. (Hrsg.). Musik in Therapie und Medizin. Wiesbaden: Reichert, S. 25–38

Timmermann, T., Schmidt, H.U., Fitzthum, E., Stegemann, T. (2013). Notwendigkeit von vergleichbaren Basisstrukturen und Basisinhalten musiktherapeutischer Ausbildungen – ein Modellentwurf. In: Jahrbuch Musiktherapie, Band 9 (2013). Wiesbaden: Reichert, S. 71–84

Trevarthen, C. (2002). Origins of Musical Identity: Evidence from Infancy for Musical Social Awareness. In: Mac Donald, R., Hargreaves, D. & Miell, D. (eds.). Musical Identities. Oxford: Oxford University Press, S. 21–38

Tschuschke, V. (2003). Kurzgruppenpsychotherapie. Theorie und Praxis. Wien: Springer

Tüpker, R. (2009a). Musiktherapie mit alten Menschen. In: H.H., Decker-Voigt und E., Weymann (Hrsg.). Lexikon Musiktherapie, 2. überarbeitete Auflage. Göttingen: Hogrefe, S. 341–345

Tüpker, R (2009b). Forschungsmethodik. In: H.H., Decker-Voigt und E., Weymann (Hrsg.). Lexikon Musiktherapie, 2. überarbeitete Auflage. Göttingen: Hogrefe, S. 135–139

Tüpker, R. (2005). Die therapeutische Nutzung von Musik: Musiktherapie. In: H. de la Motte-Haber, G. Rötter (Hrsg.). Musikpsychologie, Laaber: Laaber Verlag, S. 339–356

Tüpker, R. (2001). Morphologisch orientierte Musiktherapie. In: Decker-Voigt, H.H. (Hrsg.). Schulen der Musiktherapie. München: Ernst Reinhardt, S. 55–77

Tüpker, R. (1988). Ich singe, was ich nicht sagen kann. Zu einer morphologischen Grundlegung der Musiktherapie. Münster: LIT

Warth, M., Koenig, J., Keßler, J., Wormit, A., Hillecke, T. & Bardenheuer, H. (2014). Musiktherapie in der palliativmedizinischen Versorgung: gegenwärtiger Stand und aktuelle Entwicklungen. Musiktherapeutische Umschau 35 (4): 261–274

Weymann, E (1999). Kunstanaloges Vorgehen in der Musiktherapie. In: I., Frohne-Hagemann (Hrsg.). Musik und Gestalt. Göttingen: Vandenhoeck & Ruprecht, S. 48–70

Weymann, E. (2009). Morphologische Musiktherapie. In: H.H., Decker-Voigt, E., Weymann (Hrsg.) (2010). Lexikon Musiktherapie, 2. überarbeitete Auflage. Göttingen: Hogrefe, S. 274–277

Wheeler, B., Murphy, K. (2016). Music Therapy Research. Third Edition. Dallas: Barcelona Publishers

Wiesmüller, E. (2012). Traumaadaptierte Musiktherapie. Musiktherapie mit Erwachsenen, die an (komplexen) Traumafolgestörungen leiden. Inaugural-Dissertation zur Erlangung des Doctor scientiae musicae am Institut für Musiktherapie der Hochschule für Musik und Theater Hamburg

Wigram, T., Gold, C., Elefant, C. (2006). Music Therapy for Autistic Spectrum Disorder (Cochrane Review). In: The Cochrane Database of Systematic Reviews, Vol. 2, 2006

Woeller, W., Kruse, J. (2010). Tiefenpsychologisch fundierte Psychotherapie, 3. überarb. und erweiterte Auflage, Stuttgart: Schattauer

Wolf, H.-G. (2010). Zur Anwendung der "Operationalisierten Psychodynamischen Diagnostik OPD-2" für Musiktherapeuten in der Psychosomatik und Psychotherapeutischen Medizin. In: H., Münzberg (Hrsg.). Musiktherapie in der Psychosomatik. Zeitpunkt Musik. Wiesbaden: Vandenhoeck & Ruprecht, S. 73–97

Wormit, A., Stritzker, J., Keßler, M. (2021). Webbasierte Musiktherapie in der geriatrischen Pflege. Musik und Gesundsein (39):22-24

Vormstein, C. (2017). Musiktherapie bei Depression in einer Großgruppe im klinischen Alltag – Erfahrungen aus der Perspektive von Patienten, dem Musiktherapeuten und der Praktikantin. Masterarbeit Musiktherapie, Universität der Künste Berlin Career College

Yalom, I.D. (2007). Theorie und Praxis der Gruppenpsychotherapie, Stuttgart: Klett-Cotta

# Sachregister